结核病实验室诊断技术与临床应用

李晓非　杨永锐　吕松琴 / 主编

吉林科学技术出版社

图书在版编目（CIP）数据

结核病实验室诊断技术与临床应用 / 李晓非，杨永
锐，吕松琴主编 . -- 长春：吉林科学技术出版社，
2022.4
　　ISBN 978-7-5578-9431-3

　　Ⅰ . ①结… Ⅱ . ①李… ②杨… ③吕… Ⅲ . ①结核病
—实验室诊断 Ⅳ . ① R52

中国版本图书馆 CIP 数据核字 (2022) 第 113610 号

结核病实验室诊断技术与临床应用

主　　编　李晓非　　杨永锐　　吕松琴
出版人　　宛　霞
责任编辑　许晶刚
封面设计　乐　乐
制　　版　乐　乐
幅面尺寸　185mm×260mm　　1/16
字　　数　200 千字
页　　数　277
印　　张　17.5
印　　数　1-1500 册
版　　次　2022 年 4 月第 1 版
印　　次　2023 年 3 月第 1 次印刷

出　　版　吉林科学技术出版社
发　　行　吉林科学技术出版社
地　　址　长春市福祉大路5788号
邮　　编　130118
发行部电话 / 传真　0431-81629529　　81629530　　81629531
　　　　　　　　　　　81629532　　81629533　　81629534
储运部电话　0431-86059116
编辑部电话　0431-81629518
印　　刷　三河市嵩川印刷有限公司

书　　号　ISBN 978-7-5578-9431-3
定　　价　55.00 元

结核病是由结核分枝杆菌（Mycobacterium Tuberculosis，MTB）经呼吸道传播而引起的全身性的慢性传染病，又被称为"白色瘟疫"。结核病是由单一致病菌引起的病死率最高且是人类发展史上最长的一种疾病，是全世界公共卫生领域面临的最严峻挑战。据 WHO 统计，全球每年死于结核病的人数高达 300 万人，我国结核病的发病率高达 99/10 万人，是全球 27 个耐多药结核病、22 个结核病高感染率的国家之一。同时由于艾滋病的流行、结核杆菌耐药性的增强和多重耐药菌株的出现、疾菌阳性结核病患者的管理措施不当，致使我国结核病防治工作非常严峻。另外，由于实验室检测环节的薄弱，传统检测方法存在灵敏度低、检测时间长、阳性率低等不足，也在一定程度上制约了结核病的尽早诊断和治疗。肺外结核由于结核杆菌数量较少，且深部器官结核病灶标本不易获取，也需要更快速、更可靠的实验室诊断方法，因此，结核病的快速诊断新技术必将成为全球结核病研究和防控的优先发展领域。从 100 多年前德国科学家 Robert Koch 发现 MTB，再到结核病细菌学、分子生物学检测技术的发展，可以说，结核病的发展史就是一部结核病临床诊治史，实验室诊断在结核病的预防控制、诊断、治疗过程中发挥着重要作用，是检出致病菌、确诊及选择治疗方案的主要手段，也是评估治疗效果的有效方法。

从 2001 年开始，我国全面推行现代结核病控制策略，各级政府积极履行职责，不断加大投入。尽管我国结核病防治工作取得了较好的成效，2011—2020 年，我国结核病发病率和死亡率的年递降率分别为 2.6% 和 5.2%，下降幅度均高于全球平均水平（分别为 2.2% 和 1.8%）。但是，我国现行结核病防治工作的策略、措施和保障与实现联合国可持续发展目标的要求仍存在较大的差距。"十四五"时期是我国结核病防治的关键时期，为了实现终止结核病流行策略在 2025 年的阶段性防治目标，我国要尽快全面实行以患者为中心的综合防治措施，主动发现和早期诊断结核病（开展药物敏感性试验、系统筛查接触者和高危人群等）、对包括耐药结核病在内的所有结核病患者进行治疗和关怀、为高危人群提供预防性治疗等措施，充分发挥政府及相关部门在结核病防治中的作用，将结核病防治融入所有政策，以加快结核病发病率下降的速度。

结核病实验室检测是确诊结核病的重要依据，是结核病防治工作的重要手段。随着全国结核病防治工作的深入和发展，一些新的结核病诊断技术不断涌现，本书从细菌学、免疫学和分子生物学三方面对结核病实验室诊断技术进行论述，从多角度、多层次对结核病防控工作的重要环节——实验室诊断进行了系统的阐述。本书语言简明，实用性较强，可供结核病实验室检测相关技术人员、结核病临床医生和研究人员日常查阅，也可供医学院校检验系的专业师生阅读参考。

由于作者水平有限，加之时间匆促，书中如有疏漏实所难免，恳请同行专家、学者和读者不吝指正。

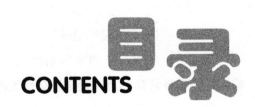

CONTENTS

第一章　概述

第一节　结核病的流行情况及防治策略

一、结核病的流行情况

根据 WHO 发布的全球结核病报告显示，2009 年全球约有 1400 万结核病患者，2019 年全球结核病患者数量降至约 1000 万，结核病患病人数在近年来下降得非常缓慢；结核病患者死亡人数从 2009 年的 168 万降至 140.8 万，下降速度同样缓慢。对于 2020 年全球结核病患者，从年龄来看，约有 68% 为男性（≥ 15 岁）、31% 为女性（≥ 15 岁）、1% 为儿童（< 15 岁）[1]；从区域分布来看，患者主要分布在东南亚、非洲和西太平洋区域，分别占全球结核病患者的 44%、25% 和 18%，东地中海、美洲和欧洲地区结核病患者较少；从国家来看，大多数结核病患者生活在低收入和中等收入国家，中国、孟加拉国、印度、印度尼西亚、尼日利亚、巴基斯坦、菲律宾和南非这 8 个国家占据了全球约一半的结核病患者。[2]

WHO 报告显示，2020 年发现全球结核病患者呈现下降趋势，患者登记数较2019 年下降了 18%、由 710 万例降至 580 万例。此外，新冠肺炎大流行也导致接受治疗的耐多药 / 利福平耐药结核病患者数下降了 15%，接受预防性治疗的患者下降了 22%，用于结核病预防诊断和治疗服务的经费下降了 9%。据估算，因基本服务中断而导致的全球结核病死亡患者数增加了大约 10 万例。

2020 年，全球艾滋病病毒阴性人群的结核病死亡人数从 2019 年的 121 万增加到 128 万，死亡率由 16/10 万上升到 17/10 万，这是自 2005 年以来结核病死亡数首次出现增加。

在"结核病"这一全球公共卫生问题中，儿童结核病及结核病合并艾滋病毒感染是其中较为重要的两部分。据估计，2018 年有 100 万名儿童罹患结核病，23 万名儿童死于结核病，结核病是 5 岁以下儿童死亡的十大原因之一；在 2019 年全球结核

---

[1]　https://www.cn-healthcare.com/articlewm/20211020/content-1275555.html.
[2]　孙赫璘. 2014—2019 年吉林省结核病时间序列分析及耐药结核病流行特征 [D]. 长春：吉林大学，2021.

病患者中有 8.2% 合并艾滋病毒感染，2019 年结核病合并艾滋病感染的死亡人数约为 208000 例。另外，耐药结核病也应该重点关注，2019 年全球有将近 50 万的利福平耐药结核病患者，而耐药结核病对经济产生的破坏性可能在 2015—2050 年导致约 16.7 万亿美元的全球经济损失。

2020 年，我国估算的结核病新发患者数为 84.2 万，较 2019 年增加了 0.9 万，发病率约为 59/10 万，比 2019 年的 58/10 万有所增加。我国结核病新发病例总数排全球第 2 位，仅低于印度（259 万）。

2015 年，联合国制定的可持续发展目标（SDG）中设定，到 2030 年结核病的发病率和死亡数与 2015 年相比要力争分别降低 80% 和 90%。自 2015 年开始，中国结核病发病率的年均降速为 3.4%，面对要在 15 年内年下降 80% 的目标，挑战是异常严峻的，而 2020 年有进一步恶化的趋势。

2020 年，我国依旧在 30 个耐药结核病高负担国家的名单中，新增耐药结核病患者 1.63 万。耐药意味着治疗时间更长、治疗花费更高。我国部分地区的调查发现，因普通肺结核而导致发生家庭灾难性支出的比例约为 60%，因耐多药肺结核而导致发生家庭灾难性支出的比例近 80%。[①]

二、结核病预防控制策略

结核病是可以预防和治愈的慢性传染性疾病。结核病预防的具体目标是预防结核分枝杆菌感染，已感染者预防发生结核病。WHO 目前预防结核病的主要策略包括：及早发现传染源，探索在被动发现的基础上，加强对高风险重点人群开展主动筛查，提高患者发现率；治愈传染源，对于发现的活动性结核病患者及时进行合理治疗，提高患者依从性和治愈率是目前减少结核病传播，控制结核病流行最有效的公共卫生措施；保护易感人群，儿童接种卡介苗，可在一定程度上防止结核分枝杆菌感染，当机体感染结核分枝杆菌时可限制细菌繁殖，减少体内感染的细菌数量而降低儿童结核病发生的概率，特别是可降低血行播散和结核性脑膜炎发生的概率；预防性化疗，对潜伏性感染者，尤其是菌阳肺结核家庭密切接触的 5 岁以下儿童进行预防性治疗是预防结核病的重要手段，通过预防性化疗可减少体内细菌数量，从而降低临床结核病发生的概率。

（一）早发现和治愈传染源

结核病控制不仅是卫生问题，更是社会问题，应明确控制结核病是各级政府的

---

① https://www.163.com/dy/article/GMS4JAQ60517AF30.html.

责任，政府应该加强对结核病控制工作的领导和支持，开展患者主动发现和提高诊断能力。

结核病的传播往往在发现和诊断患者之前就已经发生，最危险的传染源是没有被诊断和非有效治疗的患者。不断提高结核病发现水平是控制传染源及结核病流行的关键，结核病患者的发现是治疗、管理以及减少和消除传染源的前提。2017年2月，国务院办公厅印发的《"十三五"全国结核病防治规划》明确要求，各级各类医疗卫生机构要多途径发现结核病患者，加大就诊人群中结核病的发现力度，开展重点人群主动筛查工作，及时发现结核病患者，努力提高我国结核病患者发现水平。

1.被动发现

世界卫生组织1994年提出将现代结核病控制策略（DOTS策略）作为全球结核病控制策略。因症就诊、转诊和因症推荐是实施DOTS策略地区结核病患者的主要发现方式。目前，结核病的发现策略包括主动发现策略和被动发现策略，两者是相对而言的。

被动发现策略（Passive Case Finding, PCF）是指具有可疑症状的患者主动到医疗机构寻求服务而被发现，此方法作为WHO推荐的DOTS策略的一部分，被认为具有成本效益，已在发展中国家得到了广泛应用。被动发现方式的优点是在资源有限的情况下符合经济学成本效益；缺点是结核病可疑症状者不能及时主动就诊，导致结核病患者漏诊、延误诊断和治疗，加重患者的病情，并且发现率低、病死率高。

2.主动发现策略

主动发现策略（Active Case Finding, ACF）是医疗机构组织人员在一个特定区域或人群中开展结核病的主动筛查，目的是识别尚未主动寻求结核病诊断的结核病患者，并给予相应的治疗。

结核病主动发现策略被认为是被动发现策略的重要补充策略，可以早期诊断和治疗患者，减少传染期和传播期。国内外主动发现策略和一些新的技术用于结核病患者的早期发现和治疗，特别是在高结核病疫情地区，可以减少结核病的传染，达到结核病二级预防的效果。Bindu Karki等研究发现，以有限的资源在边远地区开展以结核病为基础的主动的社区病例发现和治疗的措施是可行的且收益较高。Andrew S.Azman等通过探讨在印度、中国和南非特定ACF活动的成本效益，结果显示ACF应该在大多数高负担环境下作为结核病控制的基本工具得到强有力的考虑，即使它可能超过1000美元来检测和开始治疗每个额外的活动性结核病例。

家庭密切接触者是结核病发病的高危人群，尤其是涂阳结核病患者的家庭密切接触者是结核病感染和发病的高危人群。在结核病低发地区，涂阳患者密切接触者中约30%受结核分枝杆菌感染，1%～4%患有肺结核；在结核病高发区，涂阳患者密切接触者中约 50% 受结核分枝杆菌感染，6%~10% 患有结核病。研究显示，涂片阳性结核的密切接触者受结核分枝杆菌感染的比例为 35%，而偶尔接触者中受结核分枝杆菌感染的比例为 35%，涂片阴性结核病的密切接触者受结核分枝杆菌感染的比例为 10%，而偶尔接触者中受结核分枝杆菌感染的比例为 2.2%，因此，对涂阳肺结核家庭密切接触者进行结核病筛查，能早期发现更多的无可疑症状者和涂阴的肺结核患者，减少患者就诊延误的发生。

L. SHAH 等对家庭密切接触者的主动病例发现结果显示，ACF 用于家庭密切接触者具有较好的成本效益比。张会民等通过对涂阳肺结核密切接触者筛查发现，筛出 1 例的直接成本为 512 元，治疗管理费的成本平均每例 270 元，成本效益比为 16：1。对涂阳肺结核患者密切接触者筛查发现结核病的方法，成本高于因症就诊，但仍具有很高的成本效益比。Rajendra P.Yadav 等通过研究高危人群结核病病例发现的成本效益，表明主动的病例发现是非常具有成本效益的。路丽萍等对高危人群结核病病例主动发现策略及经济学评价研究显示，主动发现策略的实施符合经济学原则，既往调查证实通过人户调查、集中推荐工作的实施，有利于现代结核病控制策略落实到基层，有利于提高基层推荐可疑肺结核的积极性。田明等通过研究发现，适时开展入户调查、集中推荐可疑者就诊是提高结核病发现率的有效方法。[①]

（1）筛查对象

结核病筛查的目的是早期发现更多的患者，尤其是传染性肺结核患者。在结核病实验室有较强的药敏试验能力、充足的人力资源和足够经费的情况下，应该尽最大可能地发现结核病患者；如果资源和能力不允许，则可以选择对结核病高危人群患者进行筛查，同时在筛查过程中应该考虑到是否符合成本效益。

结核病发病的高危人群包括未经正规治疗的陈旧性结核病患者、糖尿病患者、HIV 感染者、长期使用免疫抑制剂患者及老年人等发病高发人群，具体包括以下几类。

①慢性排菌患者或复治失败患者。

②与涂阳肺结核患者有密切接触史者。

③复发或返回的患者。

④治疗 2 个月或 3 个月末疾涂片仍阳性的初治痰阳患者。

⑤初治失败者。

⑥重点人群如 65 岁以上的老年人、糖尿病患者、HIV/AIDS 患者等。

对这些疑似肺结核患者进行筛查可以节约资源，特别适用于在资源有限的国家

---

① 何文英，黄新玲，郑丽英.结核病感染预防与控制 [M].武汉：华中科技大学出版社，2018.

和地区。在疫情较严重的地区，对新发现的初治肺结核患者亦应常规做结核分枝杆菌培养加药敏试验。

市、县（区）级结核病控制机构负责对高危人群开展预防肺结核的健康教育，动员其进行结核病筛查。社区卫生服务中心、社区卫生服务站等基层医疗机构负责院外治疗高危人群的健康教育，应利用督导患者服药的时机，面对面地开展有针对性的健康教育和患者关怀，帮助患者坚持规范服药。

（2）筛查方法

①痰涂片

直接涂片染色法操作较为简便、快速，但阳性率低，直接涂片查找抗酸杆菌是将病灶分泌物、浆膜腔积液等涂成薄片，或将病灶组织压片，固定后进行抗酸染色或金胺"O"荧光染色，前者用普通光学显微镜观察，后者用荧光显微镜观察。抗酸染色法较为经典，目前被实验室广泛使用。荧光染色阳性率高，适合大批量的样本检查，一般认为它优于抗酸染色。

②影像学检查

影像学检查快速方便，不受标本限制，是人群筛查的常用手段，但特异性差，因异病同影、同病异影及诊断思维局限的原因，使得结核难以与癌症和其他炎症性疾病相区别。

③PPD试验

PPD试验方便、快速，是人群筛查和辅助诊断结核的常用方法。PPD试验是将结核分枝杆菌纯化、灭菌后得到的一种蛋白衍生物注入患者的皮下，使局部组织出现红肿和硬结，红肿和硬结范围越大、越明显，结核分枝杆菌的感染程度就越强。在迟发型变态反应弱、免疫力低下、应用免疫抑制剂、营养不良、百日咳、麻风等患者中可出现假阴性反应。PPD试验对接种过卡介苗还是感染了结核分枝杆菌无法区别，因此PPD试验最好联合其他检查，并结合临床表现进行综合分析，才能得出正确的诊断。

随着科学技术的进步，新的快速肺结核诊断技术和方法不断涌现出来。P.Wrighton-Smith等通过研究临床的267例患者，发现TST+T-SPOT TB是最具成本效益的。F.Rudolf等通过研究疑似肺结核患者就医的体征和症状，确定结核病临床评分和生物标志物suPAR（可溶性尿激酶型纤溶酶原激活物受体）具有预测肺结核诊断和疑似肺结核患者死亡率的能力。此研究提出suPAR+TBscoreII>7可以提高肺结核病例发现和临床监测。Xpert MTB/RIF测定法是一种新兴的分子诊断测定法，用于快速结核病的诊断，在2h内提供结果。H.W.Choi等评估了将Xpert纳入TB诊断算法的成本效益，研究表明Xpert的结核病诊断有很高的成本效果。

3. 治愈传染源

肺结核患者一经确诊，就要及时给予化疗。合理的化疗是消除传染性、阻断传播和治愈患者的关键措施。对肺结核的治疗推荐使用标准化疗方案。特殊情况下可采取个体化治疗方案。在结核病患者中，出现许多治疗失败、耐药、复发病例和大量慢性传染源，其主要原因是患者不能坚持规律用药和完成既定疗程。因此，在结核病的管理中，要求治疗全程采用直接面试下督导的治疗方式，督导人员必须由医务人员担任，以保证患者规律用药，完成规定疗程。初治肺结核一般用药6~9个月，复治肺结核一般用药9~12个月，以减少复发，减少耐药的发生。

正确的化疗开始后患者的传染性迅速减少和消失，而且涂阳与涂阴患者对其接触者的传染性无明显差别。化疗后传染性下降的机制包括：化疗一旦开始，患者排菌量迅速下降，治疗2周后可减少约95%；细菌活性迅速降低，化疗后患者表现涂片阳性而培养阴性病例增多；患者的咳嗽症状好转，据调查治疗2周后患者咳嗽减少65%，减少了细菌的传播；化疗中患者咳嗽时喷出的飞沫随着水分蒸发，其中的药物浓度增加，可高达100倍，能够杀死其中残存的细菌而使飞沫核失去传染性。肺结核的治愈标准：患者咳嗽、咳痰等不适感消失。合理治疗后首先改善的是患者的不适，一般用药1~10天症状可以得到缓解、消失，但个别患者症状反复出现，反复出现代表疾病没有真正治愈。胸片或胸CT病灶痊愈有三种情况：首先是病灶完全吸收，这是最理想的；其次是钙化；最后是病灶硬结半年以上。多次痰涂片检查抗酸杆菌阴性或痰培养无抗酸杆菌生长，或痰PCR检测呈阴性反应，这实际上是三种痰检方式，第一种可以说是一种初选法，后两者的结果更接近实际，因此后两者在判断肺结核是否痊愈上价值更大。总之，肺结核是否痊愈应综合胸片或胸部CT、痰检、自身症状、用药疗程四方面的资料，否则停药过早会导致肺结核的复发，停药过迟可能会造成患者经济上的浪费及脏器的负担。

(二) 减少传播

结核病容易在人群中传播，这就要求我们对结核病患者有更好的管理，做好传染源的控制。减少结核分枝杆菌传播，将传染源隔离是减少传播的最有效措施。一般来说，以下几种对象需要采取相应的隔离措施：经常与儿童接触的患者，如保育员、小学教师、产科及儿科医务人员、幼儿的家长等；与广大群众频繁接触的患者，如服务性行业的职工，街道、厂矿、机关单位的管理人员等；集体居住或集体工作者，如学校(托幼机构)、羁押场所等的患者；未经有效化学治疗的排菌者。这些患者应该立即脱离上述环境，以减少对健康人群的危害，对他们尽早实施有效的化疗，促使痰菌迅速转阴、传染性消失是最有效的隔离措施，即所谓的"药物隔离"。传染性消失后，凭结核病防治机构的诊断证明方可复学或参加工作。痰菌阳性患者若居家隔离，患者居室应独住，饮食、食具、器皿均应分开。一般在痰菌阴性时，可取消隔离。

世界卫生组织对结核病患者旅行的规定：痰中排菌的传染性结核病患者在未得到正规治疗前，乘坐飞机、火车、长途汽车、公共交通车辆等交通工具时应受到限制，特别是带有空调的密闭交通工具；而耐多药结核病患者在未得到彻底治愈前，患者的旅行要受到严格的限制。

减少环境中结核分枝杆菌的浓度：通风换气减少空气微滴的密度是减少结核病传播的有效措施。在通风不良、较密闭的环境，如冬季室内、集体生活居住拥挤的群体内，结核分枝杆菌容易传播，需要定时开窗通风，日光照射也很重要。

减少接触传染源：排菌结核病患者应避免到人群拥挤、人群接触频繁的场所活动或工作，家庭成员中发现肺结核患者除积极治疗、通风换气外，有条件的家庭最好让患者单独居住，无条件的则分床睡。对患者实施有的放矢的健康教育，让患者及家属掌握结核病的相关知识，如痰的处理方法和简便易行的消毒隔离措施，养成不随地吐痰的习惯，排菌传染期最好与家人分开居住，并尽量不去公共场所、咳嗽和打喷嚏时用手帕掩住口鼻、外出戴口罩等，都能有效阻止结核分枝杆菌经空气和飞沫传播。

(三) 保护易感人群

1. 免疫预防

卡介苗（Bacille Calmette Guerin, BCG）是法国巴斯德研究所医学家 Calmette（卡氏）和兽医学家 Gueri（介氏）于 1907—1920 年从一头患结核性乳腺炎的母牛中分离出的强毒型牛结核分枝杆菌，通过在含 5% 甘油的牛胆汁马铃薯培养基上每 3 周传代转移一次，共经 230 次减毒，使此菌变为无害，即不引起结核病，但保留了它的抗原性、活力和适当的残余毒力，达到了疫苗菌株的标准，在被接种者的体内可以增殖、产生特异性免疫力。1920 年，该菌株被命名为卡介苗，用它制造的疫苗称为卡介苗。1921 年，卡介苗首次应用于人类，经几年时间观察证明卡介苗预防结核病安全有效，遂于 1924 年公布并在全世界逐步推广应用。

据调查，全球每年约有 1 亿婴幼儿和儿童接种卡介苗，是目前使用最广泛的疫苗之一。卡介苗也是我国计划免疫预防接种的疫苗之一。虽然卡介苗提供的保护力有限，接种卡介苗并不能防止成人结核病感染病例的发生，但婴幼儿和儿童接种后可产生一定水平的特异性免疫力，可以减少感染机会或在自然感染结核分枝杆菌时可限制细菌生长繁殖，减少细菌数量，起到预防婴幼儿和儿童结核病，特别是结核性脑膜炎和血行播散性结核病的作用。研究证实，接种卡介苗预防结核性脑膜炎和播散性结核病的平均有效率为86%；病例对照研究的相应结果为75%；预防结核相关死亡的有效率为65%，预防结核性脑膜炎死亡的有效率为64%，预防播散性结核病死亡的有效率为78%。因此，世界卫生组织建议在结核病高负担国家，所有婴儿出生后尽快接种单剂卡介苗。

（1）卡介苗的接种对象

卡介苗接种对象为新生儿，在出生时接种，由于结核不存在母传被动免疫，因此，应尽早对新生儿进行接种。未及时接种者，要求在12月龄内完成接种。新生儿因各种原因未能及时接种的，应进行补种，原则是小于3月龄的婴儿直接补种；3月龄至3岁的婴幼儿先进行结核菌素试验，阴性反应者补种；3岁以上的儿童一般不考虑补种，初种成功后不再考虑复种。

目前，我国仍是结核病疫情较严重的国家之一，执行对新生儿普种卡介苗政策。由于卡介苗对成人的预防作用尚无科学依据，一般不主张对成人进行卡介苗接种工作，除非证明卡介苗对某些具有高度被感染危险性的对象有预防作用时才能考虑。

（2）儿童不考虑接种卡介苗的情况

体温超过37.5℃，体重在2500g以下，顽固性呕吐和明显消化不良，急性传染病，严重肝、肾、心和呼吸系统疾病、脓皮病、全身湿疹以及患有免疫缺陷等的儿童不考虑接种卡介苗，无禁忌证时可予补种。人类免疫缺陷病毒（HIV）抗体阳性母亲所生的儿童，若儿童HIV阳性或不详，暂缓接种卡介苗，在确认儿童HIV阴性后予以补种。在感染HIV的儿童中，有少数报道接种卡介苗导致结核分枝杆菌全身播散，但赞比亚对平均15月龄的HIV感染的儿童，研究显示，卡介苗导致菌血症的非常少见。世界卫生组织于1987年建议，除非儿童有HIV感染的症状，否则不改变卡介苗接种政策。但随着观察数量的增多，发现HIV阳性儿童发生结核分枝杆菌全身播散的并不少见，因此，世界卫生组织于2007年纠正之前的看法，认为HIV阳性儿童不宜接种卡介苗。

（3）WHO停止卡介苗接种规划的建议标准

①停止接种卡介苗的前3年，痰涂片阳性结核病患者平均登记率在5/10万人口或以下。

②停止接种卡介苗的前5年，5岁以下儿童结核性脑膜炎平均登记率低于1/1000万人口，结核平均年感染率在0.1%或以下所述。

（4）卡介苗免疫接种的意义

尽管多年来世界各国先后开展了大规模的卡介苗免疫，但其对降低结核病发病率的意义始终难以判断，可能的原因如下：

①卡介苗在进入发达国家时，结核病在这些国家已经处于下降阶段，同时结核

病的病例发现和治疗也获得了明显的改善，因此，很难说结核病在发达国家的有效控制是由卡介苗接种带来的。

②结核病负担主要在于成年肺结核患者，尤其是中老年人，而卡介苗主要针对儿童。这意味着在免疫人口队列和结核病高危人口之间有一段时间上的差距，几乎没有 15 年以上的队列研究资料来反映卡介苗的保护效力是否可持续足够长的时间，从而在数十年后对成年肺结核产生保护。

③近年来，HIV 感染的流行使人群中结核病的流行上升，使人们对卡介苗的预防效果产生了更多的怀疑。

④在结核病高流行地区，结核分枝杆菌传播主要由成年肺结核患者所致，提示卡介苗免疫对预防结核分枝杆菌感染的效果可能极其有限。

目前，世界各国都在致力于研究新的结核病疫苗，但是，新疫苗的诞生还需要假以时日。近期内，卡介苗免疫计划仍将是发展中国家扩大免疫规划的重要组成部分，因此，有必要最大可能地发挥卡介苗免疫的效益，从而更好地保护儿童，使之免予严重类型的结核病。

2. 药物预防

结核病的潜伏感染是宿主感染结核分枝杆菌后尚未发病的一种特殊状态，以免疫学检测阳性而无活动性结核病的临床表现和影像学改变为特征。目前，潜伏感染的诊断采用皮肤结核菌素试验（PPD）> 10 mm 和 y- 干扰素释放试验（IGRA）阳性。潜伏感染者的特征：具有 PPD/IGRA 阳性，显示结核病感染；体内有活的细菌，但非活动型；无疾病和症状；不传播给他人。美国的研究表明，在美国大约有 80% 以上的结核病例是潜伏感染的再燃，而几乎所有的这些病例可以通过化学性药物的治疗管理而预防。

（1）预防性化疗的对象

结核药物预防的主要实施对象是已受结核病感染的人群中发生结核病高危险者，对尚未被感染者仅在处于被严重感染和发病可能的环境时，特殊情况下才给予化学预防并只在化疗期间有保护作用。

①结核分枝杆菌和人类免疫缺陷病毒（TB/HIV）双重感染者

HIV 感染者容易感染结核分枝杆菌并促使发病，已感染结核分枝杆菌者一旦感染 HIV 后，发病概率明显提高，并能使已愈的结核病复发。有报道称，TB/HIV 双重感染者每年发生结核病的危险性是 5% ~ 10%，是 HIV 阴性的结核分枝杆菌感染发病概率的 30 倍。对 TB/HIV 双重感染者的预防性化疗不仅可以减少结核病的发生和结核分枝杆菌的传播，也可减少和延缓 AIDS 的发病。目前，推荐 HIV 感染者或可疑感染者 PPD 反应为 5 mm 及以上，对疫情严重地区也可不考虑 PPD 反应，在排除活动性结核病后应进行预防性化疗。

②有密切接触史或新感染婴幼儿和儿童。

与新发现菌阳肺结核有密切接触、PPD 反应为 5 mm 及以上的儿童，或虽无接触史，但近两年 PPD 反应值增加 10 mm 及以上的新感染儿童，可给予预防性化疗。与传染源有密切接触的 5 岁以下婴幼儿，可不考虑 PPD 反应，给予预防性化疗。

近期，感染结核分枝杆菌者其结核病的发病率高，5 岁以下婴幼儿还容易发生结核性脑膜炎和血行播散性结核病。近 3 个月内与涂阳肺结核有密切接触，PPD 反应小于 5 mm 的儿童也应是预防性化疗的重点对象，并在末次接触 12 周再进行 PPD 试验，如果 PPD 反应为 5 mm 及以上，应继续治疗直至满疗程，如果反应仍然呈阴性，离开接触环境可以停药。母亲在分娩或其后短期内发现结核病时，婴儿有感染和发生结核病的高危险性，应在预防性化疗 3 个月后进行 PPD 试验，如果呈阴性可停止化疗接种卡介苗，如果 PPD 呈阳性反应则继续进行化疗至满疗程。

③结核病流行时

学校、工厂等集体单位发生学生或青年工人结核病流行时，在指示病例的密切接触者中 PPD 反应为 15 mm 及以上者，对他们进行预防性化疗是控制该单位结核病流行进一步扩散的重要措施之一，应努力提高他们预防性化疗的接受率。

④新进入高结核分枝杆菌感染环境者

高结核分枝杆菌感染环境中的工作者包括医务人员、卫生保健人员，尤其是结核病防治机构人员，应进行 PPD 试验及随访，在发现 PPD 反应为 15 mm 及以上或有水疱反应者应予以预防性化疗。

⑤长期使用免疫抑制剂者

由于脏器移植、某些免疫性疾病治疗的需要，使用免疫抑制剂超过 1 个月、PPD 反应为 5 mm 及以上时，应给予预防性化疗。免疫抑制剂使 PPD 反应的灵敏度降低，同时增加结核并发病的危险性，而且还容易使结核分枝杆菌在体内播散。

⑥患有增加结核病发病危险疾病的患者

糖尿病、尘肺、慢性营养不良、未经正规治疗的陈旧性结核病、胃肠手术后以及吸毒者等均不同程度地增加了结核病发生的危险性，上述患者 PPD 反应为 15 mm 及以上或有水疱反应时可考虑预防性化疗。

必须说明的是，不是所有结核分枝杆菌感染者或 PPD 反应为 15 mm 及以上时均需要进行预防性化疗，在无危险因素存在时，成人即使 PPD 反应为 15 mm 及以上，也不需要进行预防性化疗。

（1）预防性化疗方案的选择

①单用异烟肼方案

异烟肼预防性治疗效果已被肯定，多项对照研究报道显示，单用异烟肼预防治疗，减少结核病发病概率的范围为 25% ~ 93%，多数在 60% ~ 90%。

国际防病和肺病联合会对完成治疗者的统计结果显示，12 个月疗程保护率为 93%，6 个月为 68%，3 个月为 32%。但分析所有的研究对象（包括未完成治疗者），6 个月和 12 个月无明显差别，因为疗程长，坚持服药率低。因此，提出异烟肼预防性治疗的疗程为 6 ~ 12 个月，但如果考虑服药依从性、不良反应及费用等因素，疗程以 6 ~ 9 个月为宜。

停止预防性治疗后的有效保护期一般为 4 ~ 5 年，但与当地结核病疫情有关，在感染概率高和存在大量新感染病例的地区，保护作用持续时间较短，反之则较长。Ferebee1969 年报道结核菌素阳性者中的 7755 人服用异烟肼 1 年，7796 人作为对照组，观察第 1 年肺结核发病率分别为 2.5% 和 10.8%，第 2 ~ 5 年分别为 5.4% 和 10.2%，第 6 ~ 10 年分别为 3.2% 和 5.3%，可以看到预防性治疗的保护作用随时间推移而减弱。

TB/HIV 双重感染者虽然预防性化疗的效果与 HIV 阴性结核分枝杆菌的感染者差别不大，但保护期较短。过去有人提出需更长的疗程，现在认为疗程可与 HIV 阴性的结核分枝杆菌感染者相同。

目前，异烟肼预防治疗剂量为成人 300 mg/d，顿服，儿童 5 ~ 10mg/（kg·d）。有人提出，用异烟肼 15 mg/（kg·d），一周 2 次的方法也有相似的效果，但单用异烟肼的间歇疗法资料有限，异烟肼是比较安全的药物，不良反应发生率低，常见症状的血清转氨酶过性轻度升高，发生率为 10% ~ 20%。异烟肼的肝损害随年龄的增长而增加，35 岁以下很少发生。

异烟肼预防性治疗存在的主要问题：一是异烟肼治疗结核病已有数十年之久，耐异烟肼感染机会增多；二是所需疗程较长，患者坚持服药率低，管理存在困难；三是如果存在少数未被发现的活动性肺结核病灶，单用异烟肼易发生耐药。

单用异烟肼进行预防性治疗主要适用于异烟肼原发耐药率低的地区、依从性良好者和不适合使用利福平（利福喷丁）者。

②单用利福平方案

随着利福平在结核病短程化疗中的广泛应用，对利福平用于预防性治疗进行了观察，显示 3 ~ 4 个月单用利福平与 6 个月单用异烟肼取得相同的效果，不良反应少。如果活动性肺结核排除不够严格，则有产生利福平耐药的风险。目前，推荐单用利福平预防治疗的疗程为 4 个月，剂量成人为 450 ~ 600 mg/d，儿童为 10 mg/（kg·d），主要适用于不宜用异烟肼和长期用药依从性差者。

③异烟肼和利福平联合方案

综合动物实验和临床研究结果，3～4个月利福平、3～4个月利福平加异烟肼与6个月异烟肼效果相似。我国香港特别行政区对652名结核菌素阳性的硅沉着病患者进行临床分组观察，随机分为3个月利福平（600 mg/d）、3个月利福平加异烟肼（600 mg/d 和300 mg/d）、6个月异烟肼（300 mg/d）和对照组，5年内的结核病发病率分别为10%、16%、14%和27%，显示3个月利福平加异烟肼与6个月异烟肼有相似的结果，同时有利于防止个别情况耐药性的发生，可缩短疗程，提高服药者的依从性。本方案适用于各年龄组的结核分枝杆菌感染者的发病高危对象，特别用于存在或可能存在耐异烟肼或利福平结核病患者密切接触者的预防性化疗。

④异烟肼和利福喷丁的联合间歇方案

由于利福喷丁具有长效作用，更适合用于预防性治疗中的短程间歇方案。北京市于1996年开始应用3个月异烟肼加利福喷丁一周2次的方案进行预防性治疗的观察，通过对大学生结核分枝杆菌感染者的对照研究，显示该方案的保护率在75%左右，不良反应发生率低。该方案在国内已有不少地方使用。成人利福喷丁450 mg 一周2次，异烟肼60 mg 一周2次或300 mg/d。近年来，美国有报道采用异烟肼和利福喷丁一周1次的方案，每次各服900 mg，取得较好效果。

⑤利福平和吡嗪酰胺联合治疗方案

2个月利福平加吡嗪酰胺方案在动物实验和临床观察均显示具有较好的效果，但不良反应相对较多。有报道称，该方案可导致严重的甚至致命的肝炎，为此，美国胸科学会和疾病预防控制中心认为，利福平加吡嗪酰胺方案不适合用于结核分枝杆菌感染的预防性治疗，建议使用其他替代方案。目前该方案使用不多，我国不推荐使用。

与耐多药结核病（MDR-TB）患者有密切接触，可能同时感染耐异烟肼和利福平结核分枝杆菌中，对发生结核病危险性特别高的对象可考虑使用乙胺丁醇加吡嗪酰胺或氧氟沙星加吡嗪酰胺进行预防性治疗，但对其有效性和存在的问题尚无评价，对儿童也不一定适用。目前尚无科学依据的建议方案。

（3）预防性化疗的注意事项

①排除活动性肺结核

通过询问的方法，了解患者有无结核病中毒症状和不同系统的相关可疑症状，并询问患者既往有无肺结核密切接触史或与耐药肺结核密切接触史。全面体格检查、影像学检查，必要时需进一步检查、排除全身任何部位的隐蔽性的活动性结核病变。

②注意药物使用禁忌，选择适宜服药方案

接受抗结核化学预防人群，在服药前应进行全面评估。医务人员应仔细询问患者既往病史、用药史、药物过敏史、结核病接触史（是否有耐多药结核接触史）。进行血常规、肝功能、肾功能检查，排除用药禁忌，依据评估结果选择适宜抗结核化学预防用药方案，有下列情况之一者不适宜接受抗结核化学预防用药。

a. 正在接受治疗的活动性的病毒性肝炎或高酶血症者。

b. 过敏体质患者或身体正处于变态反应期患者。

c. 癫痫患者、精神病患者或正在接受抗精神病药物治疗者。

d. 有明确与耐多药（MDR）或广泛耐药（XDR）肺结核患者密切接触史并近期感染，PPD 呈强阳性者。

e. 血液系统疾病，血小板降低至 $50 \times 10^9/L$ 以下者，白细胞减少至 $3000 \times 10^9/L$ 以下者。

f. 服药前已知依从性差，不能坚持规定疗程者。

g. 曾间断不规律抗结核预防治疗 1 个月以上者。

PPD 强阳性，但既往患过结核病并已经抗结核治疗过，不需予以化学性预防。

③不良反应观察及处理

预防性治疗前需检查肝、肾功能和血常规，3 项化验指标正常方可治疗。

单项丙氨酸氨基转移酶（ALT）< 80U/L，可暂不停用预防性治疗药物，加强保肝治疗的同时，密切监测肝功能。如 ALT 继续升高达到 80 U/L，胆红素（TBIL）也同时升高到正常值上限的 2 倍，则停用引起肝损害的抗结核药品。

由抗结核药品过敏所致的全身变态反应、皮疹并同时伴随肝损害，此时应停用所有抗结核药品，给予保肝及抗过敏治疗。

白细胞 > $3.0 \times 10^9/L$、血小板正常，可在应用口服升白细胞药的同时继续原方案治疗，但要密切观察血常规的变化。白细胞在 $(2.0 \sim 3.0) \times 10^9/L$、血小板计数较前明显降低，立即停用利福平类药品，给予升白细胞药治疗。白细胞 < $2.0 \times 10^9/L$ 或血小板较前继续降低至小于 $30 \times 10^9/L$，停止服用所有抗结核药品，积极进行升白细胞治疗。

出现癫痫发作时，立即停用所有抗结核药品，注意保护患者头部免受意外伤害，并给予抗癫痫治疗。

患者化学预防期间出现不良反应导致停药者，不建议再用药。

④停药指征

A. 任何方案出现药品毒性反应、变态反应等，原则上应停止化学性预防治疗。

B. 患者因各种原因不规律服药或不能完成整个疗程的预防性治疗。

C. 化学性预防期间发现身体任何部位的活动性结核病灶（需根据患者发病部位选择标准抗结核化疗方案）。

D. 完成规定的化学预防疗程。

⑤管理措施

A. 应有监管措施，以保证规律服药，完成要求疗程。

B. 预防性化疗需在自愿的基础上实施，未签预防性化疗同意书，不进行化疗。

C. 健康教育。在开始治疗前，治疗中均应对服药者或儿童的家长进行结核病防治知识宣传，使他们了解为什么要预防用药、如何服药、可能的不良反应和处理方法以及其他注意事项，以便配合规律完成治疗和及时发现药物不良反应等。

D. 服药情况的登记。记录是否按时服药、规律用药及有无不良反应等，必要时进行家庭访视了解情况，发现问题及时纠正。

3. 一般性预防

结核病的一般性预防重在保护和增强人体的抵抗力，其具体措施如下：

（1）生活规律，即生活方式合理化和规律化。

（3）经常呼吸新鲜空气。

（4）保持乐观情绪，因为不良情绪可影响人体的抵抗力。

（5）经常参加体育运动，锻炼身体，增强体质。

三、我国结核病控制策略

结核病是国家重点防控的重大传染病，积极发现和治愈传染性结核病患者，是当今结核病控制最有效、最符合成本效益的疾病控制干预措施，因此，现代结核病控制策略的指导思想是发现并治愈传染源。我国积极推行现代结核病控制策略，DOTS 策略是世界卫生组织（WHO）推荐的全球结核病控制策略，英文全称为 Directly Observed Treatment Short-course，缩写为 DOTS，对非住院肺结核患者实行全面监督化治疗，从而可保证患者规律用药，提高治愈率。DOTS 策略包括五个要素：①政府对国家控制结核病规划的政治承诺；②通过痰涂片检查发现传染性肺结核作为发现患者的主要手段；③在直接观察督导下，给予患者免费、标准短程化疗方案治疗；④定期不间断地供应抗结核药物作为保证 DOTS 策略顺利进行的重要措施，实行统一招标采购药物；⑤建立和维持一个结核病控制规划的监测评价系统。我国政府结合实际情况，制定了《中国结核病防治规划实施工作指南》，指导全国的结核病防治工作，国务院办公厅于 2017 年 2 月印发了《全国结核病防治"十三五"规划》，列出了一系列防治措施和保障措施以保证结核病防治工作的顺利开展。

(一) 加强政府承诺

1. 加强政府领导、保障经费落实

坚持政府领导、部门合作、社会参与，共同做好结核病防治工作的原则，将结核病防治经费列入当地国民经济和社会发展总体规划，保证结核病防治经费的落实。加强结核病防治队伍建设，合理配置防治人员。

2. 健全结核病防治服务体系

健全各级结核病防治的领导机构和业务机构 (结防机构：各类医疗卫生机构和乡、村初级卫生保健网络或社区卫生服务中心、服务站) 组成的结核病防治服务体系。本体系的各个机构和部门各负其责，共同完成结核病防治工作。同时要制定各级结核病防治人力资源发展计划，按照人力资源发展计划配备人员、加强培训，提高专业素质，结核病防治服务体系是开展结核病防治工作的基础，当前我国结核病防治服务体系正在向整合的疾病预防控制、医院和基层卫生综合服务体系转型。2008 年，《中国结核病防治规划实施工作指南 (2008 年版)》中指出，"全面开展医疗机构与结防机构合作"；2017 年，《全国结核病防治"十三五"规划》中要求，"逐步构建定点医疗机构、基层医疗卫生机构、疾病预防控制机构分工明确、协调配合的防治服务体系"，强调稳步推行结核病防治"三位一体"的新型服务模式，即定点医疗机构、基层医疗卫生机构、疾病预防控制机构分工明确、协调配合的防治服务体系。定点医院对患者进行诊断、治疗、治疗期间随访、查疾、网络报告、登记管理、患者健康宣教和对痰涂片阳性患者密切接触者的检查工作等；非定点医疗机构对疑似和确诊的结核病患者进行疫情报告 (包括填报传染病报告卡和网络直报)，并将其转诊至当地卫生行政部门指定的肺结核定点医院；基层卫生医疗机构对辖区内结核病患者进行督导和随访，对转诊未到位的或者中断治疗的患者进行追踪；各级疾病预防控制机构负责结核病疫情监测与处置、防控技术指导和培训、实验室质量控制、健康教育、药品管理、监督评价等工作。通过综合医疗机构、结核病专科医疗机构和结核病防治机构的合作，旨在将各级各类医疗机构纳入结核病防治规划，实现医疗机构与结防机构资源的优势互补，提高结核病患者发现率，并向其提供合理有效的治疗管理，提高结核病治愈率，防止耐药结核发生，这是实现我国结核病防治规划目标的重要策略。

鉴于我国部分疾控机构存在的医疗资质不全、诊疗力量薄弱和抗医疗风险能力不足等现象，以及考虑到患者的就医习惯，同时为了充分利用综合医疗机构的卫生资源为结防工作服务，逐步将结核病诊疗职责从疾控中心转向综合医院是结核病诊治工作的必然趋势。上海市于 1999 年尝试建立和完善由疾病预防控制中心、结核病定点医院、社区卫生服务中心组成的结核病"三位一体"防治模式，疾病预防控制中心全面实行归口管理，定点医院承担归口诊治，社区卫生服务中心落实防治措施。在当地政策、经费、制度和质量的保障下，上海市的"三位一体"防治模式已取得良好的成效。2007年，浙江、贵州、广西壮族自治区和宁夏回族自治区等地开始开展结核病防治定点医院试点工作，并加以推广。在多年的实践和试点研究基础上，我国部分省市自治区正将结核病诊疗工作从疾控中心转向定点医院，形成了"三位一体"结核病防治服务体系。

(二) 提高发现和治疗肺结核患者的工作质量

积极发现肺结核患者，做好肺结核患者的治疗和管理，提高患者治疗的依从性，加强实验室能力建设，提高实验室的检测能力。

1. 加强实验室能力建设

加强各级结核病的实验室建设，提高对实验室的质量控制、技术指导和研究能力。加强结核病实验室的生物安全管理和感染控制，改善各级结核病实验室的工作条件，开展痰结核分枝杆菌分离培养和药物敏感性试验。

2. 积极发现肺结核患者

采取因症就诊、因症推荐、转诊和追踪等有效方法，积极发现肺结核患者；对肺结核可疑症状者实行免费痰涂片及胸部 X 线检查；对发现肺结核患者的乡村医生实行报病补助；开展涂阳肺结核患者密切接触者的追踪和检查；因地制宜地开展乡镇卫生院查痰点工作。

3. 做好肺结核患者的治疗与管理

对肺结核患者以不住院化学治疗为主，采用国家制定的统一标准化治疗方案，为肺结核患者提供免费的有质量保证的抗结核药品；以医务人员为主，对肺结核患者开展直接面视下服药（Directly Observed Treatment），提高患者治疗的依从性，确保患者做到全程规律服药；对实施 DOT 的人员提供治疗管理补助。

4. 全面开展医疗机构与结核病防治机构合作

非结核病防治机构以外的医疗卫生机构，要承担起相关的结核病防治工作的职责，要按照《中国结核病防治规划实施工作指南（2008 年版）》的要求开展肺结核患者的转诊工作，进一步规范结核病专科医院的结核病诊疗工作，加强其与结核病防治机构的合作，充分利用社区开展结核病防治工作。

5. 健全抗结核病药品的供应和管理系统

会同有关部门做好抗结核药品的招标采购，保证药品质量、药品供应、调剂，确保不间断供药，并逐步推广固定剂量复合制剂药品的使用。

(三) 应对新领域的挑战

坚持预防为主，开展耐药结核防治工作；开展结核病和艾滋病防治联合行动，将流动人口纳入当地结核病防治规划，重点关注高危和脆弱人群以及监狱、矿场等特殊场所的结核病防治工作。

1. 耐多药结核

在结核病控制规划下，制定耐药结核病控制的策略、方法，从政策、经费、人力等方面为耐药结核病的控制创造条件。提高耐药肺结核患者的诊断水平、规范治疗以及合理处置药物反应。提供必要的检验设备和环境，对发现的耐药结核病进行及时、正确的治疗与管理，减少传染源。加强医院感染控制和对耐药结核病患者的隔离治疗，减少耐药结核病的直接传播。

2. TB/HIV 双重感染

在结核病患者中发现了艾滋病患者，艾滋病高流行地区的结核病防治机构及定点医疗机构动员结核病患者主动接受 HIV 抗体检测。在 HIV 感染者和艾滋病患者中发现了结核病患者，艾滋病防治机构应对新报告的 HIV 感染者和艾滋病患者无论有无结核可疑症状均进行结核病检查，对随访的 HIV 感染者和艾滋病患者每年至少为其安排一次结核病检查。

3. 流动人口结核病

流动人口结核病实行属地化管理，流动人口结核病患者现住址所在地的结核病防治机构承担辖区内流动人口结核病患者的发现和治疗管理工作，流动人口与户籍人口享受平等的结核病优惠政策。实行跨区域结核病患者的管理机制，加强不同地区结核病防治机构间的合作。

(四) 强化监控与评价

充分利用结核病管理信息系统，做好结核病常规资料的收集与整理，并做到及时报告；积极开展督导工作，提高督导质量；采用现代流行病方法开展专题调查，获得科学资料，通过整理分析资料，对结核病防治规划进行监控与评价，了解结核病防治规划实施情况及疫情情况。

(五) 加强社会动员和健康促进工作

充分利用资源和各种渠道，开展多种形式的结核病防治知识宣传与健康促进工作，使公众认识到结核病的严峻形势和公共卫生危害，营造有利于结核病防治的社会氛围。

第二节 结核分枝杆菌的生物学特性

一、结核分枝杆菌主要生物学性状

(一) 形态与染色

结核分枝杆菌细长或略弯曲，长 0.4 ~ 1 μm，宽 0.3 ~ 0.6 μm。革兰染色阳性，但一般不易着色。常用抗酸染色法，染色后结核分枝杆菌呈红色，而其他非抗酸菌及背景呈蓝色。细菌呈单个、平行或分枝状排列，无鞭毛、芽孢，有荚膜，但一般不易看到。

(二) 培养特性

本菌为专性需氧菌，最适生长温度为 37℃，最适 pH 为 6.5 ~ 6.8，营养要求高，常用罗氏固体培养基，内含马铃薯、卵黄、甘油、天门冬素、无机盐及孔雀绿等物质。生长缓慢，一般需 18 ~ 24 h 繁殖一代，培养 3 ~ 6 周才出现菌落。菌落为乳白色或米黄色，不透明，表面粗糙呈颗粒、结节或菜花状。

(三) 抵抗力

本菌对干燥、化学消毒剂、酸、碱及某些燃料有较强的抵抗力。在干燥的痰中可存活 6 ~ 8 个月，在 3% 盐酸或 4% 氢氧化钠中 20 min 活性不受影响。但对乙醇、湿热及紫外线敏感，75% 乙醇作用数分钟或 60℃加热半小时，或日光直接照射 2 ~ 7 h 均可杀死细菌。

(四) 变异性

结核分枝杆菌可发生形态、菌落、毒力及耐药性的变异。将有毒的牛分枝杆菌培养于含甘油、胆汁、马铃薯的培养基中，经 13 年 230 次传代，使其毒力发生变异，成为减毒的活菌苗，称为卡介苗（BCG）。目前广泛用于人类结核病的预防。

本菌对抗结核药物较易产生耐药性。近年来，耐药结核分枝杆菌的流行与传播加剧了结核病疫情。

二、结核分枝杆菌的抵抗力与消毒

结核分枝杆菌和普通细菌相比，对理化消毒和灭菌方法具有较强的抵抗力，特别是生存能力较强，对一般的物理、化学因素有较强的抵抗力，在外界环境中可长期存活并保持致病力，认识结核分枝杆菌的抵抗力对结核病的控制工作有重要指导意义。

(一) 物理因素对结核分枝杆菌的影响

1. 热力

加温至 60℃、持续 10～30 min、可以杀死培养物内的结核分枝杆菌，加温至 85℃、持续 5 min，加温至 95℃、持续 1 min 均可杀死结核分枝杆菌。痰液内的结核分枝杆菌，煮沸 2 min 可杀死部分的结核分枝杆菌，持续煮沸 5 min 才能杀死全部结核分枝杆菌。所以，煮沸方法是灭菌效果最好且安全的消毒方法。

干热方法灭菌的效果低于湿热方法灭菌的效果，如痰液内的结核分枝杆菌放置在 100℃ 干燥箱内，需持续 4～5 h 可达到灭菌效果。实验室用的器材和污染物则需在 160～180℃ 持续烘烤 1～2 h，才能达到完全消除污染的目的。高压蒸汽灭菌器是效果最好的灭菌方法。在 121.3℃（1.05 kg/cm），持续 30 min 的灭菌处理，可以杀死芽孢和结核分枝杆菌及其污染物。低温无灭菌效果。[①]

结核分枝杆菌在干燥的痰标本内可存活 6～8 个月或更长的时间。在 -8～-6℃ 时结核分枝杆菌能够存活 4～5 年，一般利用 -40℃ 冷冻干燥的结核分枝杆菌可长期存活，是保存菌株方法之一。

2. 光线

由于紫外线的穿透力弱，难以透过固体物质内部和液体深层，因此紫外线通常应用于空气和物体表面部位的消毒。结核分枝杆菌对光线和射线敏感，根据实验资料报道，10 W 的紫外线灭菌灯在距离 0.5 m 处，对结核分枝杆菌制备的 1 mg/mL 浓度菌悬液的菌液液层厚度 3 mm 持续照射 3 min，经培养无细菌生长。在距离 1 m 处用上述相同的实验条件持续照射 10 min，经培养无细菌生长；持续照射 20 min 的菌液接种动物后，未发现明显病变，菌液培养后无细菌生长。根据照射距离决定照射时间，紫外线灭菌灯距照射物 0.5～1m 处，持续照射 30 min。

(二) 化学因素对结核分枝杆菌的影响

化学消毒剂对细菌具有抑菌和杀菌作用。化学消毒剂的种类很多，其杀菌的机制因化学药物种类不同而异。消毒剂使细菌菌体蛋白质变性、沉淀、凝固致细菌死亡，有的消毒剂使细菌酶系统丧失活力和功能，影响细菌的新陈代谢或降低细菌细胞的表面张力，增加细菌细胞膜的通透性而致细菌裂解、死亡。

---

① 胡忠义. 实验结核病学 [M]. 北京：军事医学科学出版社，2013.

1. 乙醇

结核分枝杆菌直接和 70% ~ 75% 的乙醇接触 3 ~ 5 min，培养后无细菌生长，延长至 20 ~ 30 min 可以杀死细菌。乙醇是通过对细菌的细胞蛋白质变性、凝固而达到杀菌作用，因此可用于皮肤消毒，但由于乙醇能凝固蛋白，使痰表面形成一层把菌体包裹起来的膜，短时间内不能杀死细菌，故乙醇不适用于痰液的消毒。另外，乙醇对芽孢无效。

2. 苯酚

其杀菌作用在于苯酚与细菌接触后，通过破坏菌细胞膜而致细胞质内容物漏出，使菌体蛋白质变性、凝固，抑制菌体脱氢酶和氧化酶等酶系统杀死结核分枝杆菌。结核分枝杆菌经过 2% 苯酚溶液处理 5 min 或 5% 苯酚溶液处理 1 min，均可杀灭。但是，苯酚对痰液内结核分枝杆菌的杀菌作用很差，如 5% 苯酚溶液和痰液等量混合，处理 24 h 才能达到杀菌作用。

3. 煤皂酚溶液

其杀菌作用和苯酚相似。1% 煤皂酚溶液处理结核分枝杆菌 45 min，2% 煤皂酚溶液处理细菌 10 min，5% 煤皂酚溶液处理细菌 5 min，均可达到杀灭结核分枝杆菌。

5% ~ 10% 煤皂酚溶液与痰液等量混合后处理 1 ~ 12 h，才能够达到杀死结核分枝杆菌。

4. 甲醛

甲醛与细菌接触后使细菌细胞蛋白质变性、凝固，使细菌丧失代谢功能，最终导致细菌死亡。1% 甲醛液处理结核分枝杆菌 5 min，即可杀死细菌。5% 甲醛液与痰液等量混合后在室温下处理 12 h 或以上时间，才可以达到杀菌效果。

5. 84 消毒液

84 消毒液是以氯为主要成分的消毒剂。氯是一种氧化剂，能使菌体的酶失活，还能与蛋白质的氨基结合，使菌体蛋白氯化，代谢功能障碍，细菌死亡。0.5% 的 84 消毒液 15 min 可杀死结核分枝杆菌培养物，但对在蛋白质混合液中的结核分枝杆菌几乎无消毒效果。

结核分枝杆菌对酸、碱抵抗力强，在 4%NaOH、3%HCl 和 6%H_2SO_4 中 30 min 仍能存活。临床应用酸或碱加入患者标本，消化蛋白质及杀灭杂菌，以此分离出结核分枝杆菌。结核分枝杆菌对染料，如 1 : 13000 孔雀绿和 1 : 75000 甲紫有抵抗力，通常在培养基内加入一定量的孔雀绿或甲紫可抑制其他杂菌生长。对普通细菌有较强杀菌作用的苯扎溴铵，对结核分枝杆菌几乎无消毒作用。

三、结核分枝杆菌的致病性

结核分枝杆菌是人和动物患结核病的病原菌。肺结核是最常见的结核病，肺以外的组织器官结核病统称为肺外结核病。

(一) 致病物质

1. 脂质

(1) 索状因子：能破坏细胞线粒体膜、影响细胞呼吸、抑制白细胞游走和引起慢性肉芽肿。

(2) 磷脂：能促使单核细胞增生，并使炎症灶中的巨噬细胞转变为类上皮细胞，从而形成结核结节。

(3) 硫酸脑苷脂：可抑制吞噬细胞中吞噬体与溶酶体的结合，使结核分枝杆菌能在吞噬细胞中长期存活。

(4) 蜡质 D：一种肽糖脂和分枝菌酸的复合物，可从有毒株或卡介苗中用甲醇提出，具有佐剂作用，可激发机体产生迟发型超敏反应。

2. 蛋白质

蛋白质具有抗原性。与蜡质 D 结合后能使机体发生超敏反应，引起组织坏死和全身中毒症状，并在形成结核结节中发挥一定作用。

3. 多糖

有研究发现，该菌细胞壁表面的多糖物质类似荚膜，能够抵抗吞噬细胞的吞噬。

(二) 致病机制

结核分枝杆菌既不产生内毒素，也不产生外毒素和侵袭性酶，其致病作用可能与细菌在组织细胞内大量增殖引起的炎症反应、菌体成分的毒性作用以及机体对某些菌体成分产生的超敏反应有关。

(三) 所致疾病

1. 肺结核

结核分枝杆菌可经呼吸道、消化道、破损的皮肤黏膜等多种途径进入机体，侵犯多种组织器官，引起相应的结核病，最易通过吸入含菌的飞沫微粒或尘埃进入肺泡，故结核病以肺结核最为多见。肺结核又分为原发感染和原发后感染两种。

(1) 原发感染。结核分枝杆菌初次感染而在肺内发生的病变，称为原发性肺结核，多发生于儿童。

原发感染 90% 以上可经纤维化和钙化自愈。但原发灶内常仍有一定量的结核分枝杆菌长期潜伏，机体处于带菌状态，能刺激机体产生免疫反应，称为潜伏感染。一旦免疫力下降，潜伏的结核分枝杆菌大量繁殖，结核复发，成为日后内源性感染的来源。少数患者因免疫力低下，结核分枝杆菌可经血和淋巴系统播散至骨、关节、肾、脑膜及其他部位，引起相应部位的结核病。

（2）原发后感染。多为原发感染的再活化，也可由外界的结核分枝杆菌再次侵入引起外源性再感染，或在原发感染的基础上再感染新结核分枝杆菌发生重叠感染。原发后感染多发生于成年人，病灶以肺部为多见，也可发生于肺外组织。由于原发感染后机体已建立了对结核分枝杆菌的特异性免疫应答的能力，因此病灶多局限性，一般不累及邻近淋巴结；呈慢性组织损害，易发生结核结节、干酪样坏死和纤维化。被纤维素包围的干酪样坏死灶可钙化而痊愈。若干酪样结节溃破，排入邻近支气管，则可形成空洞并释放大量结核分枝杆菌至痰中，称为开放性肺结核。部分患者结核分枝杆菌可进入血液循环引起肺内播散，形成血行播散型肺结核。

2.肺外结核

结核分枝杆菌在体内主要通过淋巴管道、血液、支气管和消化道扩散。初次感染时，细菌通过淋巴管进入局部淋巴结，如进一步扩散至血液，则导致多器官感染。细菌亦可从支气管内的坏死组织直接扩散至静脉血液，也可直接侵袭其他正常肺组织。当结核分枝杆菌进入血液循环而引起肺外播散时，可导致肺外结核病，如脑、肾、骨、关节、生殖系统等组织器官的结核病。

(四）临床表现

肺结核患者主要有咳嗽、咳痰 3 周或以上，可伴有咯血、胸痛、呼吸困难等症状。另外，有发热（常为午后低热），伴盗汗、乏力、食欲降低、体重减轻、月经失调等症状。但应注意约有 20% 的活动性肺结核患者无症状或仅有轻微症状。

四、结核分枝杆菌感染的免疫性

(一）免疫性

人群结核分枝杆菌的感染率很高，但发病率较低，表明人体对结核分枝杆菌有较强的抵抗力。感染结核分枝杆菌或接种卡介苗后，机体可对该菌产生特异性免疫力，因结核分枝杆菌是胞内感染菌，因此，主要以细胞免疫为主。此种免疫力的维持依赖于结核分枝杆菌在体内的存在，这种免疫称为感染免疫或有菌免疫，一旦体内结核分枝杆菌或其组分全部消失，免疫力也随之消失。被结核分枝杆菌致敏的 T

淋巴细胞再次接触该菌的相应抗原时，可释放多种细胞因子，如 IL-2、TNF-α 和 IFN-γ 等，吸引 NK 细胞、T 细胞、巨噬细胞等聚集于炎症部位，并增强这些细胞直接或间接的杀菌活性。

机体感染结核分枝杆菌后，可产生特异性抗体，但其对机体的免疫保护作用机制尚不明确。

(二) 免疫与超敏反应

结核分枝杆菌感染时，细胞免疫与迟发型超敏反应同时存在。近年来的研究表明，结核分枝杆菌诱导机体产生免疫和超敏反应的物质不同。超敏反应主要由结核菌素蛋白和蜡质 D 共同引起，而免疫则由结核分枝杆菌核糖体 RNA 引起。通过测定机体对结核分枝杆菌有无超敏反应即可判断有无特异性免疫力。

第三节　结核实验室设置及生物安全要求

一、结核病实验室设置要求

(一) 涂片实验室基本要求

(1) 涂片显微镜检查实验室应具备一个独立房间，分区 (涂片区、染色区和读片镜检区) 与布局应该符合生物安全防护的基本要求。

(2) 实验室门应有可视窗并可锁闭，门锁及门的开启方向应不妨碍室内人员逃生。

(3) 在实验室门口处应设挂衣装置，个人服装与实验室工作服分开放置。

(4) 实验室有上、下水及电的供应，在靠近实验室出口处设非接触式洗手池。

(5) 实验室墙壁、天花板和地面应易清洁、不渗水、耐化学品和消毒灭菌剂的腐蚀，地面应平整、防滑。

(6) 在实验室工作时，应穿防护服、戴防护口罩和手套等个人防护用品。

(7) 实验室台、柜等摆放应便于清洁，实验台面应防水、耐腐蚀、耐热和坚固。

(8) 应根据工作性质和工作流程合理地摆放实验室设备、台柜、物品等，避免相互干扰、交叉污染，并应不妨碍逃生和急救。

(9) 实验室可以利用自然通风，可开启的窗户应安装纱窗。如果采用机械通风，应避免交叉污染。

（10）实验室内应保证操作时的照明，避免不必要的反光和闪光。

（11）实验室应有Ⅱ级及以上生物安全柜、高压蒸汽灭菌器、紫外灯等适当设备和有效消毒剂。

（12）实验室应配备开展涂片检查所需要的仪器设备。

（二）分离培养实验室基本要求

在满足涂片实验室的基本要求上，还需满足以下要求。

（1）分枝杆菌分离培养实验室应满足国家生物安全Ⅱ级（BSL-Ⅱ）及以上实验室的基本要求。

（2）实验室主入口的门、放置生物安全柜实验间的门应可自动关闭，实验室主入口的门应该标有国际通用的生物危害警告标志，未经批准的人员不可进入实验室工作区域。

（3）实验室有上、下水及电的供应，在靠近实验室的出口处设置洗眼器和非接触式洗手池。

（4）实验室内应配备Ⅱ级及以上生物安全柜、高压蒸汽灭菌器以及分离培养所需的仪器设备。

（三）药物敏感性试验的实验室基本要求

在满足分离培养实验室的基本要求上，还需满足以下要求。

（1）药物敏感性试验的实验室应满足国家生物安全Ⅱ级（BSL-Ⅱ）及以上实验室的基本要求。

（2）实验室主入口的门、放置生物安全柜实验间的门应可自动关闭，实验室主入口的门应该标有国际通用的生物危害警告标志，未经批准的人员不可进入实验室工作区域。

（3）实验室内应配备Ⅱ级及以上生物安全柜、高压蒸汽灭菌器以及药敏试验所需的仪器设备。

（4）在实验室工作时，应穿防护服、隔离衣，戴防护口罩（面具）和手套等个人防护用品。

（5）实验室宜采用机械通风控制气流，避免交叉污染。

（四）基因扩增检验实验室基本要求

（1）结核分枝杆菌基因扩增检验实验室应当设置试剂储存和准备区、标本制备区、扩增区、扩增产物分析区。4个区域在物理空间上必须是完全相互独立的；根据使用仪器的功能，区域可适当合并，如使用实时荧光 PCR 仪，扩增区、扩增产物分析区可合并；采用样本处理、核酸提取及扩增检测为一体的自动化分析仪，则标本制备区、扩增区、扩增产物分析区可合并。

（2）基因扩增检验实验室的空气流向可按照试剂储存和准备区—标本制备区—扩增区—扩增产物分析区进行，防止扩增产物顺空气气流进入扩增前的区域。

（3）进入各工作区域应当严格按照单一方向进行，即试剂储存和准备区—标本制备区—扩增区—扩增产物分析区。

（4）各工作区域必须有明确的标记，不同工作区域内的设备、物品不得混用。

（5）不同的工作区域使用不同的工作服（如不同的颜色）。工作人员离开各工作区域时，不得将工作服穿、带出。

（6）实验室的清洁应当按试剂储存和准备区—标本制备区—扩增区—扩增产物分析区的方向进行。不同的实验区域应当有其各自的清洁用具以防止交叉污染。

（7）工作结束后，必须立即对工作区进行清洁。

（8）实验室的安全工作制度或安全标准操作程序，所有操作符合《实验室生物安全通用要求》。

（9）开展临床基因扩增的结核病实验室设置、审核和质量管理严格按《医疗机构临床基因扩增检验实验室管理办法》执行。

二、实验室生物安全管理要求

（一）实验室环境安全

（1）根据我国《病原微生物实验室生物安全管理条例》《实验室生物安全通用要求》《人间传染的病原微生物名录》《医疗机构临床实验室管理办法》的要求，对结核分枝杆菌大量活菌操作须在符合生物安全Ⅲ级（BSL-Ⅲ）的环境中进行；对样本检测（包括涂片、显微镜观察、样本的病原菌分离纯化、药物敏感性试验、生化鉴定、免疫学实验、PCR 核酸提取等初步检测活动）可以在符合生物安全Ⅱ级（BSL-Ⅱ）的环境中进行。

（2）实验室所用设施、设备和材料（含防护屏障）均应符合国家相关的标准和要求。

（二）组织机构与制度管理

（1）实验室所在单位应成立实验室生物安全委员会，法人代表必须为生物安全委员会负责人，实验室负责人必须是生物安全委员会成员。

（2）根据本实验室的工作需要、实验室工作类型以及本地的情况，生物安全委员会制定完整的安全政策、安全手册，以及执行安全手册的支持程序、制订意外事故处理方案等，并监督实施。

（3）实验室中管理制度必须包括准入制度、个人防护制度、标本接收制度、废弃物处理制度、意外事故处理预案、生物安全培训制度、生物安全自查制度、废弃物处理制度、仪器维护维修制度等。

（三）实验室操作

（1）实验室应制定各种试验操作和仪器设备操作的标准化操作程序。

（2）实验员必须接受相关专业知识和操作技能的培训才能进行试验操作。

（3）受过相关培训的实验员操作时，必须符合标准化操作程序。

（4）负责生物安全管理的人员有责任制止不规范操作，以及处理意外事故。

（5）具有相关专业知识和操作技能的工作人员进行实验室操作，实验人员应该认真负责，严格按照标准化、规范化的操作程序进行各项实验室操作。

（四）菌种或样本运输安全

为保障人体健康和公共卫生安全，在运输可感染人类的高致病性病原微生物菌（毒）种或样本时，须按照《可感染人类的高致病性病原微生物菌（毒）种或样本运输管理规定》的要求进行审批、包装、运输、操作、保藏和管理。

（五）医疗废弃物处理安全

为了防止疾病传播、保护环境、保障人体健康，医疗废弃物的处理应该严格按照《中华人民共和国传染病防治法》《中华人民共和国固体废物污染环境防治法》《医疗废物管理条例》的相关规定妥善处理医疗废物。

第二章 结核病细菌学诊断技术

第一节 涂片染色镜检

抗酸杆菌显微镜检查是采用碱性复红或荧光等染料对临床标本或分枝杆菌培养物进行特殊染色后，在光学显微镜下观察其细菌染色特点和数量等级的结核病实验室诊断常规方法。

一、萋 – 尼氏染色显微镜检查

(一) 检验目的

检测样本中有无抗酸杆菌，为结核病的临床诊断提供参考依据。

(二) 方法原理

依据分枝杆菌细胞膜含脂质较多，其中主要成分为分枝菌酸，分枝菌酸具有抗酸性，染料将分枝杆菌染色后，分枝杆菌细胞膜能抵抗乙醇等脱色剂作用，使分枝杆菌能保持染料的颜色。分枝杆菌抗酸性是菌体内的分枝菌酸、RNA 蛋白及其细菌壁的完整性相结合的综合反应，即抗酸性的强弱除与细菌壁的完整性有关以外，还与其细菌成熟和衰老程度有关。

萋 – 氏染色法，是复红染色液在石炭酸的协同作用下，对涂片加热并促进染色剂同被染细胞的结合，将抗酸杆菌染成紫红色，随后使用酸性酒精脱色，抗酸杆菌能保持紫红色，而其他脱落细胞或标本中的非抗酸杆菌被酸性酒精脱去颜色，后经复染剂亚甲蓝复染为蓝色。光学镜下观察，可在蓝色背景下看到紫红色的杆状抗酸菌。

此方法简单、快速、易行且成本低，适于基层广泛开展工作。但是敏感度较低，直接涂片抗酸杆菌显微镜检查的敏感度（5000 ~ 10000 菌条 / 毫升样本）明显低于分枝杆菌培养的敏感度（100 菌条左右 / 毫升样本），更低于分子生物学诊断技术敏感度（10 菌条左右 / 毫升样本），阳性结果只能确定是抗酸杆菌感染。

(三) 检测样本

检测样本包括痰、胸水、腹水、尿液、脑脊液、胃液、脓液 (分泌物、穿刺液等)、病理组织或干酪块、粪便和咽喉棉拭子等临床标本与分枝杆菌培养物。

(四) 仪器设备

生物安全柜、离心机、天平、高压蒸汽灭菌器、冰箱、光学显微镜、涡旋振荡器等。

(五) 试剂耗材

1. 萋 – 尼氏染色液配制

(1) 0.8% 碱性复红染液

碱性复红乙醇储存液: 8 g 碱性复红溶于 95% 酒精溶液 100 mL 中。

5% 石炭酸水溶液: 5 g 石炭酸溶于 100 mL 蒸馏水中。

碱性复红染色应用液: 碱性复红乙醇储存液与 90 mL 的 5% 石炭酸水溶液混合。

(2) 5% 盐酸乙醇脱色液

5 mL 浓盐酸与 95 mL 的 95% 乙醇混合。

(3) 0.06% 亚甲蓝复染液

亚甲蓝储存液: 0.3 g 亚甲蓝溶于 50 mL 的 95% 乙醇中, 完全溶解后加蒸馏水至终体积 100 mL。

亚甲蓝复染液: 以蒸馏水 5 倍稀释 0.3% 亚甲蓝储存液, 即得亚甲蓝复染液。

2. 耗材

磨砂载玻片、竹签、2B 铅笔、镜油、染色架、玻片盒等。

(六) 操作步骤

1. 涂片制备

(1) 直接涂片。

①使用一端有磨砂面的无划痕的新玻片, 经 95% 乙醇脱脂, 干燥、清洁后备用。

②用 2B 铅笔在磨砂面上注明实验序号及标本序号。

③确保玻片的编号与痰盒上的编号相同。

④在生物安全柜中, 小心打开承载痰标本的容器, 防止产生气溶胶或使标本外溢。

⑤仔细观察标本，使用折断的竹签毛茬端，挑取痰标本中的干酪样、脓样或可疑部分约 0.05 mL，于玻片正面轻轻环状均匀涂抹成 10 mm×20 mm 的卵圆形痰膜。

⑥痰膜朝上静置在生物安全柜中，自然干燥后（一般约需要 30 min）进行染色。

⑦涂抹完毕后的痰标本，在结果报告前应暂时保留。

注意：打开痰标本容器时，防止产生气溶胶或使标本外溢；为保证检验人员的安全，严禁在涂抹痰标本的同时对载玻片进行加热。

（2）离心沉淀集菌涂片。留取的痰标本，经高压蒸汽（1.0 kg/cm^2，121℃，15~20 min）液化和灭活处理，取出放冷后，取 5~10 mL 盛于容积为 50 mL 的离心管玻中加灭菌蒸馏水 20~30 mL，振荡器上振荡 5~10 min，在 3000 g 离心 15~30 min，使结核菌集中于试管底部，取沉淀物涂片。

（3）其他类型临床标本。

①脓液：同痰液涂片。

②病理组织或干酪块：先将组织研磨器研磨后再进行涂片。

③尿液：送检标本应首先静置 2~4 h，取沉淀部分 20~50 mL，3000 g 离心 20~30 min，取沉淀涂片。

④胸、腹水标本：参见尿液涂片。

⑤脑脊液：无菌操作收集脑脊液，置冰箱或室温 24h，待薄膜形成后进行涂片；或将脑脊液 3000 g 离心 20~30 min，取沉淀涂片检查。

⑥粪便：标本与生理盐水混合后，充分振荡使之成为混悬液；定性滤纸过滤后，滤液经 3000 g 离心 20~30 min；沉淀进行涂片检查。

⑦咽喉棉拭子：棉拭子放入无菌试管，加入适量生理盐水浸泡并强烈振荡，取出棉拭子后，液体在于 3000g 离心 20~30 min，沉淀进行涂片检查。

2. 抗酸染色

（1）固定。涂片自然干燥后放置在染色架上，玻片间距保持 10 mm 以上，加热固定（在 5s 内将玻片经过火焰加热 4 次）。

（2）初染。滴加石炭酸复红染液盖满痰膜，加热至出现蒸气后停止加热，保持染色 5 min。染色期间应始终保持痰膜被染色液覆盖，必要时可续加染色液。加热时勿使染色液沸腾。高海拔地区应适当增加加热次数和染色时间。

（3）水洗。流水自玻片一端轻缓冲洗，冲去染色液，沥去标本上剩余的水。

（4）脱色。自痰膜上端外缘滴加脱色剂盖满玻片，脱色 1 min；如有必要，流水洗去脱色液后，再次脱色至痰膜无可视红色为止。

（5）水洗。流水自玻片一端轻缓冲洗，冲去脱色液，沥去玻片上剩余的水。

（6）复染。滴加亚甲蓝复染液，染色 30s。

（7）水洗。流水自玻片一端轻缓冲洗，冲去复染液，然后沥去标本上剩余的水，待玻片干燥后镜检。

（8）效果。一张染色合格的玻片，痰膜肉眼观为亮蓝色，无红色斑块。

3. 显微镜检查

（1）使用"10×"目镜，双目显微镜读片。

（2）取染色完毕且已干燥的玻片，痰膜向上放置在玻片台上并以卡尺固定。

（3）首先使用"40×"物镜，转动卡尺移动玻片至痰膜左端，将光线调节至适当亮度，调节焦距至可见细胞形态。

（4）移开"40×"物镜，在玻片上滴1~2滴镜油，使用"100×"油镜进行细致观察，但应避免油镜镜头直接接触玻片上的痰膜。

（5）读片时，首先应从左向右观察相邻的视野；当玻片移动至痰膜一端时，纵向向下转换一个视野，然后从右向左观察，依次类推。通常20 mm的痰膜，使用"100×"油镜，每横行约有100个视野。

（6）在淡蓝色背景下，抗酸菌呈红色；其他细菌和细胞呈蓝色。

（7）仔细观察完300个视野，一般需要5 min以上；每个工作日，一位镜检人员的玻片阅读量不应超过25张，且连续阅读10~12张玻片后，应休息20 min左右。

（七）结果判读

1. 形态学特征

结核分枝杆菌基本形态为细长、直或稍弯、两端钝圆、有微荚膜、无芽孢、无动力的杆菌，常呈分枝状生长。菌体宽度在0.2~0.6 μm，菌体长1~10 μm（通常3~5 μm）。菌体的一端或两端有较深的异染颗粒，富含多磷酸盐，可能是能量储存和氧化还原反应的场所，有时可呈串珠状。在结核病人的痰标本中结核分枝杆菌可单个散在或两个以上，呈"人"状、"Y"状等排列，缠绕呈索状或丛状时为有毒株的典型形态学特征。

结核分枝杆菌在不利条件下导致细胞壁缺陷或部分缺陷（"L"型细菌）呈现出颗粒形、滤过形和球菌形等不典型形态。在结核分枝杆菌发育的特定阶段，可表现为非抗酸性、非细菌细胞性、革兰染色阳性的颗粒形体。

非结核分枝杆菌形态和抗酸性通常都不典型。

2. 镜检结果分级报告标准

（1）姜－尼氏染色抗酸杆菌阴性：连续观察300个不同视野，未发现抗酸杆菌。

（2）姜－尼氏染色抗酸杆菌阳性的抗酸杆菌菌数：1~8条/300视野。

（3）姜－尼氏染色抗酸杆菌阳性（1+）：3~9条/100视野，连续观察300个视野。

（4）姜－尼氏染色抗酸杆菌阳性（2+）：1～9 条 / 10 视野，连续观察 100 个视野。

（5）姜－尼氏染色抗酸杆菌阳性（3+）：1～9 条 / 1 视野。

（6）姜－尼氏染色抗酸杆菌阳性（4+）：≥ 10 条 / 1 视野。

报告"1+"时至少观察 300 个视野，报告"2+"至少观察 100 个视野，"3+""4+"时至少观察 50 个视野。

不典型抗酸菌（如颗粒体、丝状体、巨球体等），按实际观察情况描述报告结果，如姜－尼氏染色阳性颗粒体（2+）。

（八）注意事项

1. 涂片染色镜检制备注意事项

（1）一张载玻片上只能涂抹一份痰标本。

（2）每张载玻片只能使用一次，不得清洗后再次用于抗酸染色涂片检查。

（3）涂抹后的痰膜不能太厚或者太薄，透过痰膜看报纸上的 5 号字时，字迹较模糊为适宜的厚度；看不见 5 号字或很清晰，则表明该玻片涂抹过厚或过薄。

（4）由于香柏油（cedarwood oil）能够溶解复红染料，使姜－尼氏染色褪色，并且容易干燥凝结，对油镜头造成损害；故禁止使用香柏油，必须使用显微镜专用的镜油（immersion oil for microscopy）。镜油折射系数（RI）应大于 1.5，20℃黏度系数应在 100～120 m·Pas。

2. 抗酸染色痰检假阳性结果的预防措施

（1）必须使用新玻片进行涂片检查。

（2）每个标本均使用一个新竹签完成制片涂抹。

（3）所有染液均经过滤。

（4）染色时玻片彼此保持一定距离，相互彻底分隔开。

（5）严禁使用染色缸染色。

（6）染色时勿使玻片上的染液干燥。

（7）滴加染色液或镜油时，避免容器滴口直接接触痰膜。

（8）严禁物镜镜头直接接触痰膜。

（9）作为对照，可采用已知结果为阴性的玻片完成染色镜检过程。

（10）完整、准确地标注痰盒、玻片和登记实验登记本。

（11）登记前、后对检验单和标本盒上的标注进行仔细核对。

（12）准确记录和报告结果。

3. 抗酸染色痰检假阴性结果的预防措施

（1）确认标本是痰而非唾液。

（2）确认每份标本至少有 3 mL。

（3）选择干酪痰、血痰和黏液痰涂抹制备玻片。

（4）制备玻片时标本涂抹均匀，不要太厚或太薄。

（5）使用高质量染料，严格按照配方配制染液。

（6）严格按照操作程序完成染色过程。

（7）判断结果为"阴性"前，必须阅读规定要求的视野数。

（8）作为对照，可采用已知结果为阳性的玻片，完成染色镜检过程。

（9）完整、准确地标注痰盒、玻片和实验登记本。

（10）登记前对检验单和标本盒上的标注进行仔细核对。

（11）准确记录和报告结果。

4. 注意识别分枝杆菌多型性抗酸菌

（1）一些药物可以影响细胞壁中肽聚糖和分枝菌酸的合成，可导致其变为"L"形，呈颗粒状或丝状。

（2）临床结核寒性脓肿和痰标本中甚至还可见有非抗酸性革兰染色阳性颗粒，过去称为 Much 颗粒，形态多样，染色多变。

（九）质量控制

质量控制包括室内质量控制和室间质量控制。室内质量控制指实验室内部的操作规程、设备和耗材、痰标本收集、染色剂制备、涂片制备和染色、显微镜维护、显微镜镜检、结果登记和报告，以及痰片保存等整个过程的内部检查和监测。

1. 痰标本收集

（1）容器。采用可密封的螺旋盖痰盒收集痰标本（参考规格：直径 4 cm，高度 2 cm）。痰容器应标明患者姓名、日期、编号（如初诊病人门诊序号或随访病人登记号）和容器序号 1、2、3（1 为当日即时痰，2 为夜间痰，3 为次日晨时痰）。

（2）痰标本性质。干酪痰、血痰、黏液痰为合格标本；唾液或口水为不合格标本，除照常进行涂片检查外，应要求患者重新送检。

（3）痰标本收集时间。初诊病人应收集 3 份痰标本（当日即时痰、夜间痰和次日晨痰），治疗中或复诊随访病人按期每次收集 2 份痰标本（即时痰、当日或次日晨痰）。

（4）痰标本保存。对当日不能进行涂片检查的痰标本，须置于 4℃冰箱保存，注意防止痰液干涸或污染。

2. 抗酸染色液制备

（1）制染色液的实验室必须按标准浓度和步骤配制染色液，实验室要有染色液的制备配方和配制记录。

（2）染色液试剂瓶须标明染色液名称、浓度和制备时间。

（3）染色液置于棕色瓶内或者不透明塑料瓶内存放，避光保存。

（4）为监测染色液的质量，每次制备一批新的染色液之后，需使用未经染色的已知阳性和阴性涂片进行染色、镜检，并记录结果。

（5）购买商品化的抗酸染色液，也必须每批试剂使用未经染色的已知阳性和阴性涂片进行染色、镜检，并记录结果。

3. 涂片制备

（1）新载玻片应经 95% 乙醇脱脂，检查无划痕后方可使用。

（2）一张载玻片只能涂抹 1 份痰标本，且只能一次性使用，严禁清洗后重复使用。

（3）推荐使用一端有磨砂面的玻片。

（4）2B 铅笔在磨砂面上注明实验序号及标本序号，确保玻片的编号与痰盒上的编号相同。

（5）大约 0.05 mL 痰标本，在玻片正面右侧 2/3 的中央处均匀涂抹面积为 10 mm × 20 mm 的卵圆形痰膜。

（6）将已干燥的玻片放置在报纸上，如果透过痰膜不能分辨报纸上的 5 号字，则表明该玻片涂抹过厚。

4. 染色

（1）肉眼观察染色后的痰膜应呈均匀亮蓝色，无红色斑块。

（2）染色后的痰膜脱落部分应小于整个涂抹面积的 10%。

5. 镜检

（1）为防止抗酸杆菌的交叉污染，严禁油镜头直接接触涂片上的痰膜。

（2）按照结果报告标准仔细观察足够的视野数。

（3）每个工作日，一名镜检人员的涂片阅读量不应超过 25 张。

（4）连续阅读 10～12 张涂片后，应休息 20 min 左右。

（5）采用自查和互查方式，至少抽查复检当日 10% 的涂片，并填写室内质控登记表。

6. 登记报告

（1）登记前应反复核对检验单、标本盒、涂片上的标注。

（2）检查后的每一张涂片结果，应按规定准确记录在"痰涂片检查登记本"上。

（3）镜检结果报告应及时发出，以便尽早地为临床提供诊断依据。

7. 痰涂片保存

（1）镜检后应及时用擦镜纸轻轻在涂片上揭取数次，彻底去除玻片上的镜油。

（2）涂片脱去镜油后，必须再次核对痰涂片检查登记本与每张涂片的实验序号是否一致。

（3）涂片上禁止标记镜检的阴、阳性结果。

（4）全部涂片按痰涂片检查登记本序号连续排列，存放于玻片盒内。

（5）涂片保存与痰涂片检查登记本的记录应一致。初诊病人第一张涂片存入涂片盒后需预留出2个空位置，以备第二张、第三张涂片检查后放入；随访病人第一张涂片存入涂片盒后需预留出1个空位置，以备第二张涂片检查后放入。

（6）对涂片保存量的要求：

①根据痰涂片检查登记本记录，按照弃旧存新的原则，保存近期3个月的全部痰涂片待复检。

②年涂片量不足500张的实验室，必须保存全年的涂片待复检。

③如果近3个月的涂片数超过1000张，可以按照弃旧存新的原则，保存近期1000张的涂片待抽查复检。

④装满涂片的玻片盒，需用标签注明涂片实验序号区间和日期区间，以便日后盲法复检或现场评价时抽样。

（十）临床意义

萋-尼氏染色抗酸杆菌阳性，说明在检测样本中有抗酸菌存在，但不能确定为结核、非结核或其他分枝杆菌（如诺卡菌属，广泛分布于自然界，亦可引起人和动物的诺卡菌病），需要进一步通过分枝杆菌培养和菌种鉴定才能确定。萋-尼氏染色在结核病防控工作中的意义如下所述。

1. 诊断传染性肺结核

结核病的控制是以发现和控制传染源为主，而痰涂片AFB阳性的肺结核患者是社会上最主要的传染源，故痰涂片AFB检查结果对诊断传染性肺结核是一项重要指标。

2. 评价化疗效果

结核病是由结核分枝杆菌引起的，现行化疗方案的制定也主要以结核分枝杆菌的生物学特性为依据，所以对化疗效果的评价也将细菌学检查结果作为根据。

3. 为流行病学疫情评价服务

由于传染性结核病在流行病学中有着特殊的意义，因此，在反映某一国家或地区结核病疫情的严重程度的指标中，涂阳患病率、涂阳发病率被更多关注。

二、荧光染色显微镜检查

(一) 检验目的

同萋－尼氏染色法。

(二) 方法原理

抗酸杆菌经金胺"O"染液染色后,在含有紫外光源的荧光显微镜下发出橘黄颜色,高倍镜(物镜"40×",目镜"10×")下,可见抗酸杆菌产生黄绿色荧光,呈杆状或分枝状。

(三) 检测样品

同萋－尼氏染色。

(四) 仪器设备

荧光显微镜,其他设备同萋－尼氏染色镜检设备。

(五) 试剂耗材

1. 荧光染色液配制
(1) 金胺"O"染液:金胺"O"1 g,石炭酸 50 mL,乙醇 100 mL,补蒸馏水至 1000 mL。
(2) 脱色剂:3% 盐酸乙醇(配制方法参见萋－尼氏染色)。
(3) 复染剂:0.5% 高锰酸钾水溶液。
2. 耗材
同萋－尼氏染色。

(六) 操作步骤

1. 涂片制备
同萋－尼氏染色。
2. 荧光染色
(1) 固定。涂片自然干燥后放置在染色架上,玻片间距保持 10 mm 以上,加热固定(在 5 s 内将玻片经过火焰加热 4 次)。
(2) 初染。滴加金胺"O"染色剂盖满玻片,染色 30 min;流水自玻片一端轻缓冲洗，洗去染色液，沥去玻片上剩余的水。

（3）脱色。痰膜上端外缘滴加脱色剂，盖满玻片，脱色 3 min 或至无色，流水自玻片一端轻洗，洗去脱色剂。

（4）复染。加复染剂复染 1 min，沥去复染液，流水自玻片一端轻洗，自然干燥后镜检。

3. 显微镜检查

有涂膜面向上放置玻片于荧光或 LED 显微镜载物台，并以卡尺固定后，以"10×"目镜、"20×"物镜进行镜检，发现疑为抗酸杆菌的荧光杆状物质，使用"40×"物镜确认。在暗背景下，抗酸菌发出黄色荧光，呈杆状略弯曲。

（七）结果判读

荧光染色镜检结果分级报告标准：

（1）荧光染色抗酸杆菌阴性（–）：0 条 /50 视野。

（2）荧光染色抗酸杆菌阳性（报告抗酸菌数）：1～9 条 /50 视野。

（3）荧光染色抗酸杆菌阳性（1+）：10～49 条 /50 视野。

（4）荧光染色抗酸杆菌阳性（2+）：1～9 条抗酸菌 /1 视野。

（5）荧光染色抗酸杆菌阳性（3+）：10～99 条抗酸菌 /1 视野。

（6）荧光染色抗酸杆菌阳性（4+）：100 条及以上抗酸菌 /1 视野。

报告"2+"至少观察 50 个视野，"3+"及以上的阳性结果至少观察 20 个视野。

（八）注意事项

1. 防止荧光淬灭

荧光染色后应尽快检查（24 h 内），防止荧光淬灭而影响阳性检出。

2. 高压贡灯寿命保护

荧光显微镜高压贡灯寿命有限，使用时应避免反复开关，关闭后需要再使用时必须待灯泡冷却后再开启；高压贡灯发光强度减弱时应及时更换。

3. 不典型菌体形态的确认

若荧光染色菌体形态不典型，则需要用姜 – 尼氏抗酸染色法确认。

4. 其他

参见姜 – 尼氏染色。

（九）质量控制

同姜 – 尼氏抗酸染色。

1. 玻片的保存

荧光染色的玻片保存，应将玻片盒中放置干燥剂后密封放置在4℃冰箱避光保存。

2. 复检复核

荧光染色的涂片进行盲法复检复核时，发现染色效果不佳时应重新染色后阅片。

(十) 临床意义

其临床意义同萋-尼氏染色。

1. 优点

(1) 结果使用高倍镜观察，其工作效率大大提高。

(2) 绿色荧光较醒目，有利于检查目标发现和提高阳性率。

2. 局限性

(1) 染色时间较萋-尼氏抗酸染色法长。

(2) 染色后24 h内检查，否则菌体阳性荧光可淬灭。

三、液基夹层杯法

(一) 检验目的

检测样本中有无抗酸杆菌，为结核病的临床诊断提供参考依据。

(二) 方法原理

运用夹层杯技术，通过标本消化液消化后，选择有效成分离心附着于透明高分子薄片上，经过自动或手工染色(应用萋-尼氏或荧光抗酸染色来检测抗酸菌)，将完成染色的标本膜片用取片针取出，人工或计算机辅助阅片。

(三) 检测样本

适用于人体各种体液标本和病理组织标本的抗酸杆菌形态学检验。

(四) 设备和试剂

生物安全柜、自动离心涂片机、天平、高压蒸汽灭菌器、冰箱、光学显微镜或荧光显微镜、涡旋振荡器，液基夹层杯配套试剂。

(五) 操作步骤

(1) 在生物安全柜中, 小心地打开承载痰标本的容器, 防止产生气溶胶或使标本外溢。

(2) 在标本中加入 2 ~ 4 倍于标本的标本消化液, 轻摇至痰块消散, 用一次性吸管取消化好的标本 5 mL (范围 3 ~ 7 mL 为宜) 于夹层杯 – I 中, 盖紧杯盖, 至振荡器震荡 3 min 后, 移至离心机中, 4500 r/min, 离心 5 min。

(3) 从离心机内轻轻取出夹层杯 – I, 倾去上清液, 置干片机内烘干表面水分, 滴加无水乙醇数滴, 固定数秒, 倾去多余的无水乙醇。

(4) 滴加抗酸染色液 A 液 5 ~ 7 滴, 干片机内加温至 60 ℃左右后染色保持 5 min, 小量流水沿杯壁轻轻冲洗, 沥干。滴加 B 液 4 ~ 6 滴, 脱色至无色。小量流水洗净, 沥干。滴加 C 液 4 ~ 6 滴, 染色 1 ~ 3 min, 水洗, 烘干。

(5) 用取片针将夹层杯 – I 内的基片顶出, 用镊子夹出基片, 在吸水纸上轻轻印干表面水分, 置干片机内彻底烘干, 标本面向下, 用中性胶封片, 用记号笔在玻片上注明实验序号及标本序号, 确保玻片的编号与痰盒上的编号相同。

(6) 显微镜检查。

(六) 结果判读

1. 形态学特征

结核分枝杆菌基本形态为细长、直或稍弯、两端钝圆、有微荚膜、无芽孢、无动力的杆菌, 常呈分枝状生长。菌体宽度在 0.2 ~ 0.6 μm, 菌体长 1 ~ 10 μm (通常 3 ~ 5 μm)。菌体的一端或两端有较深的异染颗粒, 富含多磷酸盐, 可能是能量储存和氧化还原反应的场所, 有时可呈串珠状。在结核病人的痰标本中结核分枝杆菌可单个散在或两个以上, 呈 "人" 状、"Y" 状等排列, 缠绕呈索状或丛状时为有毒株的典型形态学特征。

结核分枝杆菌在不利条件下导致细胞壁缺陷或部分缺陷 ("L" 型细菌) 呈现出颗粒形、滤过形和球菌形等不典型形态。在结核分枝杆菌发育的特定阶段, 可表现为非抗酸性、非细菌细胞性、革兰染色阳性的颗粒形体。

非结核分枝杆菌形态和抗酸性通常都不典型。

2. 镜检结果分级报告标准

(1) 抗酸杆菌阴性: 连续观察 300 个不同视野, 未发现抗酸杆菌。

(2) 抗酸杆菌阳性的抗酸杆菌菌数: 1 ~ 8 条 /300 视野。

(3) 抗酸杆菌阳性 (1+): 3 ~ 9 条 /100 视野, 连续观察 300 个视野。

（4）抗酸杆菌阳性（2+）：1~9 条 /10 视野，连续观察 100 个视野。

（5）抗酸杆菌阳性（3+）：1~9 条 /1 视野。

（6）抗酸杆菌阳性（4+）：≥ 10 条 /1 视野。

报告"1+"时至少观察 300 个视野，报告"2+"时至少观察 100 个视野，报告"3+"、"4+"时至少观察 50 个视野。

不典型抗酸菌（如颗粒体、丝状体、巨球体等)，按实际观察情况描述报告结果，如萋－尼氏染色阳性颗粒体（2+）。

（七）注意事项

1. 涂片染色镜检制备注意事项

（1）一张载玻片上只能涂抹一份痰标本。

（2）每张载玻片只能使用一次，不得清洗后再次用于抗酸染色涂片检查。

（3）涂抹后的痰膜不能太厚或者太薄，透过痰膜看报纸上的 5 号字时，字迹较模糊为适宜的厚度；看不见 5 号字或很清晰，则表明该玻片涂抹过厚或过薄。

（4）由于香柏油（cedarwood oil）能够溶解复红染料，使萋－尼氏染色褪色，并且容易干燥凝结，对油镜头造成损害；故禁止使用香柏油，必须使用显微镜专用的镜油（immersion oil for microscopy）。镜油折射系数（RI）应大于 1.5，20℃黏度系数应在 100~120 m·Pas。

2. 抗酸染色痰检假阳性结果的预防措施

（1）必须使用新玻片进行涂片检查。

（2）染色时勿使玻片上的染液干燥。

（3）滴加染色液或镜油时，避免容器滴口直接接触痰膜。

（4）严禁物镜镜头直接接触痰膜。

（5）作为对照，可采用已知结果为阴性的玻片完成染色镜检过程。

（6）完整、准确地标注痰盒、玻片和登记实验登记本。

（7）登记前、后对检验单和标本盒上的标注进行仔细核对。

（8）准确记录和报告结果。

3. 抗酸染色痰检假阴性结果的预防措施

（1）确认标本是痰而非唾液。

（2）确认每份标本至少有 3 mL。

（3）选择干酪痰、血痰和黏液痰涂抹制备玻片。

（4）制备玻片时标本涂抹均匀，不要太厚或太薄。

（5）使用高质量染料，严格按照配方配制染液。

（6）严格按照操作程序完成染色过程。

（7）判断结果为"阴性"前，必须阅读规定要求的视野数。

（8）作为对照，可采用已知结果为阳性的玻片，完成染色镜检过程。

（9）完整、准确地标注痰盒、玻片和实验登记本。

（10）登记前对检验单和标本盒上的标注进行仔细核对。

（11）准确记录和报告结果。

4. 注意识别分枝杆菌多型性抗酸菌

（八）质量控制

质量控制包括室内质量控制和室间质量控制。室内质量控制指实验室内部的操作规程、设备和耗材、痰标本收集、染色剂制备、涂片制备和染色、显微镜维护、显微镜镜检、结果登记和报告，以及痰片保存等整个过程的内部检查和监测。

1. 痰标本收集

（1）容器。采用可密封的螺旋盖痰盒收集痰标本（参考规格：直径 4 cm，高度 2 cm）。痰容器应标明患者姓名、日期、编号（如初诊病人门诊序号或随访病人登记号）和容器序号 1、2、3（1 为当日即时痰，2 为夜间痰，3 为次日即时痰）。

（2）痰标本性质。干酪痰、血痰、黏液痰为合格标本；唾液或口水为不合格标本，除照常进行涂片检查外，应要求患者重新送检。

（3）痰标本收集时间。初诊病人应收集 3 份痰标本（当日即时痰、夜间痰和次日晨痰），治疗中或复诊随访病人按期每次收集 2 份痰标本（即时痰、当日或次日晨痰）。

（4）痰标本保存。对当日不能进行涂片检查的痰标本，须置于 4℃冰箱保存，注意防止痰液干涸或污染。

2. 镜检

（1）为防止抗酸杆菌的交叉污染，严禁油镜头直接接触涂片上的痰膜。

（2）按照结果报告标准仔细观察足够的视野数。

（3）每个工作日，一名镜检人员的涂片阅读量不应超过 25 张。

（4）连续阅读 10 ~ 12 张涂片后，应休息 20 min 左右。

（5）采用自查和互查的方式，至少抽查复检当日 10% 的涂片，并填写室内质控登记表。

其他同萋 - 尼氏抗酸染色法。

（九）临床意义

夹层杯法染色抗酸杆菌阳性，说明在检测样本中有抗酸菌存在，但不能确定为结核、非结核或其他分枝杆菌（如诺卡菌属，广泛分布于自然界，亦可引起人和动物的诺卡氏菌病），需要进一步通过分枝杆菌培养和菌种鉴定才能确定。其在临床诊治意义如下：

1. 诊断传染性肺结核

结核病的控制是以发现和控制传染源为主，而痰涂片AFB阳性的肺结核患者是社会上最主要的传染源，故痰涂片AFB检查结果对诊断传染性肺结核是一项重要指标，抗酸染色可以作为分枝杆菌选择性培养基中培养时鉴别是否存在其他菌污染的参考依据之一。

2. 评价化疗效果

结核病是由结核分枝杆菌引起的，现行化疗方案的制订也主要以结核分枝杆菌的生物学特性为依据，所以对化疗效果的评价也将细菌学检查结果作为根据。

3. 为流行病学疫情评价服务

由于传染性结核病在流行病学中有着特殊的意义，因此，在反映某一国家或地区结核病疫情的严重程度的指标中，涂阳患病率、涂阳发病率被更多关注。

第二节　固体培养

一、检验目的

分离培养临床标本中的分枝杆菌。

二、方法原理

分枝杆菌因较厚的细胞壁有耐受酸碱的特点，能耐受碱性消化液的处理，消化液直接接种于酸性培养基上，酸性培养基能中和碱性标本处理液，分枝杆菌能在酸性的培养基上生长。

三、检测样本

痰标本、咽拭子、胃灌洗液、其他体液标本、组织等。

四、仪器设备

Ⅱ级生物安全柜，恒温培养箱，涡旋振荡器，冷冻离心机［水平转子、具备防气溶胶的离心杯（桶）、相对离心力能达到3000 g］，天平，蒸汽恒温箱，高压蒸汽灭菌器。

五、试剂耗材

(一)试剂

(1)4% 氢氧化钠(NaOH)溶液:4.0 g NaOH,100mL 蒸馏水,高压灭菌。

(2)6% 氢氧化钠(NaOH)溶液:6.0 g NaOH,100mL 蒸馏水,高压灭菌。

(3)2.9% 柠檬酸钠(citrate-2H$_2$O)溶液:2.9 g 柠檬酸钠二水化物,100mL 蒸馏水,高压灭菌。

(4)N- 乙酰 -L- 半胱氨酸(N-acetyl-L-cysteine,NALC)。

(5)NALC-NaOH 混合溶液配制 100 mL NALC-NaOH 混合溶液:在无菌的螺旋口试剂瓶(100mL)中加 50 mL6%NaOH 和 50 mL2.9% 柠檬酸钠溶液,用时加入 0.5 克 NALC 粉末,此溶液必须在配制好的 24 h 内使用(保存在 2 ~ 8℃),因为存放过程中 NALC 逐渐失去黏液溶解的活性。如果一天内需要或多或少这一溶液,适当准备所需要的用量。

(6)磷酸盐缓冲液(pH6.8,0.067 mol/L)配制 1.5L 磷酸盐缓冲液,在 2L 或 4L 烧瓶中混合 7.1 g 磷酸氢二钠(Na$_2$HPO$_4$),6.8g 磷酸二氢钾(KH$_2$PO4)和 1500 mL 去离子水。在磁性搅拌器上用磁性搅拌棒搅拌。检查 pH 应该是 6.8。如果需要进行调整,加磷酸氢二钠提高 pH,加磷酸二氢钾降低 pH。用 100 mL、200mL 螺旋口试剂瓶分装缓冲液,标记名称、制备日期、失效期、配制人。盖紧瓶盖,并在高压锅内高压消毒。

(二)耗材

带螺旋盖的前处理管,50 mL 离心管,2 mL 无菌吸管,酸性改良罗氏培养基,中性改良罗氏培养基。

六、操作步骤

(一)标本前处理和接种

1. 简单法

(1)对照标记的患者姓名,在生物安全柜内将 1 ~ 2 mL 标本转移至相应前处理管中,旋紧痰标本容器的螺旋盖。

(2)视标本性状,将 1 ~ 2 倍的 4%NaOH 溶液加入前处理管中,旋紧处理管的螺

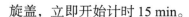

旋盖，立即开始计时 15 min。

（3）在生物安全柜内，将处理管在涡旋振荡器上涡旋震荡 30 s，直至痰标本充分液化。

（4）将前处理管置于试管架内，再置于生物安全柜内，室温静置，直至 15 min 计时结束。

（5）拧开罗氏培养管的螺旋盖，检查培养基斜面底部的凝固水。如果凝固水过多，则沿着斜面相对的一面的培养管内壁，将凝固水弃去。

（6）用无菌吸管吸取前处理后的痰标本，保持培养基斜面水平，均匀接种于酸性罗氏培养基上，每支培养基接种 0.1 ~ 0.15 mL（2 ~ 3 滴），接种时第一滴液体接种至斜面中部，第二滴接种到培养基上部（距离培养基顶端 1cm 处），拧紧螺旋盖，轻轻转动并放低培养管底部，使接种的液体均匀地在斜面上铺开。

2. 中和离心法

（1）对照标记，在生物安全柜内将 2 ~ 5 mL 痰标本置于相应的离心管中。

（2）视标本性状，在生物安全柜内向前处理管内加入 1 ~ 2 倍体积的 NALC-NaOH 混合溶液，并开始计时 15 min。

（3）旋紧盖子，在涡旋振荡器上涡旋震荡 10 ~ 20 s，直至痰标本充分液化。

（4）将离心管室温静置，直至计时 15 min 结束。

（5）在生物安全柜内打开离心管的螺旋盖，向离心管中加入磷酸盐缓冲液至 45 mL，然后旋紧离心管的螺旋盖。

（6）在生物安全柜中将离心管成对放入离心桶（杯）中，旋紧离心桶（杯）的螺旋盖。

（7）从生物安全柜中拿出离心桶（杯）到低温冷冻离心机进行离心，设定制冷温度 8 ~ 10℃，3000 g 离心 15 ~ 20 min。

（8）在生物安全柜内打开离心桶（杯），取出离心管，小心弃去上清液，加入 1 mL 磷酸盐缓冲液，混匀。

（9）拧开罗氏培养管的螺旋盖，检查培养基斜面底部的凝固水，如果凝固水过多，则沿着斜面相对的一面的培养管内壁，将凝固水弃去。

（10）用无菌滴管吸取前、处理后的痰标本均匀接种于中性罗氏培养基上，每支培养基接种 0.1 ~ 0.15 mL（2 ~ 3 滴），接种时第一滴液体接种至斜面中部，第二滴接种到培养基上部（距离培养基顶端 1 cm 处），拧紧螺旋盖，轻轻转动并放低培养管底部，使接种的液体均匀地在斜面上铺开。

（二）孵育

（1）将培养基放置在斜面放置架上，保持培养基的斜面水平向上。

（2）连同斜面放置架将培养管置于恒温培养箱内，（36±1）℃孵育。

（3）待24h后，直立放置培养管，（36±1）℃条件下继续孵育。

七、结果判读

（1）接种后第3天和第7天观察培养情况，此后每周观察一次，直至第8个周末。每次观察后要在培养结果记录本上记录观察结果。

（2）肉眼判定：结核菌的典型菌落形态为不透明淡黄色、粗糙、干燥、凸起于培养基，有的呈菜花样。如果发现培养基液化或者长霉菌，则报告污染。

（3）根据肉眼的初步判定，按以下生长情况记录结果：

①无菌落生长报告培养阴性

A. 菌落生长不及斜面面积1/4时，报告实际菌落数。

B. 菌落占斜面面积1/4，报告（1+）。

C. 菌落占斜面面积1/2，报告（2+）。

D. 菌落占斜面面积3/4，报告（3+）。

②菌落布满培养基斜面报告（4+）

A. 如果发现培养基污染，按污染面积报告。

B. 污染菌有明显界限，且不超过斜面面积1/4，报告（C1+）。

C. 污染菌有明显界限，且不超过斜面面积1/2，报告（C2+）。

D. 污染菌有明显界限，且不超过斜面面积3/4，报告（C3+）。

E. 污染菌没有明显界限或布满培养基斜面报告（C4+）。

（4）初步判定、报告

按照培养的目的，需用以下程序处理：

①以药物敏感性测试为目的（包括耐药性诊断和耐药监测等），不需要对培养物进行涂片检查，只需将培养物送至进行药物敏感性测试的实验室，并附培养物生长情况的报告单。

②以培养作为诊断或评价疗效为目的，需要对培养物进行涂片染色显微镜检查和菌种鉴定实验，根据涂片和鉴定结果进行报告。

③培养物经涂片显微镜检查确定为抗酸菌后，结合菌落形态、生长时间报告：罗氏培养分枝杆菌阳性。经菌种初步鉴定，证实为结核分枝杆菌复合群后报告：罗氏培养结核分枝杆菌阳性。

（5）结果解释

结果解释按生物学分类规则，结核菌属于分枝杆菌属，具有生长缓慢、抗酸染色等特性。结核菌是结核分枝杆菌复核群的笼统称呼。这一类菌主要包括结核分枝杆菌、牛分枝杆菌、非洲分枝杆菌，它们的生长速度、菌落形态、生化特性、天然耐药属性非常相近，是结核病的病原菌。

从患者的标本中培养出结核菌，对诊断和评价治疗效果具有重要意义。

如果发现有黄色、光滑、湿润的菌落，可能为非结核分枝杆菌，即除结核菌以外的分枝杆菌。如果发现这类菌应送上级实验室进行菌种初步鉴定，并通知医生，嘱患者再留取一份标本，进行培养。如果再次非结核分枝杆菌培养阳性，将对诊断非结核分枝杆菌病和治疗具有重要意义。

如果发现典型结核菌菌落形态的细菌和污染菌并存，或者结核菌和非结核分枝杆菌并存，应立即将培养管送上级实验室进行分离。

八、注意事项

（1）留取标本后，尽可能立即处理，进行培养实验。如果不能立即处理，应在4℃冰箱保存，在7 d内必须处理并进行培养实验。

（2）将试剂放在4℃冰箱保存。将氢氧化钠分装成若干小瓶，每次使用新的氢氧化钠；如果需要缓冲液，也照此准备。从而保证每次操作前，氢氧化钠溶液（或缓冲液）及其容器没有接触过开放的痰标本。

（3）如果只有一台生物安全柜，避免同时进行涂片和培养操作。

（4）在同一批处理的痰标本中，优先处理涂片阴性的标本，其次处理阳性级别低的标本，最后处理涂片阳性级别高的标本。

（5）打开标本容器盖子时要缓慢以减少气溶胶的产生，同时避免剧烈震荡标本，震荡后静置几分钟，再打开盖子。

（6）吸取处理过的痰标本时，应在吸管前端保持一段空气，防治吸管中的标本滴落。

（7）选择痰标本中脓性、血样、干酪样的部分进行培养，避免弱处理和过处理。

（8）处理标本时，尽可能随时盖上容器盖子，避免在生物安全柜内敞开所有的标本容器或者离心管。

（9）对于含有痰栓或者难以液化的标本，可以再加入预选高压灭菌的玻璃珠，以便涡旋时打碎痰栓；如果经过20 min处理，痰标本中仍有未液化的痰栓，应避免吸取痰栓接种培养基。

（10）接触过污染物（痰或其他标本）的无菌吸管应置于废液缸中。

（11）正确标记培养管，以避免标本之间混淆。

（12）控制前处理去污染的接触时间，从向标本中加入氢氧化钠到接种时间不能超过 20 min。当标本数量较多时应分批处理，通常每批标本数量不超过 6 份为宜。

（13）应将培养结果及时反馈给临床医生。7 d 以内的结果观察中如果发现污染，应告知病人及时收集另一份标本；如果发现快速生长分枝杆菌（7 d 内长出的菌落），立即报告结果并要求再收集另一份痰标本。

（14）结核菌可能在 3~4 周内生长，发现菌落并鉴定后立即报告结果。报告阴性培养结果时，应孵育满 8 周。

（15）登记内容应包括菌落初生长的日期以及阳性培养物的菌落特征，污染结果应随时检出并报告。

九、质量控制

质量保证包括室内质量控制（QC）、室间质量评估（EQA）、质量提高（QI）。其中，室间质量评估又包括现场评价（on-site evaluation）、盲法复检（blinded-rechecking）、批量测试（panel testing）。结核病实验室对于固体培养的质量控制主要靠室内质量控制，并结合现场评价来实现。在室间质量评估中现场评价虽然是一种质量保证的实现形式，但需要一定的人力、物力，难以达到日常监控的目的。对于盲法复检，由于痰标本难以重复的特性，此方法很难实现；对于批量测试，质量控制样本准备方面还需要更多的技术投入，现阶段我国也很难实现。

室内质量控制（QC）：

（1）制定适合本实验室的标准程序操作手册。

（2）实验人员经过培训合格。

（3）人员、设备、房间固定。

（4）配制试剂要有配制记录、准确性验证。

（5）各个使用的仪器需要有温度记录（一天两次）、检测记录、维修记录。

（6）培养基需要有制作记录、直立避光保存、使用之前要观察外观并进行无菌性测试、敏感性测试、生长度测试等。

（7）严格按照标准程序操作手册进行操作。

（8）所有实验结果和记录必须装订成册。

（9）每月进行数据统计分析，包括标本量、阳性率、涂阳培阳率、涂阳培阴率、污染率。

十、临床意义

（1）对痰涂片阴性的病人进行诊断。

（2）获得菌种鉴定试验所需的纯培养物。

（3）获得药敏试验所需的纯培养物。

（4）疗效判断是评价治疗效果的重要指标。

第三节　液体培养

一、检验目的

分离培养临床标本中的分枝杆菌。

二、方法原理

液体培养基因能为结核杆菌提供充足的营养，利于结核杆菌的生长。自动化的分枝杆菌培养系统，配备相关的检测仪器，通过仪器检测分枝杆菌生长过程中产生的化学信号等变化，自动报告监测结果。

BACTEC™ MGIT™960，是通过检测液体培养基中消耗氧气（O_2）的量来确定是否有细菌生长。MGIT 培养管底部的硅树脂中含有氧淬灭荧光剂，当细菌生长过程中吸收散布在培养管中的 O_2，排放出 CO_2。随着管中 O_2 的逐渐损耗，荧光剂不再被抑制，当使用紫外光进行观察时，MGIT 培养管便会发出荧光，并且荧光的强度直接与 O_2 的消耗呈正相关。对于结核分枝杆菌来说，在阳性情况下，每毫升培养基中大有 $10^5 \sim 10^6$ 个菌落构成单元（CFU）。如果 6 周（42d）之后，该仪器仍为阴性，则表示培养管为阴性。

BacT/ALERT 3D 微生物检测系统是通过检测液体培养基中释放 CO_2 的量来确定是否有细菌生长的。如果培养管中有微生物存在，通过代谢产生 CO_2，这时培养瓶底部的透气传感器颜色发生变化使系统监测的反射率增加，发光二极管（LED）将光线投射到传感器上，由一个光电探测器测量反射光。产生的 CO_2 越多，则被反射的光就越多。将产生 CO_2 的量值与标本瓶中初始的 CO_2 水平相比较，通过仪器报告阳性或阴性。

Versa TREK／ESP 培养系统Ⅱ通过自动监视培养基瓶子顶部的氧气消耗量来查看结核菌的生长，并且通过报警方式反映出来。细菌生长时会产生或消耗气体，仪器通过压力感应器感应培养瓶内的压力变化，从而判断是否有细菌生长。

三、检测样本

痰标本、咽拭子、胃灌洗液、其他体液标本、组织等。

四、仪器设备

Ⅱ级生物安全柜；恒温培养箱；涡旋振荡器；冷冻离心机［水平转子、具备防气溶胶的离心杯（桶）、相对离心力能达到 3000 g］；天平；蒸汽恒温箱；高压蒸汽灭菌器；液体培养系统，如 BACTEC™ MGIT™960 操作系统、BacT／ALERT 3D 微生物检测系统、Versa TREK／ESP 培养系统Ⅱ。

五、试剂耗材

（一）试剂

（1）6% 氢氧化钠（NaOH）溶液。

（2）2.9% 柠檬酸钠（Citrate–2H2O）溶液。

（3）N– 乙酰 –L– 半胱氨酸（N–acetyl–L–cysteine，NALC）。

（4）磷酸盐缓冲液（pH6.8，0.067 mol）。

（二）耗材

1.50mL 离心管。

2.2mL 无菌吸管。

3. 相应液体培养系统所需的液体培养管（瓶）及试剂。

（1）BACTECTM MGITTM960 操作系统：MGIT7mL 培养管、生长添加剂、PANTA。

（2）BacT／ALERT3D 微生物检测系统：BacT／ALERT MP 处理瓶（红色瓶盖）、冻干的抗生素补充剂、MB／BACT 复溶液。

（3）Versa TREK／ESP 培养系统Ⅱ：VersaTREK 分枝杆菌培养瓶、促生长剂、抑菌剂。

六、操作步骤

(一) 准备培养管

1. BACTEC™ MGIT™960 操作系统

(1) 拿出 7 mL MGIT 生长指示管、生长添加剂、PANTA，检查 MGIT 生长指示管有无破损及污染 (管中液体出现混浊)。

(2) 将 MGIT PANTA 与 15 mL MGIT 生长添加剂重新混合。

注意：该混合物在 2~8℃可稳定保存 7 d。在保存前贴上标签，包括内容物、配制时间、有效期及配制人信息。若 7 d 内不能用完，可当时分装，置于 -20℃ 以下的温度，保存 6 个月。

(3) 在生长指示管上标记标本编号。

(4) 用移液枪在每个 MGIT 管内添加溶解后的 0.8 mL PANTA / 生长添加剂混合物，注意操作不要污染管，盖紧 MGIT 管。

2. BacT / ALERT3D 微生物检测系统

(1) 拿出 BacT / ALERT MP 处理瓶及 MB / BacT 抗生素补充剂试剂盒，检查处理瓶有无破损及污染。不要使用传感器转为黄色或呈混浊的瓶子，这些都可能是受污染的表现。

(2) 以无菌操作的形式向 MB / BacT 抗生素补充剂小瓶中加入 10 mL 的 MB / BacT 复溶液，让这些块状固体溶解，轻轻混合内容物。

注意：一个小瓶的复溶后 MPB/BacT 抗生素补充剂可能足够用于 20 个 BacT / ALERT MP 处理瓶。一旦抗生素补充剂已进行了复溶，它放置在 2~8℃时有 7 d 的保存期。已复溶的补充剂的最后使用期限必须记录在小瓶的标签上面，若 7 d 内不能用完，可当时分装，置于 -20℃ 以下的温度，保存 6 个月。

(3) 在每一个 BacT/ALERT MP 处理瓶上标记标本编号。

(4) 从每个培养瓶上移走塑料弹性盖子，并使用一块酒精垫或相同功用的方法进行消毒。在加入已复溶的抗生素或者加复溶液之前要保证隔膜是干的。使用无菌技术，对每个用于培养的 BacT/ALERT MP 处理瓶，加入 0.5 mL 的 MB/BacT 抗生素补充试剂。

3. Versa TREK / ESP 培养系统Ⅱ

(1) 用酒精消毒抑菌剂瓶盖，注射器取 25 mL 无菌蒸馏水或离子水注入抑菌剂瓶中，混匀溶解。

(2) 用酒精消毒培养瓶盖，吸取 1 mL 的促生长剂注入培养瓶中。

（3）用注射器吸取 0.5 mL 抑菌剂溶解液注入培养瓶中。

（二）标本前处理

标本前处理方法为中和离心法，具体操作见本章第一节分枝杆菌固体培养。

（三）样本接种

1. BACTEC™ MGIT™960 操作系统

用无菌、有刻度、一次性的移液管吸取 0.5 mL 处理后的标本加到 MGIT 管中，盖紧 MGIT 管盖子并充分混匀（上下轻柔颠倒一次）。

2. BacT/ALERT3D 微生物检测系统

用 1 mL 注射器吸取 0.5 mL 处理后的标本加到相应标签的培养瓶中，整个过程要求使用无菌技术（接种前后用 75% 酒精棉擦拭培养瓶口），颠倒混匀。

3. Versa TREK／ESP 培养系统 Ⅱ

用注射器吸取 1 mL 处理后的标本到相应标签的培养瓶中，整个过程要求使用无菌技术（接种前后用 75% 酒精棉擦拭培养瓶口），颠倒混匀。

注：同时可接种 0.1 mL 样本到 Middlebrook　7H10 琼脂或其他固体培养基上。

（四）孵育及判读结果

1. BACTEC™ MGIT™960 操作系统

将 MGIT7mL 管放入仪器内进行孵育，等待仪器自动报告结果。

2. BacT/ALERT　3D 微生物检测系统

按照操作手册将接种的 BacT/ALERT MP 处理瓶放到 BacT/ALERT　3D 系统中进行孵育，等待仪器自动报告结果。

3. Versa TREK/ESP 培养系统 Ⅱ

（1）打开 VersaTREK 连接器封膜，垂直把连接器的针头插入培养瓶。

注：当连接器插入瓶后不能再颠倒培养瓶，应为液体进入连接器的针头内，会干扰仪器对压力的监测。

（2）把装有连接器的培养瓶放入 VersaTREK 血培养仪自动孵育监测（在仪器孔位放入分枝杆菌适配器），等待仪器自动报告结果。

（五）阳性培养管的进一步处理及报告结果

一旦 MGIT 培养管、BacT／ALERT MP 处理瓶、VersaTREK 分枝杆菌培养瓶通过仪器报告或肉眼观察检查呈阳性，则应该准备涂片并使用姜－尼氏染色液进行染色、镜检观察确认。

（1）涡旋震荡使阳性培养管中的液体混合，对于 MGIT 7 mL 培养管用 2 mL 无菌移液管吸取 1 mL 液体至 2 mL 无菌离心管中。对于 BacT/ALERT MP 处理瓶或 VersaTREK 分枝杆菌培养瓶，先用酒精棉消毒瓶口，然后用 1 mL 注射器吸取 1 mL 液体至 2 mL 无菌离心管中，吸出液体后，再次用酒精棉消毒瓶口。

（2）对离心管进行离心（12000 rpm，5 min）。

（3）在生物安全柜中打开离心管，用移液管轻轻弃去上清，留下沉淀物及大约 100 μL 液体。

（4）轻轻涡旋离心管 2~3 s。

（5）用移液管吸取离心管中的液体进行涂片。

（6）在火焰上加热数次或使用载玻片加温器在 65~70℃的温度下加热 2 h。

（7）以上（1）~（6）程序必须在生物安全柜内操作。

（8）进行萋 - 尼氏染色。

（9）在经过染色和完全风干的涂片上滴一滴镜油，在低倍物镜下观察染色细菌的位置。转至油浸物镜，仔细观察，确认是否为抗酸杆菌阳性，若为阳性则报告液体培养分枝杆菌阳性。

如果涂片出现混浊或污染，则不考虑抗酸杆菌涂片结果，使用血液琼脂、巧克力琼脂或 TSI 琼脂作为传代培养基，判断是否存在污染细菌（37℃培养，48 h 后观察）。

如果涂片呈抗酸杆菌阴性，培养管未被污染（内汤透明），在 5 h 内重新将 MGIT 培养管放回 BACTEC™ MGIT™960 操作系统中培养。

如果涂片呈抗酸杆菌阴性，培养管未被污染（血琼脂平板上无杂菌生长），也可将培养管放入 37℃培养箱中，7 d 后对涂片重新进行抗酸杆菌染色处理。若为阳性，则报告液体培养分枝杆菌阳性；若为阴性则报告液体培养阴性。

七、注意事项

（1）阳性管应该立即进行快速抗酸染色。

（2）培养 6 周的阴性管应该肉眼观察是否发生污染（严重的混浊），进一步确诊。在丢弃试管前应用肉眼检查是否有混浊或小颗粒存在，阴性管不可重复使用。

八、质量控制

质量控制参见固体培养室内的质量控制、室间质量控制、质量提高。具体质量控制如下所述。

(一) 仪器的质量控制

(1) 请参考仪器操作说明，按照要求每天对仪器进行系统检测及维护。

(2) 每月打印质量控制报告 (由仪器打印产生)。

(二) 培养基的质量控制

1. MGIT 培养管

(1) 在接收培养管时，检查是否损坏或破裂，培养基未被污染也没有外观改变。

(2) 记录接收培养基及添加剂的批号和有效期及数量。

(3) 建议接收新一批培养基时进行常规质量控制检测，推荐使用结核分枝杆菌 H37Rv。

菌液制备及接种操作过程:

①在磨菌瓶中加入 1~2 滴无菌 10% 吐温 -80 水溶液。

②用无菌接种环刮取在 LJ 培养基上生长 1~2 周的新鲜菌落，置于磨菌瓶中。

③注意: 尽可能刮取斜面各个部位的菌落，避免挑取 1、2 个单独菌落进行试验，刮取菌落的量以半环或一环 (5~10 mg) 为宜。

④旋紧瓶盖，在涡旋振荡器上振荡 20~30 s。

⑤静置 5 min, 小心地打开瓶盖，加入约 2 mL 灭菌生理盐水，静置片刻，使菌液中的大块物质沉淀。

⑥用无菌吸管吸取上清菌液，约 0.5 mL, 转移到另一无菌试管中，与标准麦氏比浊管 (MacFarland No.0.5) 比浊。

⑦逐渐滴加灭菌生理盐水，直至菌液浊度与标准麦氏比浊管 (MacFarland No.0.5) 一致。

⑧在标记好的 MGIT 培养管中添加 0.8 mL MGIT PANTA / Growth supplement (杂菌抑制剂 / 生长添加剂)。

⑨将制备好的 0.5 McFarland 菌液用无菌生理盐水做如表 2-1 所示稀释，接种 0.5 mL 于 MGIT 培养管中。

表 2-1 0.5McFarland 菌液稀释

微生物	ATCC 编号	接种稀释倍数	出现阳性的天数
结核分歧杆菌 (M.tuberculosis)	27294	1:500	6~10

⑩将培养管放入 BACTEC™ MGIT™960 操作系统或 37℃ 培养箱中，若培养报阳时间符合表 2-1 的时间，则培养基质量合格，可以用于实验。

2. BacT／ALERT MP 处理瓶

（1）在接收培养管时，检查是否损坏或破裂，培养基未被污染也没有外观改变。

（2）记录接收培养基及添加剂的批号和有效期及数量。

（3）建议接收新一批培养基时进行常规质量控制检测，推荐使用结核分枝杆菌H37Rv。

菌液制备及接种操作过程：

①菌液制备方法同 MGIT 培养管质量控制方法，最终制备成 1McFarland 菌液，将制备好的 1McFarland 菌液用无菌生理盐水稀释，加 0.5 mL 复溶的 MP／BacT 抗生素补充剂到每个需要进行测试的 BacT/ALERT MP 处理瓶中。

②将制备好的 1McFarland 菌液用无菌生理盐水如表 2-2 所示做稀释，接种 0.5 mL 于 BacT／ALERT MP 处理瓶中。

表 2-2　1McFarland 菌液稀释

微生物	ATCC 编号	接种稀释倍数	出现阳性的天数
结核分枝杆菌（M.tuberculosis）	27294	1：10000	11 ~ 13

③将培养管放入 BacT／ALERT3D 微生物检测系统中，若培养报阳时间符合表 2-2 时间，则培养基质量合格，可以用于实验。

（三）抗酸染色质量控制

在接收和制备新一批萋-尼氏染色液时，用已知阳性级别和阴性结果的痰涂片进行质量控制。

九、临床意义

液体培养阳性一般作为快速培养分枝杆菌的方法，为临床诊断结核病缩短了时间。

第三章　结核病生物化学检验技术

第一节　酶学测定

一、腺苷脱氨酶及其同工酶的测定

(一)腺苷脱氨酶

腺苷脱氨酶（Adenosine Deaminase，ADA，E.C.3.5.4.4）是分解代谢腺嘌呤核苷的一种酶，广泛分布于动物体内，以盲肠、小肠黏膜、胸腺、脾及其他淋巴组织中活性最高，在纤维细胞、羊水细胞、肝、肾、肺和骨骼等处也存在。血液中的 ADA 主要存在于血细胞中，如红细胞、淋巴细胞和粒细胞，T 细胞比 B 细胞活性更高，其中大部分存在于胞质中。

腺苷脱氨酶（ADA）活性测定对结核病的诊断有着重要意义，尤其是对结核性胸（腹）膜炎和结核性脑膜炎。目前，测定腺苷脱氨酶（ADA）活性方法常有分光光度法、氨试剂比色法等。

1. 速率法

（1）原理

腺苷脱氨酶（ADA）催化腺嘌呤核苷水解脱氨，生成肌苷（次黄嘌呤核苷）和氨，在谷氨酸脱氢酶（GLDH）的催化下，氨与 α – 酮戊二酸及 NADH 反应，生成谷氨酸及 NAD^+。氨的生成和 NADH 的消耗呈摩尔关系，即与 ADA 的活性成正比。在波长 340 nm 处检测 NADH 吸光度的下降率（$-\Delta A/min$），计算 ADA 活性。

（2）试剂

试剂Ⅰ：磷酸盐缓冲液（pH 7.2)100 mmol/L，α – 酮戊二酸 6 mmol/L，NADH 0.35 mmol/L，ADP 0.8 mmol/L，EDTA•2Na 0.1 mmol/L，GLDH 1000U/L。

试剂Ⅱ：磷酸盐缓冲液（pH 7.2）100 mmol/L；腺嘌呤核苷 12 mmol/L。

（3）操作

根据自动分析仪的性能和试剂盒说明书去设定测定参数，下列参数仅供参考。双试剂连续监测法，吸光度下降型，温度37℃，波长 340 nm，比色杯光径 1.0 cm，试剂Ⅰ160 μL，标本20 μL。解育6 min，加试剂Ⅱ40 μL启动反应，延迟时间1 min，监测时间3 min。

（4）计算

$$ADA(U/L) = \Delta A/min \times \frac{10^6}{6220} \times \frac{220}{20} = A/min \times 1768.56$$

（5）参考值

健康成年人的ADA活性为19.6U/L。

（6）附注

①标本中可能含有乳酸脱氢酶、丙酮酸及氨等物质，可与试剂中的NADH发生反应，使340 nm处吸光度下降。这些干扰物质必须在预孵育内消耗完全，避免产生干扰。因此，试剂Ⅰ与标本的孵育期至少需要6 min。

② ADP是GLDH的激活剂，并能稳定酶，可防止过量NADH和底物对GLDH的抑制作用。

③ ADA是含巯基酶，重金属离子对ADA有抑制作用。试剂中加入EDTA·2Na络合重金属离子，保护酶的巯基。

2. 比色法

（1）原理

腺苷脱氨酶（ADA）催化腺嘌呤核苷水解脱氧，产生次黄嘌呤核苷和离子，然后用波氏显色法测定氨离子的生成量，计算ADA活性。

$$腺苷 + H_2O \xrightarrow{\text{ADA}} 次黄嘌呤 + NH_3$$

（2）试剂

①底物缓冲液（pH 6.8）：取45mL去离子水，加入1 mmol/LNaOH 4.8 mL，煮沸除氨，加入KH_2PO_4 1.361 g，使溶解，冷至70℃左右，加入腺苷133.6 mg，然后加去离子水至50 mL，加氯仿1 mL防腐，置于4℃冰箱保存；也可加NaN_3（0.1 g/L）防腐。

②酚 - 亚硝基铁氰化钠溶液：吸取液态酚10 mL，加去离子水至500 mL，加入亚硝基铁氰化钠（硝普钠）40 mg，使溶解，置于棕色瓶4℃冰箱保存。在储存过程中，如空白管吸光度增高，应重新配制。

③碱性次氯酸溶液：称取氢氧化钠4g，溶于10 mmol/L次氯酸溶液中，再加次氯酸溶液稀释至500 mL，置4℃冰箱可长期保存。

④氨标准储存液（1 mg/mL）：取AR或GR级硫酸铵置于100～110℃烘干2 h，置于干燥器中冷却。准确称取硫酸铵472mg，加去离子水溶液，加浓硫酸0.1 mL，再加去离子水至100 mL。

⑤氨标准应用液（25 μg/mL）：于 100 mL 容量瓶中，加氨标准储存液 2.5 mL，加去离子水至 100 mL。

（3）操作

取 16 mm×100 mm 试管，按表 3-1 所示操作步骤。

表 3-1　腺苷脱氨酶（ADA）测定操作步骤

加入物	测定管（U）	样品空白管（U）	标准管（S）	试剂空白管（RB）
样品（μL）	20	20	—	—
氨标准应用液（μL）	—	—	20	—
去离子水（μL）	—	—	—	20
底物缓冲液（37℃ mL）	0.25	—	0.25	0.25
各管混匀 37℃水浴，准确 60min				
酚亚硝基铁氧化钠（mL）	2.5	2.5	2.5	2.5
底物缓冲液（mL）	—	0.25	—	—
碱性次氯酸液（mL）	2.5	2.5	2.5	2.5
各管混匀后置 37℃水浴显色 30min				

分光光度计波长 640 nm，比色杯光径 1.0 cm，用蒸馏水调零，读取各管吸光度。

（4）计算

$$\text{ADA}\left(\text{U/L}\right)=\frac{A_U-A_{UB}}{A_S-A_{RB}}\times\frac{0.5}{0.02}=\frac{A_U-A_{UB}}{A_S-A_{RB}}\times25$$

（5）单位定义

1 mL 血清在 37℃和底物作用 6 min，产生 1 μg 氨氮为一个酶活性单位（这是常用单位）。若要换算成国际单位制，需要乘以 1.19。

（6）参考值

按 ADA 的习用单位计算，健康成年人为 0～25 单位。按国际单位计算，健康成年人为 <30U/L（血清）。

（7）附注

① 10 mmol/L 次氯酸溶液可用安替福民溶液稀释而成。市售安替福民溶液中的活性氯往往不准，可按下列方法标定：

取安替福民溶液 2 mL，加蒸馏水约 20 mL，硫化钾 3 g，溶解后加入冰醋酸 5 mL，以 1 g/L 可溶性淀粉为指示剂，用 0.1 mmol/L 硫代硫酸钠滴定。记录消耗的硫代硫酸钠溶液的毫升数，按下述公式计算出安替福民溶液中活性氯的浓度。

$$\text{活性氯浓度}(\text{mmol}/\text{L})\frac{\text{硫代硫酸钠溶液}(\text{mL})}{2}\times100$$

②配制试剂所用的水均应是去离子水，空白管吸光度应很低。

③也可用氯胺 T 代替次氯酸钠，前者有效氯的浓度高，配制后保存时间长。方法是：NaOH0.5 g Na$_2$HPO$_4$·12H$_2$O 5.37 g，氯胺 T 100 mg，去氨蒸馏水或去离子水加至 100 mL，置于塞紧的棕色瓶中保存。

④胸腔积液标本经离心后取上清液置4℃冰箱。ADA 活性可稳定 5 d。血清标本应避免溶血，4℃保存不应超过 3 d。

（8）临床意义

①血清腺苷脱氨酶（ADA）活性升高，常见于肝炎、肝硬化、血色素沉着症、肿瘤引起的阻塞性黄疸、前列腺和膀胱癌、溶血性贫血、风湿热、伤寒、痛风、重症地中海贫血、骨髓性白血病、结核、自身免疫性疾病、传染性单核细胞增多症和心力衰竭等。ADA 在良恶性难辨的渗出液鉴别诊断上有重要价值。重症肺结核患者和带菌者的 ADA 活性升高，部分轻度（临床症状）活动性肺结核患者，ADA 活性升高。

②胸腔积液（或腹水）腺苷脱氨酶活性按其高低顺序依次为结核性 > 癌性 > 非特异性胸腔积液。结核性胸腔积液的活性以氨试剂比色法常高于 40U/L，以高于 40U/L 为标准，诊断结核性胸（腹）膜炎的敏感性和特异性均在 95% 以上。但类风湿关节炎、系统性红斑狼疮、脓胸（含结核性脓胸）和淋巴瘤患者所致的胸腔积液（或腹水）ADA 活性亦升高，特别是类风湿关节炎所致的胸腔积液腺苷脱氨酶活性与结核性胸腔积液十分相似，临床上须特别注意鉴别，若同时检测血清腺苷脱氨酶的活性价值更大，结核性胸腔积液（或腹水）ADA 与血清腺苷脱氨酶比值基本上都 >1，而癌性和非特异性胸腔积液（或腹水）的比值均 <1。

目前的资料已充分肯定测定腺苷脱氨酶的活性是诊断结核性胸腔积液（或腹水）的一种简单易行而有效的方法，对早期鉴别的诊断结核性胸（腹）膜炎有较大实用价值。

③脑脊液（CSF）中腺苷脱氨酶的活性测定对结核性脑膜炎的诊断亦颇有价值。尤其是结核性脑膜炎与隐球菌性脑膜炎的鉴别诊断，因两者脑脊液中的蛋白质、氯化物、葡萄糖和细胞数都呈相似变化，而前者腺苷脱氨酶的活性升高，后者正常。若以氨试剂显色法测脑脊液的活性大于 10U/L 为标准诊断结核性脑膜炎，其特异性和敏感性都在 90% 以上，脑脊液中腺苷脱氨酶活性升高的假阳性主要见于病毒性脑膜炎，而病毒性脑膜炎与结核性脑膜炎的鉴别诊断可通过色氨酸实验氯化物和葡萄糖的含量加以鉴别。

（二）腺苷脱氨酶同工酶

下面主要介绍分光光度法。

1. 原理

（1）腺苷 – 次黄嘌呤核苷 +NH₃.

（2）$NH_3+\alpha$ 酮戊二酸 +NADH 谷氨酸脱氢酶 L– 谷氨酸 +NAD⁺，EHEN[红 -9-（2- 羟 -3- 壬基）腺嘌呤] 对于 ADA₁ 的抑制作用远大于对 ADA₂ 的抑制。因此，当在试剂加入 0.1 mmol/LE–HEN 时测定的结果是 ADA₂，不加入 EHEN 的测定结果是总 ADA，两者之差是 ADA₁。

2. 试剂

（1）底物试剂：用 0.1 mol/L pH 7.1 的 Tris– 顺丁烯二酸缓冲液配制。每升内含 6 mmol/L 腺苷、1.1 mmol/La– 酮戊二酸、0.28 mmol/LNADH、1 mmol/L ADP 和 18U/L 谷氨酸脱氢酶。

（2）EHEN 溶液 0.1 mmol/L。

3. 方法

20 μL 样品加入 360 μL 底物溶液，于 37℃ 保温 4 min，然后在 340 nm 比色，监测吸光度的下降，共测 5 min。求出 ΔA/min。

4. 计算

样品中腺苷脱氨酶活力（U/L）= ΔA/min × 3000

5. 参考值

ADA₁，1.2 ~ 7.2 U/L；ADA₂，4.2 ~ 14.3 U/L。

6. 临床意义

主要用于胸腔积液（或腹水）的鉴别诊断。在结核性胸腔积液（或腹水）中，ADA 明显升高，其中 ADA₂ 是 ADA 总活性升高的主要成分，平均占 ADA 总活性的 88%；而 ADA₁ 和 ADA₁+CP 则是非结核性胸腔积液（或腹水）中 ADA 的主要同工酶，平均占 ADA 总活性的 90%。值得注意的是，严重复合性免疫缺陷症和 AIDS 患者血清中的 ADA₂ 均显著增高。

二、血管紧张素转化酶的测定

血管紧张素转化酶（Angiotensin Converting Enzyme，ACE）系二肽羧肽水解酶，又名激肽酶 I kininase D，其分子量为 29329，存在于肺、肾、脑、小肠、胎盘等组织的血管内皮细胞或上皮细胞及血浆、胸腔积液（或腹水）、尿等体液中，各种病理因子损害肺毛细血管内皮细胞，均可引起 ACE 活性改变，单核巨噬细胞系各种成分在特定环境中可能也有分泌 ACE 的功能。

ACE 测定方法较多，国外有生物法、放射性核素法、荧光比色法和紫外分光光度法等，但以后者应用最为普遍。

（一）荧光分光光度法

1. 原理

测定是在底物同系物马尿酰 –L– 组氢酰 –L– 亮氨酰转换为 L 组氨酰 –L– 亮氨酰的基础上进行的。在碱性条件下，二肽 L– 组氮酰 –L 亮氨酰和苯二醛形成荧光物，酸化后可被荧光法定量测定。

2. 试剂

（1）0.025 mol/L 氢氧化钠溶液：在 1 L 的容量瓶里溶解 1.0 g 氢氧化钠于大约 900mL 的蒸馏水中，待冷却到室温后，用蒸馏水加到 1 L 并充分混合。室温稳定 1 年。

（2）0.28 mol/L 氢氧化钠溶液：在 1 L 的容量瓶里溶解 11.2 g 氢氧化钠于大约 900 mL 的蒸馏水中，待冷却到室温后，加水到 1 L 并充分混合。室温稳定 1 年。

（3）磷酸缓冲盐水（0.5 mol/L K_2HPO_4，1.5 mol/L NaCl）：溶解 87.09 g 磷酸氢二钾和 87.67 g 的氯化钠于大约 800 mL 的水中。用 1 mol/L 的盐酸调整 pH 到（8.3 ± 0.05），稀释到 1000 mL，并测定 pH，必要时调整。室温下稳定 6 个月。

（4）3.0 mol/L 盐酸：小心地加入 128 mL 浓盐酸于大约 800 mL 的水中，混合并稀释到 1000 mL。室温下稳定 1 年。

（5）5 mmol/L 马尿酰 –L– 组氨酰 –L 亮氨酰底物（HHL）：使用前新鲜制备。准备足够实验用的底物（每 1 次测定用 250 μL），加入 11.65 mg HHL 到 1.0 mL、0.025 mol/L 的 NaOH 溶液中，涡旋混合使之溶解（大约 15 min）。加入 1.0 mL 的磷酸盐缓冲盐水和 2.8 mL 的蒸馏水，充分混合并在加温到 37℃后立即使用。底物最后的浓度是 0.1mol/L 的磷酸盐（pH 8.3）、0.3 pmol/L 的氯化钠和 5 mmol/L 的 HHL。

（6）150 mmol/L 苯二醛（用前即时制备）：仔细溶解 80 mg 的苯二醛（Sigma，P–1378）于 4.0 mL 的甲醇中，并在 15min 内使用。

（7）0.516 mmol/L L– 组氢酰 -L– 亮氨酰溶液存储液（HL）：加入 13.86 mg 的 HL 于大约 50 mL 的水中，用混合器缓缓溶解并用水稀释到 100 mL，在 4℃下稳定 4 周。

（8）L– 组氨酰 –L– 亮氢酸工作标准（每次新鲜配制）：最后标准的浓度 [nmol/（min•mL）] 相当于每管含 0.250 mL 的工作标准，样品量 10μL 并保温 15 min。

3. 仪器

荧光测定仪、水浴箱、离心机。

4. 方法

（1）标记一组双份的 10 mm×75 mm 1 次性管，每加入 250 μL 的各工作标准液 [0、36、72、108、179、251 nmol/（min•mL）]（按表 3–2 所示的试剂量混合）。

表 3-2　ACE 测定方法

加入物	测量管					
最后浓缩的 HL[nmol/（min·mL）]	0	36	72	108	179	251
蒸馏水（mL）	3.8	3.6	3.4	3.2	2.8	2.4
磷酸盐缓冲盐水（mL）	1.0	1.0	1.0	1.0	1.0	1.0
0.516 mmol/L（mL）	0.0	0.2	0.4	0.6	1.0	1.4

（2）在标明的 10 mm × 75 mm 试管内加入 10 μL 的对照或患者血清。

（3）每一个标准管内加入 0.28 mol/L 的 NaOH1.5 mL 并涡旋混合。

（4）每一标准管加入 10 μL 的无药混合血清，涡旋混合后蜡封，置于 37℃ 水浴 30 min。

（5）步骤（4）后 15 min(计时器显示 30 min)以每 15 秒吸取 250 μL 预热的底物(用前临时制备)到 1 个对照和患者管中。加入 250 μL 的底物到两只标明空白底物的试管用以评定 HHL 在 NaOH 中分解的情况。加入底物后立即涡旋混合、蜡封，置于 37℃ 的水浴中。

（6）步骤（4）后 15 min（计时器显示 16 min）从水浴中取出标准管。

（7）步骤（4）后 16 min 起（计时器显示 15 min）按照底物加入和处理的顺序每 15 秒从水浴中取出一个对照、患者或底物空白管，立即加入 0.28 mol/L 的 NaOH 1.5 mL，涡旋混合。在底物空白管内也加入 10 μL 无药混合血清并混合。

（8）制备苯二醛试剂，定时 56 min。

（9）步骤（8）后 1 min（计时器显示 55 min），每 10 秒立即涡旋混合每一个管。按照对照、空白和患者标本次序加入标准液。所有试管放在暗处，避免直接光照。

（10）步骤（8）后 11 min（计时显示 45 min），每 10 秒加入 200 μL 3 mol/L 的 HCl 到各管，每管加入后立即涡旋混合。加入试剂的顺序同步骤（9）。

（11）2500 r/min（1000g）离心 10min，离心后保存。

（12）至 45 min，在 Turner 荧光测定仪上读出所有试管上清液的读数。采用的激发波长为 360 nm，发射波长为 495 nm，仪器灵敏度设定为测定 251 nmol/（min·mL）标准液时，荧光强度读数为 85～90 和测定蒸馏水时基线为 10。开始读每对标准管中一支的读数，接着读对照组、底物空白组和患者组，最后读第 2 组标准管（反应条件见表 3-3）。

表 3-3　测定 ACE 的反应条件

条件		荧光测定
样品量（μL）		10
样品的分数		0.0384
温度［℃（酶保温）］		37
试剂的最后温度	HHL 底物，（μmol/L）	496
	NaOH:（mmol/L）	239
	苯二醛:（mmol/L）	8.06
	HCl: mol/L（终止苯二醛反应）	0.29
线性	［mol/L（min·mL）］	251
抑制剂		EDTA

5. 计算

在线性坐标纸上标出标准液浓度与读数的相应浓度的 nmol/（min·mL）值，取双份值的均数。

6. 参考值

20～70 nmol/（min·mL）。

7. 临床意义

在排除糖尿病、甲状腺功能亢进、原发性的胆汁性肝硬化、石棉沉着病、硅沉着病等病因后，ACE 升高可作为结核病的辅助诊断指标。有 6% 的肺结核患者血清 ACE 明显升高，PACE/SACE 比值可用于结核性胸腔积液和癌性胸腔积液的鉴别，PACE/SACE>1 为结核性胸腔积液，<1 为癌性胸腔积液。结核性胸腔积液 ACE 检测值明显高于癌性胸腔积液。

（二）马尿酰甘氨酰甘氨酸法

1. 原理

马尿酰甘氨酰甘氨酸（HGG）在 ACE 的作用下，生成马尿酰和甘氨酰甘氨酸，以乙酸乙酯提取，紫外分光光度法测定马尿酰的生成量可推算出 ACE 的活性。

2. 试剂

（1）底物 HGG 溶液。

将 14 mmol HGG 溶于含 0.1 mol/L NaCl、0.6 mol/L Na_2SO_4 的 0.05 mol/L 的 Tris 缓冲液中，以 2 mol/L H_2SO_4 调 pH 至 7.1（37℃）。

（2）乙酸乙酯。

（3）1.0 mol/L HCl 溶液。

（4）10 mol/L NaCl 溶液。

3. 方法

于测定管中加入底物溶液 0.1 mL、血清 0.15 mL，空白管加底物溶液 0.1 mL、0.1 mol/L HCl 的溶液 0.25 mL，血清 0.15 mL，混匀后置 37℃水浴 60 min 取出，测定管即刻加入 1.0 mol/L HCl 溶液 0.25 mL 终止反应。置室温 5 min 后每管各加入乙酸乙酯 1.5 mL，在多用振荡器上强力混匀 15 s，以每分钟 1500 r 离心 5 min。吸上层提取液 0.5 mL，移入小试管（10 mm × 5 mm）中，置 120～130℃恒温电热器上加热蒸发 15min，各管再加入 1.0 mol/L NaCl 溶液 3.0 mL，强力混匀 15 s 后放置 15 min，用 1 cm 比色杯，于 228 nm 测其 A 值。

4. 计算

$$ACE（U）= A_{228}（测定）- A_{228}（空白）\times 107.2$$

本法乙酸乙酯对马尿酰的提取率为 88%，单位定义为每分钟每毫升血清在 37℃实验条件下产生 1 mmol 的马尿酰为 1 个 ACE 活性单位 [1U=1 mmol/（mL·min）]。

5. 参考值

血清（33.3 ± 5.1）U。

6. 方法学评价及影响因素

（1）该法较灵敏、简便，与放射性核素法相比对人体无损伤性，与 Lieberman 紫外分光光度计法比，HCG 合成简单、成本低。Lieberman 以马尿酰组氨酰亮氨酰（HHL）为底物，合成步骤多且成本高。

HGG 的合成，马尿酰（三级，熔点 187～188℃）溶于无水四氢呋喃中，搅拌下于 -10℃加入当量的三乙胺和氯代甲酸异丁酯，加完后继续搅拌 10 min，加入预冷当量的甘氨酰甘氨酸、当量 NaOH 溶液，搅拌 2 h 后自然升到室温，再搅拌 2 h，减压回旋蒸发除去四氢呋喃，残余水液以当量盐酸酸化至 pH2，即有无色结晶析出，冷却过滤，用少量冰水洗涤，乙醇重结晶，得无色结晶。回收率 65%，熔点 214～216℃（分解）。

（2）ACE 在 Tris 缓冲液中，水解 HGG 最适 pH 为 7.1。

（3）本法批间变异系数（CV）为 1.1%～7.8%，批内变异系数（CV）为 0.8%～2.1%。

7. 临床意义

同 HHL 法。

（三）马尿酰组氨酰亮氨酰法

1. 原理

马尿酰组氨酰亮氨酰（HHL）于硼酸盐缓冲液中，在 ACE 作用下水解生成马尿酰和组氨酰亮氨酰，经乙酸乙酯提取马尿酰，于 228 nm 条件下比色测定马尿酰的生成量，即可推算出 ACE 活性。

2. 试剂

（1）HHL 底物溶液

用 1.0 mol/L 硼酸盐氯化钠缓冲液配制成 1.25 mmol/L HHL。HHL 可自化学试剂商品购买，亦可自制。

（2）乙酸乙酯

（3）1.0mol/L NaCl 溶液

（4）0.5mol/L HCl 溶液

3. 方法

于测定管中加入血清 0.15 mL，底物溶液 0.1 mL，空白管中加入血清 0.15 mL、0.5 mol/L HCl 溶液 0.25 mL、底物溶液 0.1 mL，混匀后置 37℃水浴 60 min，测定管加 0.5 mol/L HCl 终止反应。每管各加乙酸乙酯 1.5 mL，强力涡旋震荡 15 s 以每分钟 1500 r 离心 10 min，提取上层液 0.5 mL 于小试管中（直径 10 mm）。试管置 120～140℃的电热沙浴上 20 min，蒸发乙酸乙酯，待试管冷却后加入 1.0 mol/L NaCl 溶液 3 mL，强力混匀 15 s 后，于 228 nm 波长经紫外分光光度计测其 A 值。

4. 计算

$$ACE（U）= A_{228}（测定）- A_{228}（2 白）\times 107.2$$

10.64×10^3 为马尿酰 μmol 吸光度，0.89 为乙酸乙酯对马尿酰的提取率。单位定义为于 37℃条件下，每 1 毫升标本每分钟生成 1 nmol 马尿酰为 1 个 ACE 活性单位（1U=1nmol/mL/min）。

5. 常参考值

血清 ACE（34.5±9.0）U。

6. 方法学评价及影响因素

与 HGG 法相似，缓冲液以硼酸盐缓冲液为佳，比用 PBS 缓冲液的 ACE 活性要高出 25%～30%。

7. 临床意义

（1）急性粟粒性肺结核和硅沉着病合并肺结核患者血清的 ACE 活性多见升高，其他类型结核病偶见升高。

（2）结核性胸膜炎患者胸腔积液的 ACE 活性多见升高，一般高于 25U，而恶性肿瘤（肺癌除外）患者胸腔积液的 ACE 活性均不升高，小于 25U。结核性胸膜炎患者胸腔积液 ACE/ 血清 ACE 的比值多数大于 1，而恶性肿瘤（包括肺癌）患者胸腔积液 ACE/ 血清 ACE 的比值多数小于 1，则可能是恶性胸腔积液。

三、乳酸脱氢酶活性的测定

乳酸脱氢酶（Lactate Dehydrogenase，LDH）是含锌的结合蛋白，分子量为 135000，以辅酶Ⅰ（NAD^+）为辅酶，催化乳酸与丙酮酸之间的氧化还原反应是糖酵解和糖异生的一种重要酶。LDH 广泛存在于心肌、肺、肝以及人体各组织细胞内，细胞毁坏后释放出来。

LDH 由亚基 H（心型）肽链和 M（肌型）肽链组成 5 个类型的四聚体同工酶，在电泳谱上的阳极至阴极依次排列为 $LDH_1（H_4）$、$LDH_2（H_3M）$、$LDH_3（H_3M_2）$、LDH_5（HM_3）和 $LDH_5（M_4）$，肺组织以 LDH_3 为主。

乳酸脱氢酶活性的测定方法有两种：①根据从乳酸氧化成丙酮酸的正向反应，乳酸和 NAD 作为酶底物，在 340 nm 波长测定吸光度的上升速度，称为 LD-L 法；②根据从丙酮酸还原成乳酸的逆向反应，丙酮酸和 NADH 作为酶底物，在 340 nm 波长监测吸光度的下降速率，称为 LD-P 法。340 nm 波长吸光度上升或下降的速率与标本中的 LDH 活性呈正相关关系。

（一）乳酸为底物的速率法

1. 原理

$$\text{L-乳酸} + \text{NAD} \xrightarrow{\text{LDH}} \text{丙酮酸} + \text{NADH} + H^+$$

在反应过程中，乳酸氧化成丙酮酸，同时 NADH 还原成 NAD^+，引起 340 nm 吸光度升高。吸光度的升高速率与标本中的 LDH 活性呈正相关关系。

2. 试剂

试剂成分和在反应液中的终末浓度为甲基葡萄糖胺 325 mmol/L、L-（+）-乳酸盐 50 mmol/L、β-NAD^+10 mmol/L、样品体积分数 0.0435（1∶23）。

底物溶液（373.8 mmol/L 甲基葡糖胺，57.5 mmol/L 乳酸锂）甲基葡糖胺 7.30 g、乳酸锂（NW96.01）0.552 g，溶于 80mL 蒸馏水中，用 2 mmol/L 的盐酸溶液调节至 pH 9.40（37℃），移入 100 mL 容量瓶中，再加水至 100 mL。保存在 2 ~ 8℃，可稳定 1 个月。

启动试剂（115mmol/LNAD 溶液），此溶液由 36.23 mmol/LNAD 游离酸和 78.78 mmol/LNAD 酸组成的混合液。

3. 操作

（1）主要参数见表3-4。

表3-4　乳酸为底物的速率法主要参数

类别	参考值
温度（℃）	37
波长（nm）	340
带宽（mm）	≤ 2
比色杯光径（mm）	1.0
孵育时间（cm）	180
延滞时间（s）	90
监测时间（s）	180
读数点（s）	≥ 6
系数	3697.7

（2）操作步骤。

① 2.0 mL 底物溶液，温育至37℃。

② 加 0.10 mL 血清，混匀，孵育 180 s，使反应杯中溶液的温度达到37℃。

③ 加 0.20 mL 启动试剂，混匀，延滞时间 90 s，然后监测吸光度（升高速率）180 s。在此期间，吸光度读数点＞6。

4. 计算

$$LD(U/L) = \Delta A/min \times \frac{10^6}{6220} \times \frac{2.3}{0.1} = \Delta A/min \times 3697.7$$

5. 参考值

健康成年人为37℃，109～245U/L。

6. 附注

（1）乳酸脱氢酶是临床应用最多的一种脱氢酶，属于氧化还原酶类。它催化乳酸氧化成丙酮酸，NAD 为受氢体；或催化丙酮酸还原成乳酸，NADH 为供氢体，正向反应（乳酸→丙酮酸）最适 pH 为 8.8～9.8，逆向反应（丙酮酸→乳酸）最适 pH 为 7.4～7.8。最适 pH 随着酶的来源，反应温度以及底物和缓冲液的不同而有所差异。根据正向与反应所建立的 LDH 速率法测定，简称为 LD-L 法。根据逆向反应所建立的 LDH 速率法测定，简称为 LD-P 法。两法相比，LD-L 法的主要优点有：第一，乳酸盐和 NAD^+ 底物溶液的稳定性大，试剂若冷冻保存，前者可稳定 6 个月以上，而后者只能保存数天；第二，保持线性速率反应的时间范围较宽；第三，重复性比 LD-P 好。由于逆向反应速率比正向反应速率快，所以测定方法不同，正常值也有差别。LD-P 法的参考值约 2 倍于 LDH 法。

（2）不同的 LDH 同工酶对冷冻的敏感性有差异，LD_4 和 LD_5 对冷冻特别不稳定。组织提取液如果储存在 -20℃过夜，LD_4 和 LD_5 丧失全部活性。加入 NAD 或谷胱苷肽可以阻止其活性丧失。在血清中白蛋白和其他蛋白质分子的巯基能延缓 LD_4 和 LD_5 的失活作用。血清标本应存放在室温中，室温存放 2～3d 将不出现活性的丧失。如果血清标本必须存放较长时间，应加入 NAD（10 mg/mL）或谷胱甘肽（3.1 mg/mL）后保存于 4℃的环境中，可以降低 LD_4 和 LD_5 的失活速率。

（3）标本采集：用血清或肝素抗凝血浆测定 LDH 活性的效果令人满意，草酸盐抗凝剂对 LDH 活性有抑制。标本应严格避免溶血。

7. 临床意义

见 LD-P 法临床意义。

（二）丙酮酸为底物的速率法（LD-P）法

1. 原理

乳酸脱氢酶催化反应式：

$$丙酮酸 + NADH + H^+ \xrightarrow{\quad LDH \quad} +L\text{-}乳酸 + NAD^+$$

在反应过程中，丙酮酸还原成乳酸，同时 NADH 氧化成 NAD^+，引起 340 nm 吸光度的下降。吸光度的下降速率与标本中的 LDH 活性呈正相关关系。

2. 试剂

试剂成分和反应液中的参考浓度见表 3-5。

表 3-5　LD-P 法主要参数

类别	参考值
pH（反应混合液 37℃）	7.4
反应温度（℃）	37
Tris 缓冲液（mmol/L）	50
丙酮酸（mmol/L）	1.24
EDTA·2Na（mmol/L）	5
NADH（mmol/L）	0.2

（1）Tris-EDTA 缓冲液（pH 7.4，37℃）：称取 Tris 6.8g（56 mmol/L）、EDTA·2Na 2.1 g（5.6 mol/L），溶于约 900mL 蒸馏水中，温热至 37℃，pH 记下用 1 mol/L HCl（约加 47 mL）调节至 pH 7.4 再加水至 1000 mL。

（2）0.2 mmol/LNADH（Tris-EDTA）缓冲液：称取 B-NADH（二钠盐，MW709.4）14.2 mg，溶于 100 mL Tris-EDTA 缓冲液中，置棕色瓶中放冰箱保存，以

下称为 NADH–Tris–EDTA 缓冲液。

（3）14 mmol/L 丙酮酸溶液：称取 154 mg 丙酮酸钠（MW 110.06）溶于 100 mL 蒸馏水中 4℃保存，可稳定 2 d。

3. 操作

在光径 1.0 cm 比色环中，加入血清 50μL 和 NADH–Tris–EDTA 缓冲液 2.0 mL，混匀，37℃预热 5 min（等待血清标本中内源性 α–酮酸引起的副反应进行完毕）；再加入 0.2 mL 丙酮酸溶液（已预热），混匀，立即记录 340 nm 吸光度的下降速率（–ΔA/min）。

4. 计算

$$LD(U/L) = \Delta A/min \times \frac{10^6}{6220} \times \frac{2.25}{0.05} = \Delta A/min \times 7235$$

5. 参考值

健康成年人血清乳酸脱氢酶，37℃，200～380 U/L。

6. 附注

（1）本法检测线性高达 30000U/L（37℃），超过此值，最好用 50 g/L 白蛋白溶液或 Tris–EDTA 缓冲液将血清适当稀释，测出结果乘以稀释倍数。本法的大多数实验数据是在 37℃获得的，但只要建立相应的健康人参考范围，在 30℃亦能获得满意的结果。

（2）当有微量金属离子存在时，NADH 的稳定性较差，试剂中加入 EDTA 以络合金属离子，增加 DADH 的稳定性。

（3）在 37℃、pH7.4 时，Tris 缓冲液具有适当的缓冲容量。NADH 在 Tris–EDTA–HCl 缓冲液中的稳定性比在磷酸缓冲液中的稳定性大。用 Tris–EDTA–HCl 缓冲液配制 10 mmol/L NADH 溶液，可于 –20℃存放 2 周，4℃存放 1 周或 25℃存放 24 h。

（4）关于预孵育期：有学者认为内源性 α–酮酸引起的副反应不会显著改变 ΔA/min 的值；另有学者认为需要 3～5 min 预解育期。最好根据自己的试验确定。

7. 临床意义

LDH 广泛存在于人体各组织中，各器官和组织病变都可释放 LDH 至血液中，使其活性增高，故无特异性。LDH 检测可用于漏出液胸腔积液（或腹水）与渗出液胸腔积液（或腹水）的鉴别。胸腔积液（或腹水）LDH/血清 LDH>0.6 为渗出液，<0.6 为漏出液；胸腔积液（或腹水）LDH>200U 为渗出液。

结核性胸腔积液（或腹水）LDH 活性均大于 200U，与癌性胸腔积液（或腹水）LDH 活性无显著性差异，但癌性胸腔积液（或腹水）的 LDH 活性与血清 LDH 活性呈一致性增高，而结核性胸腔积液（或腹水）的 LDH 活性与血清 LDH 活性并不一致，结核性胸（腹）膜炎患者血清 LDH 活性低于胸腔积液（或腹水）LDH 活性。

结核性脑膜炎患者 CSF 中的 LDH 活性升高，常高于 100U。脑脊液中的 LDH

活性，化脓性脑膜炎＞结核性脑膜炎＞病毒性脑膜炎。此外，播散性结核血清 LDH 活性显著升高。

四、丙氨酸氨基转移酶活性测定——速率法

丙氨酸氨基转移酶（Alanine Aminotransferase，ALT）原称为谷丙转氨酶（GPT），是诊断肝胆系统疾病中应用最广的一种酶，存在于肝、心脏、骨骼肌、肾等组织。当上述组织发生损害或病变时，ALT 从细胞内逸出，进入血液，使 AILT 活性升高，结核病患者因使用 INH、RFP 和 PZA 等抗结核药物，易发生肝脏受损。结核病患者化疗期间应定期检查 ALT 活性，以使化疗顺利完成。

（一）原理

在 ALT 速率法测定中，酶偶联反应式如下：

$$L\text{-丙氨酸} + \alpha \text{-酮戊二酸} \xrightarrow{\text{ALT}} \text{丙酮酸} + L\text{-谷氨酸}$$

$$\text{丙酮酸} + NADH + H^+ \xrightarrow{\text{LDH}} L\text{-乳酸} + NAD^+$$

上述偶联反应中，NADH 的氧化速率与标本中的酶活性成正比，可在 340 nm 波长处监测吸光度下降速率（$-\Delta A/min$），计算出 ALT 的活性单位。

（二）方法

1. 单试剂法

血清与试剂成分完整的底物溶液混匀，ALT 催化反应立即启动，在波长 340 nm、比色杯光径 1.0 cm、37℃经 90 s 延滞期后连续监测吸光度下降速率（$-\Delta A/min$），计算出 ALT 活性单位。

（1）试剂。试剂成分和在反应液中的参考浓度见表 3-6。

表 3-6　ALT 活性测定速率试剂法主要参数

类别	参考值
pH	7.15 ± 0.05
Tris·HCl 缓冲液（mmol/L）	100
L- 丙氨酸（mmol/L）	500
A- 酮戊二酸（mmol/L）	15
NADH（mmol/L）	0.18
磷酸吡哆醛（mmol/L）	0.1
乳酸脱氢酶（U/L）	1700

市售 ALT 试剂盒的复溶和保存，如所用试剂盒为冻干或干粉试剂，应按试剂盒说明书规定操作，但是起始吸光度（A）必须大于1.2，试剂空白测定值必须小于5U/L。达不到要求者，视为此试剂盒已不合格，不能使用。

（2）操作。具体操作程序可根据各医院拥有的自动分析仪型号及操作说明书而定。血清稀释度以 100 μL 血清，加 1000 μLALT 底物溶液为例，血清稀释倍数为11，血清占反应液体积分数为0.0909，主要分析参数见表3-7。

表3-7 ALT 活性测定速率单试剂法操作分析参数

类别	参考值
系数	1768
孵育时间（s）	90
连续监测时间（s）	60
比色杯光径（cm）	1.0
波长（nm）	340
吸样量（μL）	500
温度（℃）	37

（3）计算。

$$ALT(U/L) = \Delta A/min \times \frac{10^6}{\varepsilon} \times \frac{TV}{SV} = \Delta A/min \times \frac{10^6}{6220} \times \frac{1.1}{0.1} = \Delta A/min \times 1768$$

式中，6220 为 NADH 在 340nm 波长，比色杯光径 1.00cm 时的摩尔吸光度。

2. 双试剂法

血清与缺少 α-酮戊二酸的底物溶液混合，37℃保温 5 min，使样品中所含内源性 α-酮酸（丙酮酸）引起的副反应进行完毕。然后，加入 α-酮戊二酸启动 ALT 的催化反应，在波长 340 nm 处连续监测吸光度的下降速率。根据线性反应期吸光度的下降速率（-ΔA/min），计算出 ALT 活性单位。

（1）试剂。试剂成分和在反应液中的参考浓度见表3-8。

表3-8 ALT 活性测定速率双试剂法主要参数

类别	参考值
pH	7.15 ± 0.05
Tris·HCl 缓冲液（mmol/L）	100
L- 丙氨酸（mmol/L）	500
NADH（mmol/L）	0.18
磷酸吡哆醛（mmol/L）	0.1

（续表）

类别	参考值
LDH（U/L）	1700
α-酮戊二酸（mmol/L）	15

（2）操作。血清 100 μL，加试剂（Ⅰ）1000 μL，混匀，37℃温育 5 min。然后加入试剂（Ⅰ）100 μL，混匀，启动 ALT 催化反应。在波长 340 nm，比色杯光径 1.00 cm，延滞期 30 s，连续监测吸光度的下降速率为 180s。根据线性反应期吸光度下降速率（$-\Delta A/min$），计算出 ALT 活性单位。

（3）计算。血清稀释倍数为 12，血清占反应液体积分数为 0.0833。

$$\mathrm{ALT}\left(\mathrm{U/L}\right)=\Delta\mathrm{A/min}\times\frac{10^{6}}{6220}\times\frac{1.2}{0.1}=\Delta\mathrm{A/min}\times1929$$

式中，6220 为 NADH 在 340 nm 波长，比色杯光径 1.00 cm 时的摩尔吸光度。

（三）参考值

（1）反应温度为 37℃，试剂中不含 P5P 时，健康成年人参考值为：
男性 5~40 U/L，女性 5~35 U/L。
（2）反应温度为 37℃，试剂中含 P5P 时，国外健康成年人参考值为：
男性 13~40 U/L，女性 10~28 U/L。

（四）附注

（1）ALT 测定中存在着两个副反应。
血清中存在的游离 α-酮酸（如丙酮酸）能消耗 NADH。

$$丙酮酸 + NADH + H^{+} \xrightarrow{\text{LDH}} \text{L-乳酸} + NAD^{+}$$

血清中谷氨酸脱氢酶（GLDH）增高时，在有氨离子存在的条件下亦能消耗 NADH。

$$α-酮戊二酸 + NADH + NH_{4}^{+} \xrightarrow{\text{GLDH}} GLDH\ \text{L-谷氨酸} + NAD^{+} + H_{2}O$$

上述副反应都能消耗 NADH，使 340nm 处吸光度下降值（A/min）增加，使测定结果偏高。

因此，在单试剂方法中必须要有足量的 LDH（2000 U/L，Scandinavia 法；1200 U/L，IFCC 法），才能保证 α-酮酸（尤其当遇到丙酮酸含量升高的标本）引起的副反应在规定的延滞期内进行完毕。这样，LDH 含量高，试剂成本提高。目前，推荐双试剂方法，因孵育期较长，能有效地消除干扰反应，提高测定准确性，是

ALT 测定的首选方法。双试剂方法可适当地降低试剂中 LDH 的用量。至于 NH_4^+ 的干扰，处严重肝病时血清谷氨酸脱氢酶活性增高外，一般情况下，血清中 NH_4^+ 含量甚微，此干扰影响不大。但 LDH 原制剂往往是保存在饱和硫酸铵溶液中，厂方在使用前必须经过严格的脱氢处理。

（2）国际临床化学学会（IFCC）推荐的试剂盒中，含有磷酸吡哆醛（转氨酶的辅基），能使血清中脱辅基的 ALT 酶蛋白（无活性）与辅基结合，使之具有 ALT 的活力。某些病理状态下，血清中存在脱辅基的 ALT 酶蛋白，当使用含 P5P 的底物，可使血清 ALT 活力提高 7% ~ 55%，这种变化幅度的大小是与血清中原有的 P5P 含量有关。健康人血清中 P5P 的含量适中，底物中 P5P 对增高 ALT 活性的作用不显著。但肾病患者血清 P5P 含量偏低，底物中加 P5P 可显著升高血清 ALT 活性。一般而言，加了磷酸吡哆醛的结果比不加的要高，但是没有恒定比例，所以不可用因子换算的方法来纠正和调整两种方法的测定结果。

（3）单试剂和双试剂两种方法都可用于常规测定。使用双试剂的实验室要注意辨别真假双试剂的关键，真正的双试剂在试剂 2 中仅含 α – 酮戊二酸试剂，在试剂 2 中含有 α – 酮戊二酸和 NADH，而在配套的试剂 2 中却没有 NADH。使用假的双试剂时，在孵育期中没有 NADH，不能消除游离的 α – 酮酸的影响，因此这种双试剂就等于单试剂。

（4）国际临床化学学会（IFCC）推荐的方法简称为 IFCC 方法。所有 IFCC 方法都是手工方法，该方法只有在实验室条件和技术水平完全符合 IFCC 要求的参考实验室使用。所有在分析仪上测定的 ALT 结果，严格来讲都不是 IFCC 方法的测定结果。

（5）ALT 测定方法中大多用 Tris 缓冲液，也有用磷酸盐缓冲液。有报道认为，DNADH 在 Tris 缓冲液中稳定性较高；P5P 在 Tris 缓冲液中显示出更有效的激活作用，而磷酸盐缓冲液能延缓 P5P 与脱基酶蛋白的结合。

（6）试剂空白测定值：用蒸馏水代替血清，测定 ALT 活力单位，该测定值应小于 5U/L。造成试剂空白有测定值的原因，是工具酶（乳酸脱氢酶）制品中含有微量的 ALT（属于该制品的杂酶）以及 NADH 自发氧化所引起的。在报告测定结果时，应扣除每批试剂的空白测定值。

（7）试剂空白吸光度（起始吸光度）：用蒸馏水代替血清，按照测定方法的比例加入底物缓冲液（双试剂则为试剂 1 与试剂 2），波长 340 nm，比色杯光径 1.0 cm，立即测定吸光度。产生试剂空白吸光度的物质是 NADH 和 α – 酮戊二酸。按理论计算，波长 340 nm、0.18 mmol/LNADH 的吸光度为 1.12，15 mmol/L α – 酮戊二酸的吸光度为 0.320，所以试剂空白吸光度应在 1.5 左右。如果试剂空白吸光度下降至 1.0，表明

NADH 已下降了 50% 左右，不能保证 ALT 测定的线性范围。试剂盒贮存到有效期末时，必须做试剂空白吸光度测定。若试剂空白吸光度小于 1.0，应视为过期试剂，不能再使用。

（8）正常新生儿 ALT 水平比成年人高 2 倍，出生后约 3 个月降至成年人的水平。新生儿，尤其未成熟儿的肝细胞膜通透性比较大，ALT 从肝细胞渗入血浆较多，使血清 ALT 水平升高。

（9）在酶的活动力学测定中，要求所使用的分光光度计带宽 <6 nm，比色杯光径为 1.0 cm，具有 37℃恒温装置，能自动记录吸光度的动态变化。

（10）血清不宜反复冻融，以免影响酶的活性。血清置 4℃ 1 周，酶活性无显著变化。在常规 ALT 测定中，不推荐冷冻保存血清样本。

（11）宜用血清样本测定。草酸盐、肝素、构橡酸盐虽不抑制酶的活性，但可引起反应液轻度混浊。红细胞内 ALT 含量为血清中的 3～52 倍，应避免标本溶血。尿液中 ALT 的含量很少或无，不推荐做尿液中 ALT 的活性测定。

(五) 临床意义

ALT 活性增高见于：（1）传染性肝炎、肝癌、肝硬化活动期、中毒性肝炎、脂肪肝胆管炎和胆囊炎等；（2）心血管疾病，如心肌梗死、心肌炎、心力衰竭时的肝脏淤血、脑出血等；（3）疾病、多发性心肌炎、营养不良等；（4）毒物引起 ALT 升高，如氯丙嗪、奎宁、水杨酸制剂及酒精、铅、汞、四氯化碳或有机磷等。ALT 活性降低见于磷酸吡哆醛缺乏症。

第二节　蛋白质测定

一、总蛋白测定

对生物体液（血清、尿液和脑脊液）中总蛋白质含量的测定，首先要人为地做两个"假设"：所有蛋白质分子都由纯多肽构成，氨含量的质量百分比为 16%；体液中含有数百个蛋白质分子，每个分子对测定反应都具有非常相似的特性。当然，实际情况要远远复杂得多。

用于生物体液中总蛋白的测定，人们已经建立起许多特异性的方法。重要的方法有双缩脲法（根据所有蛋白质都含有肽键，在碱性溶液中能与铜离子发生双缩脲反应）、紫外分光光度法（根据蛋白质分子中酪氨酸和色氨酸在 280 nm 波长的吸光度）、染料结合法 [根据蛋白质对考马（CBB）和氨基黑 10B 等染料的结合能力]、凯氏定氨法（根据蛋白质分子中的含氮量恒定为 16%）、沉淀法（根据适当浓度的磺基水杨酸或三氯乙酸对蛋白质产生沉淀引起溶液的混浊，进行比浊法测定）。

关于总蛋白测定的标准问题，正常人混合血清经凯氏定氨法准确定值后，是常规血清总蛋白测定最佳的标准液。牛或人血清白蛋白配制的标准液适用于双缩脲测定的校准，因为白蛋白有高纯度的商品制剂，分子中只含氨基酸不含糖基，分子含氮量恒定，每个分子中肽键的数目也是已知的。对于染料结合法的校准，建议使用正常人血清或混合血清（具有正常的白 / 球比例），用凯氏定氯法定值。对于沉淀法的校准，牛或人血清白蛋白标准液不适用于磺基水杨酸沉淀法（因为磺基水杨酸对纯白蛋白产生的浊度比对血清中球蛋白产生的浊度要大 2.5 倍），但适用于三氯乙酸沉淀法的校准。

（一）双缩脲常规法

1. 原理

所有蛋白质分子都含有肽键。在碱性溶液中，肽键和铜离子结合，生成蓝紫色的化合物，蓝紫色的化合物在 450nm 的吸光度与肽键的数量呈正相关关系，可以计算蛋白质含量，这一反应称为双缩脲反应。

2. 试剂

（1）6.0 mol/L NaOH 溶液：使用新开瓶的优质氢氧化钠，减少碳酸盐的污染，称取 240g NaOH 溶于约 800 mL 新鲜制备的蒸馏水或煮沸冷却的去离子水中，再加水至 1L 置于聚乙烯塑料瓶中密封，室温中保存。

（2）双缩脲试剂：称取未风化、没有丢失结晶水的 3.0 g，溶解于 500 mL 新鲜制备的蒸馏水或刚煮沸冷却的去离子水中，加酒石酸钾钠 9.0 g 和碘化钾 5.0 g。待完全溶解后，加入 6.0 mol/L NaOH 溶液 100 mL，然后加蒸馏水至 1L，置于聚乙烯塑料瓶中密封，放室温中保存，至少可稳定 6 个月以上。该试剂在波长 540 nm 的吸光度必须为 0.095 ~ 0.105，否则要重新配制。

（3）双缩脲空白试剂：试剂中不含硫酸铜，其他成分和双缩脲试剂相同。

（4）蛋白标准液：可用正常人混合血清，经凯氏定氨法测定总蛋白浓度。最方便的是购买有批准文号的优质市售试剂盒。

3. 操作

按表 3-9 所示进行操作。

表 3-9 血清总蛋白测定操作步骤

加入物	测定管	标准管	空白管
待检血清（mL）	0.1	—	—
蛋白标准液（mL）	—	—	—
蒸馏水（mL）	—	0.1	0.1
双缩脲试剂（mL）	5.0	5.0	5.0

混匀，37℃ 10 min，540 nm，比色杯光径 1.0 cm 用空白管调零，读取标准管和各测定管的吸光度。

当遇到血清脂混浊、黄疸或溶血标本时，应设"标本空白管"，血清 0.1 mL 加双缩脲空白试剂 5.0 mL，用双缩脲空白试剂调零波长 540 nm，比色杯光径 1.0 cm，读取标本空白管吸光度，用测定管吸光度减去标本空白管吸光度后的净吸光度。

4. 计算

血清总蛋白（g/L）=（测定管吸光度 / 标准管吸光度）× 蛋白标准液浓度

5. 参考值

健康成年人走动后血清总蛋白浓度为 64 ~ 83 g/L；健康成年人静卧时，血清总蛋白浓度为 60 ~ 78 g/L。

6. 附注

（1）血清蛋白质的浓度用"g/L"表示，因为血清中各种蛋白质的相对分子质量不同，所以不能用 mol/L 表示。

（2）双缩脲试剂法中各成分的作用：碱性酒石酸钾钠的作用是与铜离子形成络合物，并维持铜离子在碱性溶液中的稳定性；硬化物是抗氧化剂；双缩脲反应中铜离子肽键的猴基氧（carbonyl oxygen）原子与酰氨基氮（amide nitrogen）原子生成有色的络合物。

（3）吸光度的大小与试剂的组分、pH、反应温度有关。当试剂的组分、pH、反应温度等在标准化条件下测定时，可以不必每次做标准管，可根据比吸光度法计算蛋白质浓度。

（4）酚酞、溴磺酞钠在碱性溶液中显色，影响双缩脲的测定结果。右旋糖酐可使测定管混浊亦影响测定结果。理论上这些干扰都可用相应的标本空白管来消除，但如标本空白管吸光度太高，可影响测定准确度。

（5）氨基酸和二肽不发生双缩脲反应，三肽、寡肽和多肽与铜离子的双缩脲复合物呈粉红色到红紫色。

7. 临床意义

（1）血清总蛋白浓度增高

①血清中水分减少，使总蛋白浓度相对增高。凡体内水分的排出大于水分的摄入时，可引起血浆浓缩，尤其急性失水时（如呕吐、腹泻、高热等）变化更为显著，血清总蛋白浓度有时可达 100～150 g/L。又如休克时，由于毛细血管通透性的变化，血浆也可以发生浓缩。慢性肾上腺皮质功能减退患者，由于钠的丢失而致继发性水分丢失，血浆也可出现浓缩现象。

②血清蛋白质合成增加。大多发生在多发性骨髓瘤患者，此时主要是球蛋白的增加，其量可超过 50 g/L，总蛋白则可超过 100 g/L。

③结核性胸腔积液（或腹水）的 TP 含量一般大于 35 g/L，胸腔积液（或腹水）TP 和血清 TP 之比 >0.5。结核性脑膜炎患者 CSF 中 TP 含量常常升高，正常成人腰椎穿刺 CSF 中的 TP 含量以磺基水杨酸 – 硫酸钠比浊法为 150～450 mg/L，结核性脑膜炎患者脑脊液中的 TP 含量越高，预后越差。随着有效化疗，其含量逐渐降低。

（2）血清总蛋白浓度降低

①血浆中的水分增加，血浆被稀释，如因各种原因引起的水钠潴留。

②营养不良和消耗增加。长期食物中蛋白含量不足或慢性肠道疾病所引起的吸收不良，使体内缺乏合成蛋白质的原料，或因长期患消耗性疾病如严重结核病、甲状腺功能亢进和恶性肿瘤等，均可造成血清总蛋白浓度降低。

③合成障碍，主要是肝功能障碍。肝脏功能严重损害时，蛋白质的合成减少，以白蛋白的下降最为显著。

④蛋白质丢失。严重烫伤时，大量血浆渗出或大出血时，大量血液的丢失；肾病综合征时，尿液中长期丢失蛋白质；溃疡性结肠炎可从粪便中长期丢失一定量的蛋白质，这些均可使血清总蛋白浓度降低。

（二）双缩脲比吸光度法

1. 原理

按照 Doumas 方法所规定的配方配制双缩脲试剂，控制反应条件和校准分光光度计的情况下双缩脲反应的呈色强度是稳定的，可以根据蛋白质双缩脲的复合物的吸光度，直接计算血清总蛋白质浓度。

2 试剂

同双缩脲常规法。

3. 操作

（1）取试管 2 支，标明"测定管"及"试剂空白管"，各管准确加入双缩脲试剂

5.0 mL。

（2）于"测定管"中准确加入 100 μL 血清，于"试剂空白管"中加入蒸馏水 100 μL。

（3）另取第 3 支试管作为"标本空白管"，加入双缩脲空白试剂 5.0 mL 及血清 100 μL。

（4）各管立即充分混匀后，置（25+1）℃水浴中保温 30 min。

（5）用经过校准的高级分光光度计，在波长 540 nm，比色杯光径 1.0 cm，读取各管吸光度。读"测定管"及"试剂空白管"吸光度时，用蒸馏水调零点。读"标本空白管"吸光度时，用双缩脲空白试剂调零点。

4. 计算

$$校正吸光度（A_c）= A_t - （A_r + A_s）$$

式中，A_c 为测定管吸光度；A_r 为试剂空白管吸光度；A_s 为标本空白管吸光度。

如测定所用的分光光度计波长准确，带宽 <2 nm，比色杯光径准确 1.0 cm 时，血清总蛋白含量可以根据比吸光度直接计算。

$$血清总蛋白（g/L）=（A_c/0.298）×（5.1/0.1）=（A_c/0.298）×51$$

0.298 为蛋白质双缩脲复合物的比吸光系数，是指按 Doumas 双缩脲试剂的标准配方。在上述规定的测定条件下，双缩脲反应溶液中蛋白质浓度为 1.0 g/L 时的吸光度，双缩脲反应溶液中的蛋白质浓度为 1.0 g/L 时的吸光度。检查比色杯的实际光径可按下述方法进行。

（1）每升含（NH₄）Co（SO₄）₂·6H₂O 43.00g 的水溶液，在比色杯光径 1.0 cm、波长 350 nm 时，吸光度应为 0.556。

（2）每升含重钾酸钾 0.050 g 的水溶液（溶液中含数滴浓硫酸）在比色杯光径 1.0 cm、波长 350 nm 时，吸光度应为 0.535。

（3）如测出的吸光度与上述不符，表示比色杯光径并非 1.0 cm，计算结果时需进行校正。校正系数 $F=A_s/A_m$，A_s 为钴盐的吸光度（0.535），A_m 为实测的吸光度。F 可取两个校正系数的均值，用于下式计算蛋白的含量。

$$血清总蛋白（g/L）= A_s/0.298×51×F$$

5. 参考值

参见双缩脲常规法。

6. 临床意义

参见双缩脲常规法。

二、白蛋白测定

色氨酸法利用白蛋白具有两个独特的性质，白蛋白分子中色氨酸含量低（0.2%）和在 pH 7.4 环境中，白蛋白以阴离子形式存在。球蛋白分子中色氨酸含量高（2%～3%），因而白蛋白含量忽略不计。先用色氨酸法（乙醛酸实验）测定球蛋白含量，再以双缩脲法测定总蛋白浓度，然后总蛋白浓度减去球蛋白浓度，即白蛋白浓度。该法因不能直接测定白蛋白，实际应用很少。燃料结合法测定白蛋白，操作更容易，方法特异，现今大多数临床实验室用 BCG 或 BCP 燃料结合，进行白蛋白浓度自动分析测定。这些燃料多与白蛋白具有高度亲和力，通常监测燃料与白蛋白结合的初速率 [initial rate of binding，指测定（30+3）s 的吸光度值]。该初速率与样品中白蛋白的浓度成正比。推荐用血清测定，因为纤维蛋白原和肝素存在时，会引起白蛋白测定结果偏高。一些配体（ligand）如药物或代谢物可与白蛋白结合，一般情况下，对燃料结合法测定没有显著影响，除非药物或代谢物浓度过高时。

（一）溴甲酚绿法

1. 原理

在 pH 4.2 的缓冲液中，白蛋白分子带正电荷，与带负电荷的溴甲酚绿（BCG）生成蓝绿色复合物，在波长 628 nm 处有吸收峰。复合物的吸光度与白蛋白浓度成正比，与同样处理的白蛋白标准比较，可求得血清中白蛋白的浓度。

2. 试剂

（1）BCG 试剂：向约 950 mL 蒸馏水中加入 0.105 g BCG（或 0.108 g BCG 钠盐）、8.85 g 琥珀酸、0.100 g 叠氮钠和 4 mL Brij–35（聚氧化乙烯月桂酰，300 g/L）。待完全溶解后，用 6 mol/L 氢氧化钠溶液调节至 pH4.15~4.25。最后，用蒸馏水加至 1L，储存于聚乙烯塑料瓶中密封。该试剂置室温中至少可稳定 6 个月。

（2）BCG 空白剂：除不加入 BCG 外，其余成分和配置程序完全同 BCG 试剂的配制方法。

（3）40 g/L 白蛋白标准液，也可用定制参考血清作为白蛋白标准，均需配制并保存。

以上试剂建议应用有批准文号的优质商品试剂盒。

3. 操作

如表 3–10 所示进行操作。

表 3-10　溴甲酚绿法测定白蛋白操作步骤

加入物	测定管	标准管	空白管
待检血清（mL）	0.02	—	—
白蛋白标准液（mL）	—	—	—
蒸馏水（mL）	—	0.02	0.02
BCG 试剂（mL）	5.0	5.0	5.0

　　分光光度计波长 628 nm，用空白管调零，然后逐管定量地加入 BCG 试剂，并立即混匀。每份血清标本或标准液与 BCG 试剂混合后（30+3）s，读取吸光度。

　　如遇标本脂血混浊，可做标本空白管：血清 0.02 mL，加入 BCG 空白试剂 5.0 mL，分光光度计波长 628 nm，用 BCG 空白试剂调节零点，读取标本空白管吸光度。用测定管吸光度减去标本空白管吸光度后的净吸光度，计算白蛋白浓度。

　　4. 计算

　　血清白蛋白（g/L）= 测定管吸光度 / 标准管吸光度 × 白蛋白标准液浓度（g/L）

　　目前，生化自动分析仪同时测定血清总蛋白（双缩脲法）和白蛋白（BCG 法），并自动计算出球蛋白浓度和白 / 球蛋白比值。

　　5. 参考值

　　4 ~ 14 岁儿童，血清白蛋白浓度为 38 ~ 54 g/L。健康成人血清白蛋白浓度为 34 ~ 48 g/L。

　　6. 附注

　　（1）BCG 染料结合法测定血清白蛋白，用什么蛋白质作为标准是一个复杂的问题。实验证明，BCG 不但与白蛋白呈色，而且与血清中的多种蛋白成分呈色，其中以 α_1 球蛋白、转铁蛋白、触珠蛋白更为显著，但其反应速度较白蛋白慢。实际上，当血清与 BCG 混合时，"慢反应"已经发生，不过实验证明"慢反应"持续 1 h 才能完成。因此，有人主张用定值参考血清作为标准比较理想。BCG 与血清混合后，在 30 s 读取吸光度，可明显减少非特异性结合反应。

　　（2）当 60 g/L 的白蛋白标准与 BCG 结合后，比色杯光径 1.0 cm，在 628 nm 测定吸光度应为 0.811 ± 0.035，如达不到此值灵敏度较差。

　　（3）此法测定正常血清标本的批间变异系数为 6.3% 左右。

　　（4）试剂中的聚氧化乙烯月桂酰也可用其他表面活性剂代替，如吐温 20 等，用量为 2 mL/L。

　　7. 临床意义

　　（1）血清白蛋白浓度增高：血清白蛋白在肝脏合成。血清白蛋白的浓度增高常由于严重失水、血浆浓缩所致，并非蛋白质绝对量的增加。临床上尚未发现单纯白蛋白浓度增加的疾病。

(2) 血清白蛋白浓度降低: 白蛋白浓度降低的原因与总蛋白浓度降低的原因相同, 但有时总蛋白的浓度接近正常, 而白蛋白的浓度降低, 主要是由于急性大量出血或严重烫伤时血浆大量丢失。慢性白蛋白浓度降低主要是由于肝脏合成白蛋白功能障碍, 腹水形成时白蛋白的丢失和肾病时白蛋白从尿液中的丢失。严重时, 白蛋白浓度可低于 10 g/L。白蛋白浓度低于 20 g/L 时, 由于胶性渗透压的下降, 常可见水肿等现象。

尤其妊娠晚期, 由于体内对蛋白质的需要量增加, 同时又伴有血浆容量增高, 血清白蛋白可明显下降, 但分娩后可迅速恢复正常。文献报道, 还有先天性白蛋白缺乏症患者, 由于白蛋白合成障碍, 血清中几乎没有白蛋白, 但患者不出现水肿。

(二) 溴甲酚紫法

溴甲酚紫溴甲酚紫 (bromocresol purple, BCP) 可用于血清白蛋白测定, 测定方法类似溴甲酚绿法。BCP 溶于 pH 5.2 的醋酸缓冲液中, 呈黄色。用分光光度计, 波长 603 nm, 测定绿色复合物的吸光度, 计算血清白蛋白浓度。手工法, 需要在准确 1 min 时读取吸光度。该法已有市售试剂盒供应, 应用于自动分析仪, 如 DuPont 仪器。支持溴甲酚紫法的学者声称当使用人血清白蛋白校准品时, 该法测定人血清或人源性质控血清中的白蛋白浓度, 特异性优秀, 但该方法不能用于动物源性的质控血清。

三、血清黏蛋白测定

黏蛋白是黏多糖与蛋白分子结合的复合蛋白质, 是构成结缔组织的基质, 具有多种复杂功能。它主要存在于 α_1 及 α_2 球蛋白部分, 其黏多糖往往由氨基葡萄糖、氨基半乳糖、甘露糖、岩藻糖及唾液酸组成。黏蛋白成分比较复杂, 分类和命名尚未一致。目前, 习惯上较实用的分类法是将糖与蛋白质以牢固的结合键连接的, 含氨基己糖量小于 4% 的含糖蛋白质称为糖蛋白; 大于 4% 者, 糖与蛋白质以不牢固的极性键结合的含糖蛋白质称为黏蛋白。

黏蛋白不容易发生热变性, 也不容易被通常的蛋白沉淀剂 (高氯酸、磺基水杨酸等) 沉淀, 而可被磷钨酸沉淀。临床检验中利用此特性将它与其他蛋白质分离后, 再用蛋白试剂或糖试剂进行测定。目前, 测定黏蛋白的方法很多, 其结果有氨基己糖、己糖、络氨酸及蛋白质四种表示方法, 无论以何种方式表示结果, 均需说明所采用的方法及参考值。

1. 原理

以 0.6mol/L 过氯酸沉淀血清中的蛋白质时，黏蛋白不被沉淀，仍存留在滤液中，再加磷钨酸使黏蛋白沉淀，然后以酚试剂测定沉淀物中蛋白质的含量。

2. 试剂

（1）154 mmol/L 氯化钠溶液。

（2）1.8 mmol/L 过氯酸：取含量 70%～72% 过氯酸 28 mL，加蒸馏水稀释至 200 mL，并标定。

（3）17.74 mmol/L 磷钨酸溶液：称取磷钨酸 5 g 溶于 2 mol/L 盐酸中，并加至 100 mL。

（4）酚试剂：于 1500 mL 球形烧瓶中加入钨酸钠 100 g 中，钼酸钠 25 g，水 700 mL，浓磷酸 50 mL，浓盐酸 100 mL，缓缓回流蒸馏 10 h。取下冷凝管，加硫酸锂 75 g、蒸馏水 50 mL，并加溴水 2～3 滴，再煮沸 15 min，以除去多余的溴，冷却后稀释到 1000 mL，制成的酚试剂鲜亮黄色，置棕色瓶保存。用前取出一部分，以等量蒸馏水稀释之。

（5）1.88 mol/L 碳酸钠溶液。

（6）标准：氨酸溶液（1 mL=0.05 mg）精确称取酪氨酸 5 mg，以 0.5 mol/L 盐酸溶液并稀释至 100 mL。

3. 操作

血清 0.5 mL，加 154 mmol/L 氯化钠 4.5 mL，混匀滴加 1.8 mol/L 过氯酸溶液 2.5 mL，静置 10 min，用定量滤纸过滤或离心。取滤液 2.5 mL，加 17.74 mmol/L 磷钨酸 0.5 mL 混匀，静置 10 min，以每分钟 3000 r 离心 10 min，倾去上清液并沥干，再加磷钨酸溶液 2 mL，悬浮沉淀物，再次每分钟 3000 r 离心 10 min，倾去上清液并沥干，取沉淀物备用，如表 3-11 所示进行测定。

表 3-11 血清黏蛋白测定操作步骤

加入物（mL）	测定管	标准管	空白管
蒸馏水	1.75	1.5	1.75
酪氨酸标准液	—	0.25	—
碳酸钠溶液	0.5	0.5	0.5
酚试剂	2.5	0.25	0.25

注：溶解蛋白沉淀物。

表 3-11 中各管混匀，放入 37℃ 水浴 15 min，取出各管冷却后用分光光度计波长 650 nm，比色杯光径 0.5 cm，以空白管调零，读取各管吸光度。

4. 计算

（1）血清黏蛋白（以白蛋白为计，g/L）= 测定管吸光度 / 标准管吸光度 × 0.0125 × 7.5/2.5 × 1000/0.5 × 23.8/1000= 测定管吸光度 / 标准管吸光度 × 1.785

式中，23.8 为酪氨酸转换为黏蛋白的系数。

（2）血清黏蛋白（以酪氨酸计，mg/L）= 测定管吸光度 / 标准管吸光度 × 0.0125 × 7.5/2.5 × 1000/0.5= 测定管吸光度 / 标准管吸光度 × 75

5. 参考值

健康成年人血清黏蛋白含量如下：

（1）以蛋白计，为 0.75 ~ 1.35 g/L。

（2）以酪氨酸计，为 31.5 ~ 56.7 mg/L。

6. 附注

（1）黏蛋白中酪氨酸含量为 4.2%，因此，两种方式可互相换算。

（2）加过氯酸沉淀蛋白后，需放置 10 min 后再离心，倾取上清液，须细心操作，不能使沉淀消失，否则结果偏低。

7. 临床意义

（1）血清黏蛋白增高常见于肿瘤（尤其是女性生殖器肿瘤）、结核、肺炎、系统性红斑狼疮、风湿热、风湿性关节炎、各种急性或慢性炎症、坏死、增生及外伤。

（2）血清黏蛋白含量降低，常见于肝细胞损伤及某些内分泌功能失调，如急性肝炎，门脉性肝硬化，雌激素分泌过多，甲状腺功能亢进，肾上腺、胰岛 B 细胞、垂体功能不足等。

（3）血清黏蛋白测定是一种非特异的辅助诊断指标，对于同一患者的病程转归（病变的扩大或缩小、肿瘤有无转移、肿瘤手术切除或其他治疗效果）的判断，连续测定有一定的参考价值。

四、脑脊液总蛋白测定

脑脊液蛋白质（CSF）主要是静脉络膜丛上的毛细血管壁超滤作用而生成的，超滤过程已除去大部分血浆蛋白。还有一些蛋白质是 CSF 特有的蛋白，由中枢神经系统合成。

(一) 邻苯三酚红铝络合显色法

1. 原理

邻苯三酚和铝酸络合形成红色复合物（吸收峰在 475 nm）。该复合物在酸性条件下与蛋白质形成复合体，其吸收峰移至 604 nm。用比色方法，求出标本中蛋白质的含量。

2. 试剂

（1）0.1 mol/L 甘氨酸 – 盐酸缓冲液（pH 3.0）：称取甘氨酸 7.5 g、氯化钠 5.844 g，加蒸馏水至 1000 mL。取此液 81 份加 0.1 mol/L HCl 溶液 19 份，混匀即成。

（2）显色试剂：取邻苯三酚红 27 mg、铝酸铵 30 mg，用 0.1 mol/L 甘氨酸 – 盐酸缓冲液（pH3.0）溶解后，稀释至 1000 mL 置棕色瓶内，25℃以下保存。

（3）蛋白标准液：同脑脊液总蛋白浊度法测定。

3. 操作

按表 3–12 所示脑脊液蛋白测定操作步骤。

表 3–12　脑脊液蛋白测定操作步骤

加入物（mL）	测定管	标准管	空白管
脑脊液	0.1	—	—
蛋白标准液	—	0.1	—
生理盐水	—	—	0.1
显色试剂	5.0	5.0	5.0

表 3–12 中各管混匀，室温下放置 20 min，在 1 h 内用分光光度计波长 604 nm，比色杯光径 1.0 cm，空白管调零，读取各管吸光度。

4. 计算

脑脊液蛋白（mg/L）= 测定管吸光度 / 标准管吸光度 × 500

5. 附注

（1）表面活性剂：如十六烷基三甲基溴化按，Triton X– 吐温对本试验均有干扰，实验中避免表面活性剂的污染。

（2）本法蛋白含量 2g/L 以下呈线性。

6. 参考值

见染料结合法。

7. 临床意义

见染料结合法。

（二）比浊法

1. 原理

脑脊液中蛋白质与磺基水杨酸 – 硫酸钠试剂作用产生沉淀，所形成之浊度用比浊法测定，与同样处理的标准液比较，测得蛋白含量。

2. 试剂

（1）磺基水杨酸 – 硫酸钠试剂：称取磺基水杨酸 3.0 g，无水硫酸钠 7.0 g，以蒸馏水溶解并稀释至 100 mL，必要时过滤后使用。

（2）叠氮钠生理盐水：称取氯化钠 0.9 g，叠氮钠 0.1 g，用蒸馏水溶解并稀释至 100 mL。

（3）蛋白标准液：将血清总蛋白测定用的标准液用叠氮钠生理盐水稀释成 500 mg/L 后使用，冰箱保存。

3. 操作

如表 3-13 所示进行操作。

表 3-13　脑脊液蛋白测定操作步骤

加入物（mL）	测定管	标准管	空白管
脑脊液	0.5	—	—
蛋白标准液	—	0.5	—
生理盐水	—	—	0.5
磺基水盐酸 – 硫酸	—	—	—
钠试剂	4.0	4.0	4.0

表 3-13 中各管混匀后放置 10 min，用分光光度计波长 530 nm，比色杯光径 1.0 cm，空白管调零，读取各管吸光度。

4. 计算

$$脑脊液蛋白（g/L）= 测定管吸光度 / 标准管吸光度 × 500$$

5. 附注

（1）磺基水杨酸 – 硫酸钠试剂放置日久，会产生微细沉淀，应弃去重新配制。

（2）如脑脊液蛋白浓度过高，超过线性范围一定要稀释后进行测定，否则影响结果。

（3）本法加试剂后 10 min 内浊度进行增加，到 10 min 时达到顶点，如遇絮状发生，应颠倒混合后进行比浊。

（4）常规使用时，可绘制标准曲线。

6. 参考值

见染料结合法。

7. 临床意义

见染料结合法。

(三)染料结合法

1. 原理

在柠檬酸存在的酸性条件下，伊红 Y 染料离解成阴离子型，染料的黄色消退，使试剂空白吸光度降低；蛋白质多肽链中的精氨酸、组氨酰、赖氨酸和色氨酸残基，离解生成 –NH 基团，与染料阴离子的羧基和酚基借静电吸引而结合成红色蛋白染料复合物，其吸光度大小与蛋白质浓度成比例。

2. 试剂

（1）0.1% 伊红 Y 储存液。

（2）10%Brij–35 溶液。

（3）显色剂：取 0.1% 伊红 Y 储存液 3.75 mL 于 50 mL 容量瓶内，加 10%Brij–35 溶液 0.4 mL，加蒸馏水至 50 mL 刻度，摇匀，每次宜少量配制。

（4）10% 枸橼檬酸溶液。

（5）蛋白标准应用液（700 g/L）：取 70 g/L 总蛋白标准液 1.0 mL 于 100 mL 容量瓶中，用叠氮钠生理盐水稀释至 100 mL。

3. 操作

如表 3–14 所示进行操作。

表 3–14　脑脊液蛋白测定操作步骤

加入物（mL）	测定管	标准管	空白管
脑脊液	50	—	—
蛋白标准液	—	50	—
生理盐水	—	—	50
10% 枸橼檬酸溶液	100	100	100
显色试剂	3.0	3.0	3.0

涡旋混匀，置室温 10 min，分光光度计 540 nm，比色杯光径 1 cm，以空白管调"0"，记录各管吸光度，30 min 内比色完毕。

4. 计算

$$脑脊液蛋白（mg/L）=（测定管吸光度 / 标准管吸光度）\times 700$$

5. 附注

（1）本法线性范围可达 1000 mg/L，若 CSF 中蛋白含量过高，常规检查时潘迪实验达（2+）者，测定时，CSF 用量应适当减少，计算时相应修正。

（2）相同浓度的蛋白质，白蛋白呈色稍强，球蛋白稍低。

（3）本法呈色液在 1～5 min 进行缓慢下降，10～30 min 趋于平稳，可稳定 2 h。

（4）该法是两步法，柠檬酸是一个非常关键的试剂，其加入量必须准确，边加边摇匀，过多或过少都会影响结果，用加样器定量加入，条件比较容易控制，实验的重复性也比较好。

6. 参考值

健康成年人的脑脊液蛋白为 150 ~ 450 mg/L。

7. 临床意义

测定 CSF 总蛋白主要用于检查血－脑屏障对血浆蛋白质的通透性增加或检查鞘内免疫球蛋白增加，血－脑屏障对血浆蛋白质的通透性增加可由颅内压增高（由于脑肿瘤或脑内出血）引起，或由于炎症引起（细菌性或病毒性脑膜炎），脑炎或脊髓灰质炎所引起，CSF 总蛋白显著升高见于细菌性脑膜炎；少量升高发生于其他炎症疾病及肿瘤或出血。当穿刺部位以上 CSF 循环机械梗阻时（由于脊髓肿瘤），此时血浆蛋白均衡越过脑膜毛细血管壁进入停滞的 CSF，腰 CSF 蛋白则增加。

五、β_2 微球蛋白测定（β_2-M）

β_2 微球蛋白（β_2-microglobuLin，于 β_2-MG）存在于所有有核细胞特别是淋巴细胞和肿瘤细胞表面，并由此释放入血循环或胸腔积液（或腹水）中。其分子量为 11800。

1. 原理

微粒子酶免分析法（MEIA）。

反应过程：一般在反应的第一阶段，标本与微粒子以一定比例混合，标本中被检物质与微粒子上包被的抗体进行一定时间的反应。

第一反应终了后，反应液的一部分被移到玻璃纤维上，洗去未反应的被检物质与其他的不要成分。反应的第二阶段终了后，为了将未反应的第二抗体除去，再一次进行冲洗。

反应的第三阶段，加入基质液（MUP），基质液（MUP）被碱性磷酸酶所分解生成 Methy-lumbelliferone，当该生成物受荧光照射后就产生荧光。

2. 样本要求

（1）种类：人血清、血浆、尿液。

（2）要求：血清或血浆标本均应不溶血，血浆可用肝素或 EDTA 抗凝。

（3）保存：标本在 2 ~ 8℃可保存 24 h；若不能及时测定，在 -20℃以下冷冻保存。

（4）样品用量：常规标本用量 150 μL，急诊标本用量 105 μL。

3. 试剂及配套品

（1）试剂组成

试剂 1：抗 β_2-M 的鼠单克隆抗体（偶联碱性磷酸酶），最低浓度 0.5 μg/mL。

试剂 2：包被有抗 β_2-M 的鼠单克隆抗体的微粒。

试剂 3：样本稀释液。

（2）试剂保存

保存于 2 ~ 8℃，β_2-M 试剂不能被冷冻，β_2-M 试剂累计上机时间不能超过 336 h。

4. 校准

（1）定标频率：每批试剂盒必须用新鲜试剂定标 1 次（如试剂包在仪器上登记后不超过 24h）。另外，以下情况需要再次定标：① 7d（放置仪器上的同一试剂盒）；②根据要求进行定标，如质控结果超出范围时。质控至少 2 个浓度水平。

（2）质量监控：见内部质量控制程序和室间质量评价管理程序。

5. 主要参数

β_2 微球蛋白测定主要参数见表 3-15。

表 3-15　β_2 微球蛋白测定参数

测定	微粒子酶免分析法（MEIA）
时间（min）	20
样品体积（μL）	150（常规标本）
	105（急诊标本）
试剂体积（μL）	R_1 200
	R_2 150 R_3 350
校准方法	标准品

注：R_1：试剂 1；R_2：试剂 2；R_3：试剂 3。

6. 操作

试剂定标和质控操作以及样本检测常规操作，见仪器操作规程。

7. 参考值

670 ~ 1310 μg/L。

8. 检测范围

200 ~ 4000 μg/L，若 β_2-M 浓度 > 4000 μg/L，需用样品稀释液稀释 20 倍，计算结果时乘以稀释倍数。

9. 干扰物质

溶血标本会影响 β_2-M 测定结果。

10. 可报告范围

200～80000 μg/L。

11. 临床意义

β_2-M 是一种低分子量（11800）的蛋白质，存在于几乎所有有核细胞的细胞膜上。β_2-M 是 HLA Ⅰ型抗原小的亚单位，与 HLA 重链以非共价键连接，并参与三级结构。

由于淋巴系统是 β_2-M 的主要合成场所，因此使淋巴细胞增殖速率增加的各种情况均可使血清 β_2-M 升高，尤其是多发性骨髓瘤、霍奇金淋巴瘤、慢性淋巴细胞性白血病和其他恶性非霍奇金淋巴瘤。β_2-M 测定对这些疾病的监控和疗效是一个很好的指标。具有细胞免疫应答明显激活的其他疾病，如某些自身免疫病、传染性单核细胞增多症、移植排斥反应等亦可引起血清 β_2-M 水平升高。

结核性胸腔积液（或腹水）β_2-M 含量升高，一般多超过 10000 μg/L，胸腔积液（或腹水）β_2-M/ 血清 β_2-M 之比＞2，而其他性质的胸腔积液（或腹水）（除恶性肿瘤外）β_2-M 含量几乎都低于 5000 μg/L，恶性胸腔积液（或腹水）β_2-M 含量很少高于 10000 μg/L，但常超过 5000 μg/L。

六、铁蛋白（Ferritin）测定

铁蛋白（Ferritin, Ft）是人体内重要的铁储存蛋白，由 H 和 L 两个亚基组成，分子量分别为 21000 和 18500，PI 为 5.3～5.8。血清铁蛋白（Serum Ferritin, SF）水平是反映铁储备情况的最佳指标，因此也用作缺铁性贫血的诊断指标。近年来，人们还发现感染、肿瘤患者的血清和胸腔积液（或腹水）中 Ft 含量升高，故也常以此作为恶性肿瘤的辅助诊断指标。

1. 原理

采用双抗体夹心法原理，整个过程 18 min 完成。

第一步，15 μL 标本、生物素化的抗铁蛋白单克隆抗体和钌（Ru）标记的抗铁蛋白单克隆抗体混匀，形成夹心复合物。

第二步，加入链霉亲和素包被的微粒，让上述形成的复合物通过生物素与链霉亲和素间的反应结合到微粒上。

第三步，反应混合液吸到测量池中，微粒通过磁铁吸附到电极上，未结合的物质被清洗液洗去，电极加电压后产生化学发光，通过光电倍增管进行测定。

检测结果由机器自动从标准曲线上查出，此曲线由仪器通过二点定标校正，由从试剂条形码扫描入仪器的原版标准曲线而得。

2. 样本要求

（1）种类：人血清、血浆。

（2）使用容器：血清标本用 13 mm 直径的含有分离胶的黄盖负压真空采血管，血浆标本用紫色盖或蓝色盖的负压真空采血管。

（3）要求：血清或血浆标本均应不溶血，血浆可用肝素、K_3-EDTA 或枸橼酸钠抗凝。接受高剂量生物素（> 5 mg/d）治疗的患者，至少要等最后一次摄入生物素 8h 后才能采血。

（4）保存：标本在 2~8℃可稳定 7d，-20℃可稳定 12 个月，且只能冻融 1 次。

3. 试剂及配套品

（1）罗氏诊断公司，Ferritin 试剂，未开封 2~8℃，可稳定至标明的保质期。开封后 2~8℃，12 周；在 E170 仪器试剂仓中，6 周。

（2）试剂组成：Elecsys Ferritin 试剂盒。

①M：链霉亲和素包被的微粒，1 瓶，6.5 mL。链霉亲和素包被的微粒浓度 0.72 mg/mL，生物素结合能力，470 ng 生物素 /mg 粒子，含防腐剂。

②R_1：生物素化的抗铁蛋白单克隆抗体，1 瓶，10 mL。生物素化的抗铁蛋白单克隆抗体浓度 3.0 mg/L，磷酸缓冲液 0.1 mol/L，pH 7.4，含防腐剂。

③R_2：Ru（bpy）32+ 标记的抗铁蛋白单克隆抗体，1 瓶，10 mL.Ru（bpy）32+ 标记的抗铁蛋白单克隆抗体浓度 6.0 mg/L，磷酸缓冲液 0.1 mol/L，pH 7.4，含防腐剂。

4. 试剂使用

（1）此试剂为体外诊断使用，按照储存方法保存，避免冷冻。

（2）试剂盒中的试剂是一个整体，打开后可立即使用，不能被分开。

（3）装 / 卸载试剂操作和特殊情况处理，参见仪器操作规程。

5. 校准

（1）校准品：德国罗氏诊断公司，Ferritin 定标液。

（2）定标频率：每批试剂盒必须用新鲜试剂定标 1 次（如试剂包在仪器上登记后不超过 24h）。另外，以下情况需要再次定标。

①同一批号试剂 1 个月后（28d）。

②7d（放置仪器上的同一试剂盒）。

③根据要求进行定标，如质控结果超出范围时。

（3）质量监控见内部质量控制程序和室间质量评价管理程序。

6. 主要参数

铁蛋白测定主要参数见表 3–16。

表 3-16　铁蛋白测定参数

测定	微粒子酶免分析法（MEIA）
时间（min）	18
样品体积（μL）	15
试剂体积（μL）	M 65
	$R_1$100　$R_2$100
校准方法	FμLl

注：R_1：试剂 1；R_2：试剂 2；M：链霉亲和素包被的微粒。

7. 操作

试剂定标和质控操作以及样本检测常规操作，见仪器操作规程。

8. 参考值

男性 30 ～ 400 ng/mL，女性 13 ～ 150 ng/mL。

9. 线性范围

0.500 ～ 2000 ng/mL（由 master 定标曲线的最低检测线与最高检测线决定）。

10. 稀释

高于检测范围的标本可用通用稀释液进行稀释。建议 1 : 50 稀释，稀释后的标本 Ferritin 含量必须高于 40 ng/mL。如用手工稀释，结果应乘以稀释倍数；如果是机器自动稀释，机器会自动计算结果。

11. 干扰物质

（1）该方法不受黄疸（胆红素 < 65 mg/dl）、溶血（血红蛋白 < 0.5 g/d1）、脂血（脂质 < 3300 mg/dl）和生物素 < 50 ng/mL 等干扰（标准，最初值的批内回收 ± 10%）。

（2）不受类风湿因子干扰（2500 U/mL）。

（3）19 种常用药物经试验对本测定无干扰。

（4）铁蛋白浓度高达 100000 U/mL 也不出现钩状效应。

（5）可报告范围：0.500 ～ 2000 ng/mL。

12. 临床意义

铁蛋白的检测适用于了解人体内铁代谢的状况。在治疗初期检测铁蛋白可反映当时体内铁的储量，可以早期发现网织内皮系统中铁储存得不足。在临床上，20 ng/mL 的阈值可以有效地判断准潜伏期铁不足并提示铁储存的耗竭。正常情况下储存铁可用于血红蛋白的合成，低于 12 ng/mL 的铁蛋白阈值时，判断为潜伏期铁不足。以上两种判断值，不需要进一步的实验室参考资料，甚至在血象提供的形态学指标仍然正常的情况下仍是如此。同时如伴有小细胞低色素性贫血，即可提示存在铁不足。如果铁蛋白水平较高，又排除了供铁不正常的可能性，即反映体内铁过量的状况。400 ng/mL 为判断阈值。铁蛋白升高还可见于下列肿瘤：急性白血病、霍奇金病、肺癌、结肠癌、肝癌和前列腺癌。检测铁蛋白对肝脏转移性肿瘤有诊断价值，76% 的肝转移患者铁蛋白含量高于 400 ng/mL，升高的原因可能是由于细胞坏死、红细胞生成被阻断或肿瘤组织中合成增多。

活动性结核患者表现为缺铁性贫血，Ft 多轻度下降，但受炎症的干扰，特别是痰中带菌者反而会升高。结核性胸腔积液（或腹水）中 Ft 含量多大于 500 μg/L，癌性胸腔积液（或腹水）中 Ft 含量多大于 1000 μg/L，而其他性质的胸腔积液（或腹水）中 Ft 含量均小于 500 μg/L。

七、铜蓝蛋白（CER）测定

铜蓝蛋白（ceruloplasmin，CER）是一种含铜的 α_2 糖蛋白，每个分子含 8 个铜原子，由于含铜而成蓝色，故称之为 CER。含糖约 10%，末端唾液酸多与多肽链连接，由于它具有氧化酶活性，故又称为铜氧化酶。CER 也属于一种急性时相反应蛋白，在感染、创伤和肿瘤等时，血清中的 CER 含量升高。故它可用作结核病是否活动及化疗考核的生化指标之一。

1. 原理

散射比浊法，抗原抗体反应中形成免疫复合物，悬浮在缓冲液中使散射光的信号发生变化，通过测定信号增长的速率决定抗原浓度。

2. 样本要求

（1）样品种类：人血清。

（2）使用容器：血清标本用 13 mm 直径的含有分离胶的黄盖负压真空采血管。

（3）要求：血样管应一直保持垂直地密闭保存，建议在收集时间后的 2 h 内使用物理方法将血清和细胞成分分离。

（4）保存：如果血清样本在 8 h 内不能进行检测，样本应保存在 2~8℃。如不能在 72 h 内进行检测，样本应在 -20~-15℃冷冻保存。冷冻样本只能融化 1 次，如果重复冻融，样本中的分析物会发生变化。

3. 试剂

CER 试剂，4℃保存至有效期。BUFFER1，DILUTION1，WASH SOLUTION，常温保存。样本杯、稀释杯。

4. 校准

（1）定标频率：每批试剂盒必须用新鲜试剂定标 1 次（如试剂包在仪器上登记后不超过 24 h）。另外，以下情况需要再次定标。

①同一批号试剂 1 个月后（28 d）。

②7 d（放置仪器上的同一试剂盒）。

③根据要求进行定标，如质控结果超出范围时。

（2）质量监控：见内部质量控制程序和室间质量评价管理程序。

5. 主要参数

铜蓝蛋白测定主要参数见表3-17。

表3-17 铜蓝蛋白测定参数

测定	散射比浊法
时间	第一个结果 5s
样品体积（μL）	0.58
试剂体积（μL）	抗体 21
	缓冲剂 300
	稀释液 20.42

6. 操作程序

试剂定标和质控操作以及样本检测常规操作，见仪器操作规程。

7. 参考值

220～580 mg/L。

8. 干扰物质

该方法不受黄疸（胆红素＜30 mg/dl）、溶血（血红蛋白<0.5 g/dl）和脂血（脂质＜600 mg/dl）等干扰（标准，最初值的批内回收 ±10%）。

9. 临床意义

活动性结核病和硅沉着病合并的肺结核患者的血清 CP 含量升高，且随病情的好转而降低。结核性的脑膜炎患者 CSF 中的 CP 含量升高，明显高于健康人和非结核性脑膜炎患者 CSF 中的 CP 含量，且病情越重，CSF 中的 CP 含量越高，恢复期正常。用 CP 评价结核病病情严重程度较红细胞沉降率（ESR）更优。

八、酸溶性蛋白测定

酸溶性蛋白（Acid Solution Protein，ASP）是含糖较高的低分子蛋白质，可溶于高氯酸和磺柳酸，故称之为酸溶性蛋白，其主要成分是 α_1 酸性蛋白和 α_1 抗胰蛋白酶等，由肝脏和肿瘤组织或细胞等合成，在各种炎症时可作为一种急性时相反应物。ASP 测定方法常用考马斯亮蓝 G250（Coomassie Brilliant Blue G 250，CBG-250）显色。

1. 原理

将待检标本加入高氯酸，沉淀除去其他蛋白质，上清液中含 ASP，加入 CBG-250，其吸收峰由 465 nm 移至 595 nm，595 nm 时吸光度与蛋白质含量呈线性关系。

2. 试剂

（1）CBG-250 试剂：CBG-250 100 mg 溶于 95% 乙醇中，加重蒸馏水约 800 mL，加 85% 磷酸 100 mL，补足蒸馏水至 1000 mL，滤纸过滤后加浓 HCl 10 mL。

（2）0.6 mol/L 高氯酸。

（3）ASP 标准液：收集健康人的血清 50 mL，加入 0.5 mol/L 磺柳酸溶液 500 mL，混匀置室温 20 min，以每分钟 3000 r 离心 20 min，收集上清液，置透析袋内以无离子水中透析 24 h，以 PEG 6000 将其浓缩 10 倍，再以 100 mg/L 白蛋白标准液，经 CBG-250 显色再用 0.5 mol/L 磺柳酸将上述标准液稀释至 250 mg/L 的标准应用液，置冰箱中保存，可稳定 3 个月；也可直接以白蛋白作为标准。

3. 方法

取血清或胸腔积液（或腹水）0.2 mL，加入 0.6 mol/L 高氯酸 0.8 mL，混匀后，以每分钟 2000 r 离心 15 min，取上清液 0.2 mL 和标准液 0.2 mL，各加 CBG-250 5 mL 混匀，2 min 后于 595 nm 测其 A 值。

4. 计算

$$ASP（g/L）= A_{测} \div A_{标} \times 1.0$$

5. 参考值

血清 0.8 ~ 1.5 g/L。

6. 临床意义

（1）活动性肺结核患者血清 ASP 含量升高，随有效化疗的进行而下降，可用作为肺结核疗效评价的指标之一。

（2）结核性胸腔积液（或腹水）中 ASP 含量常高于 1.0 g/L。

第三节　微量元素测定

微量元素测定（Microelement）存在于人体所有组织中，其浓度相当恒定，当人体缺乏某种微量元素时，将在不同组织中产生相似的结构及生理功能异常，补充该元素能防止此类异常变化或使失去功能和结构的组织恢复正常状态。一般某元素在人体中的含量是人体重量的 1/100000，如铁、铜、锌、钴、晒等共有 41 种之多，占人体体重的 0.05%，统称为微量元素。

一、铁的测定

铁（Ferrum，Fe）在血浆中主要以 Fe+ 和运铁蛋白结合，然后运到骨髓被幼红细胞或各组织利用。铁的吸收部位主要是十二指肠，只有 Fe+ 才能被细胞吸收。结核患者由于 MTB 含有分枝菌酸（Mycobactin）与铁蛋白 Ft 竞争性结合铁离子供 MTB 生长所需，从而导致结核患者体内的血清铁降低，红细胞内血红蛋白的含量降低，呈小细胞低色素贫血。

目前，血清铁的测定方法常用双吡啶比色法和原子吸收分光光度法，后者因许多实验室受条件所限，在此仅介绍前者。

1. 原理

用亚硫酸钠作为还原剂，使血清中的 Fe^{3+} 还原成 Fe^{2+}，然后与 2，2- 双吡啶显色。根据颜色深浅，计算血清铁的含量。

2. 试剂

（1）1.3% 亚硫酸钠溶液新鲜配制。

（2）0.1%2，2- 双吡啶溶液：称取 2 双吡啶、2- 双吡啶 100 mg，用 3% 醋酸溶液溶解并稀释至 100 mL，棕色瓶中保存。如果显红色，不能应用。

（3）三氯甲烷。

（4）10% 硫酸溶液。

（5）储存标准液（0.1 mg/mL）：精确称取硫酸铁铵置于烧杯中，加蒸馏水约 50 mL，10% 硫酸溶液 20 mL，水浴中微热助溶，待稍冷后移入 1.0 L 容量瓶中，用蒸馏水稀释至刻度。

（6）铁应用标准液（0.01 mg/L）：吸取储存标准液 1.0 mL 置于 100 mL 容量瓶中，加 10% 硫酸溶液 2 mL，以重蒸馏水稀释至刻度。

3. 方法

按表 3–18 所示进行操作。

表 3-18　铁元素测定步骤

试剂（mL）	空白管	标准管	测定管
铁应用标准液	—		—
血清	—	—	2
重蒸馏水	2	—	—
0.1%2，2- 双吡啶溶液	2	2	2
1.3% 亚硫酸钠溶液	2	2	2

置沸水中加热 5 min，待冷后各加三氯甲烷 1 mL。加塞后用力混匀，以每分钟 2000 r 离心 15 min，取上清液 520 nm 测其 A 值。

4. 计算

$$血清铁(mg/L) = A_{测} \div A_{标} \times 1.0$$

5. 参考值

（1）成年人男性 0.6～1.5 mg/L。

（2）女性 0.5～1.3 mg/L。

（3）儿童 0.5～1.8 mg/L。

（4）老年人 0.4～0.8 mg/L。

6. 临床意义

活动性结核病患者的血清铁含量降低，属体内的铁丢失增加，肾结核尤为明显。

二、铜的测定

铜（Cuprum，Cu）在人体内具有特殊功用，能氧化 Fe^{2+} 为 Fe^{3+}，帮助铁的运输。铜也是血红蛋白合成的催化剂（辅助因子），参与细胞色素氧化酶、赖氨酸氧化酶的组成等。

血清铜含量随不同的测定方法有一定的差异，最理想的测定方法是原子吸收分光光度法，但因价格高而难以推广。下面介绍二乙基二硫代氢基甲酸钠比色法。

1. 原理

血清经盐酸处理后，使铜和蛋白分离，用热的三氯醋酸溶液沉淀血清蛋白，无蛋白滤液中的铜与二乙基二硫代氨基甲酸钠起显色反应。试剂中加入枸橼酸钠与铁形成可溶性的铁复合物，以排除铁的干扰。

2. 试剂

（1）2 mol/L HCl 浓盐酸与蒸馏水 2∶13 混合之。

（2）0.1% 二乙基硫代氨基酸钠：称取二乙基硫代氨基酸钠 0.1 g，用重蒸馏水溶解并稀释至 100mL，新鲜配制。

（3）30% 三氯醋酸溶液：称取三氯醋酸 20g，用重蒸馏水溶解并稀释到 100 mL。

（4）枸橼酸钠饱和溶液：如果枸橼酸钠含铜，可用以下方法除去，将枸橼酸钠饱和溶液移入分液漏斗中，加浓氨水调 pH 至 9.0，加二乙基二硫代氨基甲酸钠试剂 1 mL，用异戊醇 5 mL 抽提，弃去异戊醇层，再重复抽提，直至异戊醇层无色为止。

（5）焦磷酸钠饱和溶液：可使用 2 d。

（6）铜储存标准液（1.27 mg/mL）：称取硫酸铜（$CuSO_4 \cdot 5H_2O$）0.5 mg，置于

100 mL 容量瓶内，以重蒸馏水溶解并稀释至刻度。

（7）铜应用标准液（2.54 μg/mL）：将铜储存标准液按 1∶500 稀释即可。

3. 方法

（1）取试管 3 支，标明空白、标准和测定，在空白管中加入重蒸馏水 2 mL、2 mol/L HCl 2 mL 和 20% 三氯乙酸溶液 2 mL。在标准管中加入铜标准液 2 mL、2 mol/L HCl 2mL 和 20% 三氯乙酸溶液 2 mL。在测定管中加入血清 2 mL、2 mol/L 盐酸 2 mL，加塞。置 90～95℃水浴中 15 min，每隔 5 min 混匀 1 次，流水冷却离心。

（2）试管 3 支，标明空白管、标准管和测定管。于上述空白管、标准管中的溶液及测定管中的上清液各吸取 3.6 mL，加入相应的试管中。然后在每管中依次加入焦磷酸钠饱和溶液 0.3 mL、枸橼酸钠饱和溶液 0.3 mL、氨溶液 0.6 mL。混合后 pH 应为 8.5～9.0。此时经蒸馏水调零，460 nm 测各管的 A 值。

（3）各管比色后即在比色皿内加入 0.1% 二乙基二硫代氨基甲酸钠 0.3 mL，充分混匀后，10 min 内再测 A 值 1 次。

4. 计算

$$血清铜(mg / L) = (A_{测} - A_{空}) \div (A_{标} - A_{空}) \times 2.54$$

上列计算式中的测定管、标准管、空白管 A 值均指加二乙基二硫代氨基甲酸钠前后所得读数之差。若空白管及标准管在二乙基二硫代氨基甲酸钠之前读数均为 0，则以后在加此试剂之前，即可不必读数。

5. 参考值

（1）血清成年男性：0.7～1.4 mg/L。

（2）女性：0.8～1.55 mg/L。

（3）新生儿：0.12～0.67 mg/L。

（4）3～10 岁：0.27～1.53 mg/L。

6. 临床意义

活动性结核病血清铜含量升高，但长期服用 INH 可引起血清铜的含量下降。

三、锌的测定

锌（Zinc，Zn）是细胞生长和繁殖以及维持许多酶活性所必不可少的微量元素。当机体的锌含量降低时，免疫功能减退，对 MTB 的易感性增加。因锌参与细胞介导免疫（Cell-Mediated Immunity，CMI），控制 B 细胞分泌抗体，还与补体系统、吞噬细胞功能有关。目前，锌含量测定方法有比色法、荧光法和原子吸收分光光度法等，但仍以比色法较为实用，故此介绍吡啶偶氮酚比色法。

1. 原理

血清经蛋白沉淀剂去除蛋白，同时蛋白沉淀剂中维生素 C 使血清中铁、铜还原成 Fe^{2+} 和 Cu^{2+}，两者均能同时生成稳定的复合物。锌也能与氧化物结合，但水合氯醛能选择性地释放锌。二价锌离子与吡啶偶氮萘酚作用，在碱性条件下生成红色化合物，可比色测定。

2. 试剂

（1）三氯乙酸储存液（11.3%）：称取三氯乙酸 113 g，加少量重蒸馏水溶解后，倒入 100mL 容量瓶中，再以重蒸馏水稀释至刻度。

（2）蛋白沉淀剂：称取维生素 C 0.6g，加入 12 mol/L HCl 1 mL，11.3% 三氯乙酸储存液 5 mL，再加重蒸馏水至 50 mL。

（3）2 mol/L Tris 缓冲液。

（4）络合剂：称取氧化钠 0.15 g，溶于重蒸馏水 5 mL 中。

（5）显色剂：称取吡啶偶氮萘酚 10 mg，溶于 Triton X-100 2 mL 中，涡旋混匀约 15 min，使之溶解，再加重蒸馏水 8 mL，混匀。

（6）暴露剂：称取水合氯醛 4 g，用重蒸馏水溶解并稀释至 5 mL。

（7）锌储存标准液（1 mg/mL）：精确称取氧化锌 124.5 mg，溶于浓硝酸少许，加蒸馏水稀释至 5 mL。

（8）锌储存标准液（1 μg/mL）：将储存液稀释 1000 倍即成。

3. 方法

取试管 3 支，标明空白管、标准管和测定管。在空白管中加入重蒸馏水 1.0 mL，在标准管中加入锌应用标准液 1.0 mL，在测定管中加入血清标本 1.0 mL，充分混匀。放置 5 min 后，将测定管以每分钟 2000 r 离心，取上清液 2.0 mL，加入另一支标明为测定管的试管中，并从上述空白管及标准管中各吸出溶液 2.0 mL，加入另外两支标明为空白管和标准管中。在 3 支试管中各加入 2 mol/L Tris 缓冲液 2.0 mL，混匀后各加络合剂 0.2 mL，混匀，再各加显色剂 0.2 mL 混匀。以蒸馏水调零，550 nm 测各管 A_1 值。比色后立即向比色皿中加入暴露剂 0.2 mL，充分混合后，再在同一波长用蒸馏水校正 A 值到 0 点，读取各自 A_2 值。

4. 计算

$$血清锌 = \left[\left(A_{1测} - A_{2测}\right) - \left(A_{1空} - A_{2空}\right)\right] \div \left[\left(A_{1标} - A_{2测}\right) - \left(A_{1空} - A_{2空}\right)\right]$$

5. 参考值

血清锌 0.55 ~ 1.5 mg/L。

6. 临床意义

活动性结核病患者血清锌的含量下降，铜 / 锌比值增大，且长期服用 EB 可使血清锌的含量进一步下降。

第四节　生物化学测定

一、血清氯化物的测定

测定方法有以下几种：

（1）血清氯化物测定。氯化物是细胞外液中的主要阴离子，测定方法有汞滴定法、分光光度法、库伦安培计滴定法和现今使用最广的 ISE 方法。

（2）分光光度法。硫氰酸汞比色法，与样品中氯离子反应生成的橙红色的化合物（硫氰酸铁，460 nm）和高氯酸铁比色法，与样品中氯离子反应生成的红色化合物（氯化高铁，562 nm）。比色法的最大缺点是线性范围窄（80 ~ 125 mmol/L）。

（3）库伦 – 安培计滴定法。测定氯离子的基本原理是在稳定的电流下，银离子从银电极释放出，与样品中的氯离子结合生成的氯化银沉淀。当反应达到化学计量等当点时，反应液中一旦出现过剩的银离子，立即引发银离子发生系统的关闭。记录器自动记录银离子从发生到停止发生之间所消耗的时间。因为这个时间段的长短与样品中的氯离子浓度成正比，可以计算出氯离子的浓度。令人遗憾的是，这个方法受到其他卤素离子如 CN–、SCN– 和巯基等的干扰，又因分析前需要稀释样品，本法亦受到电解质排除作用的影响。

（4）离子选择电极法（ISE）。离子选择电极的方法广泛应用于全自动生化分析仪。离子选择电极的敏感元件是典型的银 / 氯化银或硫化银；临床分析仪中电极膜多为溶剂多聚膜掺合季铵盐阴离子的交换剂（如 3–n– 辛基丙基氨氯化葵醇）组成的活性材料，制成特殊的 PVC 管状电极，电极膜的一侧与样品溶液相接触，另一侧与内参比溶液相接触，膜电位直接与样品中氯离子的活度成正比。

（一）离子选择电极法

1. 原理

氯电极是由电极的基部和头部组成。当溶液中的氯离子与电极头部表面接触时会产生电动势，与参比电极相连，能测出样品中氯化物的浓度，以 "mmol/L" 表示。

2. 仪器

一般都是由 K^+、Na^+、Cl^- 三种电极组合的电解质分析仪。

3. 试剂

氯测定所需的试剂和定标液是与钾、钠电极应用的缓冲液和校准液组合在一起，不单独配制。

4. 操作

操作方法和步骤与用钾、钠电极测定 K^+、Na^+ 相似。

5. 附注

（1）按照仪器说明书进行操作和维护保养。

（2）每批测定都应同时插入质控血清，以保证本批的检验质量。

6. 参考值

见硝酸汞滴定法。

7. 临床意义

见硝酸汞滴定法。

（二）电量分析法

临床化学常用的氯化物测定仪是一种用电量滴定法测定氯化物的专用仪器，国内已有数家仪器厂生产。此法操作简便，也适合于常规检验。

1. 原理

体液中氯化物的电量滴定法是仪器在恒定的电流和在不断搅拌的条件下，以银丝为阳极，与不断生成的银离子和氯离子结合，生成不溶性的氯化物沉淀。当标本中银离子与氯离子的作用完全时，溶液中出现游离的银离子，此时溶液电导明显增加，使仪器的传感装置和计时器立即切断电流并自动记录滴定所需的时间。溶液中氯化物浓度用法拉第常数进行计算（96487 库仑 / 摩尔氯化物），库仑与滴定时间和电流的乘积成正比，但在实际应用时不测电流，只需准确测定滴定标本所需的时间与滴定标准液所需的时间进行比较，最后用微处理器自动换算成浓度，数字显示测定结果，以"mmol/L"报告。

2. 试剂

（1）酸性稀释液：取冰醋酸 100 mL，浓硝酸 6.4 mL 加于盛有约 800 mL 蒸馏水的 1 L 容量瓶中，用蒸馏水稀释至刻度，此溶液较稳定。

（2）明胶溶液：将明胶 6 g、水溶性麝香草酚蓝 0.1g 及麝香草粉 0.1 g 溶解于 1000 mL 的热蒸馏水中，冷却并分装于试管中，每管约 10 mL，塞紧并置冰箱保存，明胶溶液在室温中不稳定，室温过夜后即不能使用。

（3）氯化物标准液（100 mmol/L）的配制方法与上法相同。

3. 操作

（1）血清（浆）与脑脊液标本。

①滴定杯内加入去离子水 0.1 mL，酸性稀释液 4 mL，明胶溶液 4 滴，调节仪器使读数为 0。

②每天测定前应先用氯化钠标准液校准仪器。校准时，加氯化钠标准液 0.1 mL、酸性稀释液 4 mL、明胶液 4 滴，调节标准读数，使显示值为 100 mmol/L。

③同法滴定血清标本，0.1 mL 血清代替标准液，读出测定结果，此为血清氯化物的浓度。

（2）尿液：尿液中氯化物浓度的波动范围比血液大，为使所取的标本量适应仪器的测定范围，需要取不同量的标本进行测定。标本用量不得少于血清的 1/3，亦不能超过血清量的 1 倍，即 0.03 ~ 0.2 mL。尿液测定方法同血清的测定方法。

4. 附注

（1）每次滴定后，银电极用蒸馏水冲洗数次后擦干。

（2）本法的线性范围可达 150 mmol/L。

（3）不同厂家仪器的操作方法和维护保养略有差别，请严格按照说明书进行。

5. 参考值

见硝酸汞滴定法。

6. 临床意义

见硝酸汞滴定法。

（三）硫氧酸汞比色法

1. 原理

标本中的氯离子与硫氧酸汞反应，生成极难解离的氯化汞，并释放出相应当量的硫氧酸离子。后者与试剂中的铁离子结合生成色泽很深的橙红色硫氧酸铁，吸收峰在 460 nm，色泽强度与氯化物的含量成正比。

$$Hg(SCN)_2 + 2Cl^- \longrightarrow HgCl_2 + 2SCN^-$$

$$3SCN^- + Fe^{3+} \longrightarrow Fe(SCN)_3$$

2. 试剂

（1）饱和硫氧酸汞溶液：称取硫氧酸汞 2.0 g，溶于 1 L 蒸馏水中，放室温 48 h，并经常摇动，取上清液应用。

（2）硝酸汞溶液：称取硝酸汞 6.0 g，用 50 mL 蒸馏水溶解，加入 1 mL 浓硝酸并

稀释至 100 mL

（3）显色应用液：称取硝酸铁 13 g，加水约 400 mL 溶解，再加入 1.5 mL 浓硝酸、500 mL 饱和硫氧酸汞溶液和 5 mL 硝酸汞溶液，最后用水稀释至 100 mL，用塑料瓶存放，置室温保存。

（4）氯化物标准液（100 mmol/L）：配制方法同硝酸汞滴定法。

（5）空白试剂：称取硝酸铁 13 g，溶于 400 mL 蒸馏水中，加浓硝酸 1.5 mL，再稀释至 1000 mL。

3. 操作

取试管 4 支表明测定管，测定空白管、标准管和试剂空白管，然后按表 3–19 所示进行操作。

表 3–19　氯化物比色测定操作步骤

加入物（mL）	测定管	测定空白管	标准管	试剂空白管
血清	0.05	0.05		
氯化物标准液			0.05	
蒸馏水				0.05
空白试剂		3.0		
显色应用液	3.0		3.0	3.0

表 3–19 中各管混匀，置室温 10 min，分光光度计波长 460 nm，比色杯光径 10 mm，以试剂空白管调零，读取各管吸光度。

4. 计算

氯化物（mmol/L）=（测定管吸光度－测定空白管吸光度 / 标准管吸光度）× 100

5. 附注

（1）本法对氯离子并非绝对特异，其他一些卤族元素如 F^-、Br^-、I^- 亦能取代硫氧酸离子，与汞离子结合生成卤素汞，同时游离出硫氧酸离子，产生同样的呈色反应。但在正常人的血液中，上述元素的含量很低，这种干扰可以忽略不计。若接受大量含上述卤素离子的药物治疗时，可使血清中的氯测定结果偏高。

（2）本法的线性范围较窄（80～125 mmol/L）。若标本中的氯化物含量 125 mmol/L 或低于 80 mmol/L 时，应将标本用蒸馏稀释水进行 1∶1 稀释或将标本用量加大 0.5 倍后再进行检测，其结果乘以稀释倍数或除以标本加大的倍数。

（3）显色应用液的呈色强度与硫氧酸汞和硝酸汞的含量有关。如果呈色过强，线性范围在 125 mmol/L 以下，要增加硝酸汞的用量；呈色太弱，要增加硫氧酸汞的用量。因此，在测定前要调整好显色应用液的灵敏度，在波长 460 nm、比色杯光径 10 mm，标准管的吸光度值应在 0.4 左右为宜。

（4）本法呈色温度应不低于20℃，室温过低。易产生混浊，影响比色。

（5）本法适用于自动生化分析仪，反应条件易控制，所测结果比较理想。若用手工法测定，每批应采用3点标准（70 mmol/L，100 mmol/L，120 mmol/L），可克服标准曲线不通过零点及不同温度呈色不一致而带来测定结果的误差。

（6）每批标本测定，应同时测定正常和异常值的质控血清，所得值应该在允许误差范围内，否则应寻找误差原因。

6. 参考值

见硝酸汞滴定法。

7. 临床意义

见硝酸汞滴定法。

(四) 硝酸汞滴定法

1. 原理

汞滴定法是最早用于生物体液中氯化物测定的一种方法。

氯化汞是可溶性、难解离的化合物，电离度远远低于指示剂二苯胺脲汞。当用硝酸汞溶液滴定时，汞离子首先与血清（或血浆或脑脊液）样品中的氯离子结合，生成可溶性难解离的氯化汞，此时不与二苯胺脲结合。当滴定到达终点时，过量一滴硝酸汞，即与二苯胺脲络合，生成淡蓝紫色的二苯胺脲汞。根据硝酸汞的消耗量，可计算出氯化物浓度。

2. 试剂

（1）硝酸汞溶液（2.5 mmol/L）：称取硝酸汞 0.875 g 溶于 1L 去离子水（含有浓硝酸 3 mL）中，此溶液配制后放置 2 d，经滴定标化后使用。

（2）指示剂：称取二苯胺脲（二苯偶氮碳酰肼或称为苯基卡巴踪）0.1 g，溶于 100 mL 95% 乙醇中，置棕色瓶内，放冰箱保存，可使用 1 个月。

（3）氯化物标准液（100 mmol/L）：将氯化钠（AR）置 110～120℃烘箱中干燥 4 h，取出置干燥器中至恒重，准确称取 5.845 g，用去离子水溶解后移至 1 L 容量瓶中，并稀释至刻度。

3. 操作

在测定管中加入血清（脑脊液或尿液）0.1 mL，加去离子水 1 mL、指示剂 2 滴，混合，此时溶液为淡红色。用微量滴定管将硝酸汞溶液慢慢地加入，边滴边混匀，直至出现不消退的淡紫色为终点，记录硝酸汞溶液的滴定用量（mL）。在标准管中加入氯化物标准液 0.1 mL，和测定管同样操作，记录硝酸汞溶液的滴定用量（mL）。

如果标本溶血、黄疸、重度混浊，用血清直接测定时的终点难以判断。可取血清 0.2 mL 于小试管中，加入强酸蛋白沉淀剂 1.8 mL，边加边摇，放置数分钟后离心。取血滤液 1 mL 于试管中，加入指示剂 2 滴如上述方法一样滴定至出现不消退的淡紫色，记录硝酸汞溶液的滴定用量（mL）。

4. 计算

$$血清（血浆/脑脊液）氯化物浓度（mmol/L）=测定管硝酸汞溶液的滴定用量（mL）/$$
$$标准管硝酸汞溶液的滴定用量（mL）\times 100$$

5. 附注

（1）实验所用器皿必须干净，滴定管固定专用，以保证结果准确一致。

（2）取血后应迅速将血浆或血清分离，以免因血浆中的 HCO^- 与红细胞内氯离子发生转移而使血浆氯化物测定结果偏高。

（3）指示剂的选择：二苯胺脲指示剂有两种，一种为二苯卡巴腙（Diphenyl Carbazone），化学名称为苯基碳偶氯苯或二苯偶氯碳酰肼，这种指示剂终点明显、稳定；另一种为二苯卡巴阱（Diphenyl Carbazide），化学名称为二苯基碳酰二肼。这种指示剂终点不太明显，变色迟缓。就灵敏度而言，前者比后者高约 3 倍，购买时应选择前者。配好的指示剂不太稳定，曝光后更易变质，必须置棕色瓶中避光保存。

（4）pH 对显色的影响：本法确定的样品液应为弱酸性（pH 6.0 左右），滴定终点明显。若标本偏碱（如碱性尿），加指示剂后出现红色，应加入数滴 0.1 mol/L 的硝酸，使红色消失后再行滴定，但过酸（pH 4.0 以下）时终点也不明显。

（5）每天在滴定标本的同时应与定值质控血清一起运行，便于保证质量。

（6）不去除蛋白标本的滴定结果要比去除蛋白者高 1~2 mmol/L，这可能是部分汞离子与蛋白质相结合的缘故。

6. 参考值

（1）血清（血浆）氯化物为 96~108 mmol/L。

（2）脑脊液氯化物 120~132 mmol/L。

（3）尿液氯化物为 170~250 mmol/L。

7. 临床意义

（1）血清（浆）氯化物增高：临床上的高氯血症常见于高钠血症、失水大于失盐、氯化物相对浓度增高、高氯血症代谢酸中毒、过量注射生理盐水等。

（2）血清（浆）氯化物减低：临床上低氯血症较为多见。常见原因有氯化钠的异常丢失或摄入减少，如严重呕吐、腹泻，胃液、胰液或胆汁大量丢失，长期限制氯化钠摄入的艾迪生病，抗利尿素分泌增多的稀释性低钠、低氯血症。

（3）脑脊液低氯血症：正常 CSF 中的氯离子比血清中高，其机制与 Donnan 平衡有关，以维持 CSF 和血浆渗透压平衡。各种细菌性脑膜炎，尤其以结核性脑膜炎患者 CSF 中的氯离子含量降低，常低于 10^6mmol/L。脑脊液为细胞外液中的一部分，低钠血症均伴有脑脊液低氯症。重症结核性脑膜炎时，氯化物含量显著降低；化脓性脑膜炎时偶见减少；普通型脊髓灰质炎与病毒性脑炎时基本正常。重型中枢神经系统感染时，抗利尿素增多，因水潴留而发生稀释性低钠、低氯血症，脑脊液氯化物相应减低。

二、乳酸的测定

血液乳酸测定有化学氧化法、酶催化法、电化学法和酶电极感应器法。化学氧化方法使用高锰酸盐或二氧化锰将乳酸氧化成乙醛和 CO_2 或 CO，然后分别测定乙醛和 CO_2 或 CO 的生成量，计算乳酸的含量。酶催化法使用乳酸脱氢酶催化乳酸氧化，生成丙酮酸和 NADH，然后用分光光度法或荧光光度法测定 NADH 的生成量，计算乳酸的含量。电化学法的原理，是在乳酸脱氢酶的催化下铁氰基团 $[Fe(CN)_6^{3-}]$ 氧化乳酸，同时本身还原成亚铁氰基团 $[Fe(CN)_6^{4-}]$。反应过程中所生成的亚铁氰基团在铂电极（参比电极为银 / 氯化银）表面被氧化，所产生的电流与亚铁氰基团生成量成正比，可计算乳酸浓度。酶电极感应器法的原理是在乳酸氧化酶的催化下氧化乳酸，生成丙酮酸和过氧化氢；过氧化氢在铂电极表面发生氧化还原反应，释放出电子，产生电流，用安培计测定过氧化氢生成量，计算乳酸浓度。

(一) 血浆乳酸测定

1. 原理

在 NAD 存在下乳酸脱氢酶催化乳酸氧化成丙酮酸，同时生成 NADH。

$$乳酸 + NAD \xrightarrow{\quad LDH \quad} 丙酮酸 + NADH + H^+$$

在 pH9.8 时，平衡偏向乳酸氧化成丙酮酸。加入肼或氨基脲与丙酮酸生成复合物，使丙酮酸不断地从反应体系中移出，进一步促进反应向右移动，从而驱动反应的完成。分光光度计波长 340 nm 监测吸光度的升高速率，计算乳酸含量。

2. 试剂

（1）Tris–EDTA–H 缓冲液（浓度分别为 499 mmol/L、11.9 mmol/L 和 226 mmol/L）溶解 Tris 60.5 g 和 EDTA•2Na 4 g 于约 800 mL 蒸馏水中加水合肼 11 mL，用盐酸或氢氧化钠溶液调节 pH 至 9.8，再用蒸馏水稀释至 1 L，放冰箱内保存，可稳定 6 个月。

（2）NAD 溶液：预先称取数份 β–NAD（sigma#7004，MW 663.4)66.3 g 置于干试管中紧塞，放冰格中保存，至少稳定 1 个月。临用前，取出 1 管加入蒸馏水 3 mL

溶解 NAD。

（3）乳酸脱氢酶溶液：纯化的 LDH 硫酸铵悬液（BM 127230），比活性约 550 U/mg。

（4）底物应用液：取 Tris–EDTA–H 缓冲液 27 mL，NAD 溶液 3 mL，乳酸脱氢酶溶液 40L 混匀，置 4℃可稳定 24 h。

（5）20 mmol/L 乳酸标准液：称取 192 mg L（+）– 乳酸锂标准品溶于蒸馏水中，置于 4℃可稳定 6 个月。

（6）乳酸标准应用液（2 mmol/L 和 5 mmol/L）：20 mmol/L 乳酸标准液用蒸馏水分别稀释成 2 mmol/L 和 5 mmol/L 乳酸标准应用液。置 4℃保存可稳定 2 个月。

3. 操作

取 15 mm × 100 mm 试管 3 支，分别编号为"测定管""标准管""空白管"，然后如表 3–20 所示进行操作。

表 3–20　酶法血浆乳酸测定操作步骤

加入物（mL）	测定管	测定空白管	标准管	试剂空白管
血浆（血清，体液）	10	10	试剂空白管	—
5mmol/L 乳酸标准液	—	—	10	—
蒸馏水	—	500	—	10
底物应用液	500	—	500	500

表 3–20 中各管立即混匀后，置 37℃水浴准确保温 5 min，各管立即加入 0.1 mmol/L 盐酸 3 mL 终止反应。分光光度计波长 340 nm，比色杯光径 1.0 cm，用蒸馏水调零，读取测定管、对照管、标准管和空白管的吸光度。

4. 计算

乳酸（mmol/L）=（测定管吸光度－对照管吸光度）/（标准管吸光度－空白管）× 5

5. 参考值

安静状态下健康成年人空腹静脉血，乳酸浓度一般低于 2 mmol/L（0.6 ~ 2.2 mmol/L）。动脉血中的乳酸水平为静脉血中乳酸水平的 1/2 ~ 2/3。餐后乳酸水平比基础空腹值高 20% ~ 50%。新生儿毛细血管血中的乳酸水平比成年人的水平约高 50%。CSF 乳酸水平与血液乳酸水平无关。0 ~ 16 岁儿童的脑脊液乳酸水平为 1.1 ~ 2.8 mmol/L。健康成年人 24 h 尿液乳酸排出量为 5.5 ~ 22 mmol/d。

6. 附注

（1）本法操作表中的试剂及其加量适用于自动分析仪操作。各实验可根据自动分析仪的型号设定参数，分别监测测定管和标准管的吸光度的升高速率，计算乳酸的浓度。

$$乳酸（mmol/L）= \Delta A_u/min/ \Delta A_s/min \times 标准管乳酸浓度$$

（2）有条件的实验室，可用荧光光度法监测 NADH，测定灵敏度更高。

（3）也可用氯化硝基四氮唑蓝（NBT）呈色法测定 NADH 的生成量。在酚嗪二甲酯硫酸盐（PMS）的存在下，使 NADH 的氢传递给 NBT，还原生成紫红色的 NAD^+（吸收峰在 530 nm），可进行比色法测定。

（4）在本法的反应过程中，样品中乳酸的含量与反应过程中 NADH 的生成量呈等摩尔关系。因此，可根据 NADH 的摩尔吸光度（e=6220）来直接计算乳酸的浓度。但是，仪器必须校准，反应条件必须标准化，必须与标准管法进行比对实验，证明结果准确。

（5）抗凝剂用肝素 – 氯化钠（1 mg 肝素，6 mg 氯化钠可抗凝 5 mL 血液）较好。抗凝血标本置冰浴中送检，应尽快分离出血浆，放水室中待测。草酸钾对 LDH 有一定的抑制作用。

7. 临床意义

见全血乳酸测定。

（二）全血乳酸测定

1. 原理

在 NAD^- 存在下，LDH 催化乳酸，氧化成丙酮酸。加入硫酸肼捕获产物丙酮酸，并促进反应完成。反应完成后生成的 NADH 与乳酸为等摩尔关系，在波长 340 nm 下测定 NADH 的生成量，计算乳酸的含量。

2. 试剂

（1）50 g/L 偏磷酸（MPA）：称取 5.0 g MPA，溶于蒸馏水中并稀释到 100 mL，新鲜配制。

（2）30 g/L 偏磷酸：称取 3.0 gMPA，溶于蒸馏水中并稀释到 100 mL，新鲜配制。

（3）Tris– 硫酸肼缓冲液，pH 9.6（Tris 79 mmol/L；硫酸 H400 mmol/L）：取 1 mol/L 氢氧化钠 350 mL，加入 Tris 4.79 g、硫酸肼 26 g、EDTA•2Na 0.93 g，以 1 mol/L 氢氧化钠调制 pH9.6，用蒸馏水稀释到 500 mL，4℃保存可稳定 8d。

（4）27 mmol/L NDA^+ 溶液：根据需要量称取 NDA^+ 溶于蒸馏水中，4℃可稳定 48 h。

（5）LDH 溶液：市售 LDH 原液，用生理盐水稀释成 1500 U/mL（如用 sigma Ⅱ型 LDH，该制品从牛心提制，每毫升含 10 mg 蛋白，每毫克蛋白具有 LDH 活性 400～600U，用盐水稀释成 3 g/mL 蛋白即可）。

（6）1 mmol/L 乳酸标准液（9.08 mg/dl）：精确称取 L– 乳酸锂 9.6 mg（或 DL– 乳

酸锂 19.2 mg），以少量蒸馏水溶解，加入 25 μL 浓硫酸，用蒸馏水稀释到 100 mL，4℃保存可长期稳定。

3. 样本采集与处理

下列措施可防止标本及时采取后血液乳酸及丙酮酸发生变化。

（1）应在空腹及休息状态下抽血。抽血时不用止血带，不可用力握拳。如非用止血带不可，应在穿刺后除去止血带至少等待 2 min 后再抽血。最好用肝素化的注射器抽血，抽取后立即注入预先称量的含有蛋白沉淀剂（预冷至4℃）的试管中。如用血浆测定，每毫升血用 10 mg 氯化钠及 2 mg 草酸钾抗凝，立即冷却标本，并在 15 min 内离心。

（2）抽血前试管编号，称重（W_m）后放入冰浴中，每份标本最好做双管分析。抽血后，立即注入上述试管中，每管 2 mL。颠倒混合 3 次，不可产生气泡，待试管温度与室温平衡后，再称重（W_b）。静置至少 15 min 后，离心沉淀（每分钟 4000 r，15 min）。上清液必须澄清，计算稀释因素 D。

$$D = (W_b - W_t)/(W_b - W_m)$$

4. 操作

按表 3-21 所示进行操作。

表 3-21　乳酸测定操作步骤

加入物（mL）	测定管	标准管	试剂空白管
Tris- 硫酸肼缓冲液	2.0	2.0	2.0
无蛋白上清液	0.1	—	—
乳酸标准液	—	0.1	—
30 g/L 偏磷酸溶液	混匀	—	0.1
LDH 溶液	0.03	0.03	0.03
NDA$^+$ 溶液	0.2	0.2	0.2

操作结束后混匀，置室温 15 min 后，用分光光度计波长 340 nm ，比色杯光径 1.0 cm，以空白调零，读取各管吸光度。

5. 计算

（1）乳酸（mmol/L）=（测定管吸光度 / 标准管吸光度）× 1.0 × D

乳酸（mg/dl）= 乳酸（mmol/L）× 9.08

（2）可根据 NADH 的毫摩尔吸光度按下式计算

乳酸（mmol/L）= 测定管吸光度 × 2.33/6.22 × D/0.1

式中，2.33 为反应液的总体积（mL），6.22 为 DADH 的毫摩尔吸光度，0.1 为上清液体积（mL）。

6. 参考值

全血乳酸 0.5 ~ 1.7 mmol/L（5 ~ 15 mg/dl）。血浆中的乳酸含量约比全血中的含量高 7%。脑脊液乳酸含量与全血接近，但中枢神经系统疾病时可独立改变。24 h 尿液排出乳酸量为 5.5 ~ 22 mmol。

7. 附注

（1）偏磷酸一般是有偏磷酸（HPO_3）及偏磷酸钠（$NaPO_3$）组成的易变混合物，偏磷酸在水溶液中形成各种多聚体 $(HPO_3)\,x$。氢离子催化此多聚体，水化成正磷酸（$HPO_3+H_2O \rightarrow H_3PO_4$）。正磷酸不沉淀蛋白质，偏磷酸溶液沉淀蛋白质的能力在 4℃时仅能维持大约 1 周。

（2）本法线性范围达 5.6 mmol/L（50 mg/dl）。

（3）本法不用过氯酸作为蛋白沉淀剂。过氯酸不能沉淀黏蛋白，干扰丙酮酸的酶法测定（若需用同一滤液作为丙酮酸测定），使 LDH 的酶促反应变慢。

（4）一般乳酸锂未标明"L–"或"DL–"，均为 DL– 型，L– 型乳酸锂价格昂贵。

8. 临床意义

组织严重缺氧时可导致三羧酸循环中丙酮酸需氧氧化的障碍，丙酮酸还原成乳酸的酵解作用增强，血中乳酸与丙酮酸比值增高及乳酸增加，甚至高达 25 mmol/L。这种极值的出现标志着细胞氧化过程的恶化，并与显著的呼吸增强、虚弱、疲劳、恍惚及最后昏迷相联系。即使酸中毒及低氧血症已得到处理，此种高乳酸血症常为不可逆的，见于休克的不可逆期，无酮中毒的糖尿病昏迷和各种疾病的终末期。

在休克、心功能失代偿、血液病和肺功能不全时，常见的低氧血症同时有高乳酸血症，在低氧血症原发条件处理后常是可逆的。在肝脏灌流量降低的病例，肝脏对乳酸的清除率显著降低，亦会出现乳酸酸中毒。

血液丙酮酸测定主要用于维生素 B_1 缺乏症的诊断。维生素 B_1 的焦磷酸酯是丙酮酸在细胞内进一步氧化分解为乙酰辅酶 A 时的脱羧辅酶。维生素 B_1 缺乏时，体内丙酮酸的氧化发生、障碍，使丙酮酸的含量增加，病毒性脑膜炎 CSF 中 LA 含量无变化，而结核性脑膜炎和化脓性脑膜炎 CSF 中的 LA 含量升高，一般高于 0.3 g/L，且结核性脑膜炎 CSF 中的 LA 含量经有效化疗 1 个月之后方才降至正常，而化脓性脑膜炎 CSF 只需 1 周有效治疗后即可正常。肺结核伴肺坏损所致的机体严重缺氧时，可致血中 LA 含量升高。

三、荧光素钠实验

荧光素钠实验（Fluorescein Sodium Test，FST）是由日本学者藤井、板田最早提出用于诊断结核性脑膜炎的一种生化实验。

1. 原理

CSF 流出的主要通道是脉络丛上皮细胞的间隙，正常情况下该通道存在一定负电荷，在 pH 下降的环境中能抑制带负电荷的物质通过，而促进带正电荷的物质通过，荧光素钠带正电荷。当患者患结核性脑膜炎时，由于 MTB 代谢，CSF 中 pH 下降，当注射一定荧光素钠后，CSF 荧光素钠含量升高，即 FST 阳性。

2. 试剂

（1）10% 荧光素钠注射液。

（2）标准管的配制：用 10% 荧光素钠分别稀释成 2×10^{-7}、3×10^{-7}、5×10^{-7}、6×10^{-7}、1×10^{-6} 和 3×10^{-6} 不同浓度的荧光素钠，各取 2 mL 于试管中，用蜡封固后避光保存。

3. 方法

按 0.3 mL/kg 计算荧光素钠的用量，深部肌内注射 10% 荧光素钠液，2 h 后常规腰穿取 CSF 2mL，置于标准管相同的试管中。在日光或紫外光下，以黑色为背景目测与标准管相比，亦可用分光光度计比色。

4. 结果判断

FST>6×10^{-7} 为阳性，FST$(3 \sim 6) \times 10^{-7}$ 为可疑，FST<3×10^{-1} 为阴性。

5. 参考值

FST 为阴性。

6. 临床意义

结核性脑膜炎和新型隐球菌性脑膜炎患者 FST 为阳性，其他类型脑膜炎患者 FST 为阴性。结核性脑膜炎和新型隐球菌性脑膜炎患者 FST 为阳性，其他类型脑膜炎患者 FST 为阴性。

四、总唾液酸测定

总唾液酸（Total Sialic Acid，TSA）又称为涎酸，是神经氨酸的 N- 乙酰或乙醇酰衍生物。人体内的 TSA 仅是乙酰神经氨酸，它是细胞膜糖蛋白和糖脂的重要成分，位于膜糖蛋白的侧链末端，参与细胞表面的多种生理功能。

TSA 测定方法较多，其中以 Aminoff 介绍的硫代巴比妥酸法应用最为普遍，以海军医学研究所的试剂盒最为简便、实用。该试剂盒内含 N- 乙酰神经氨酸标准液 1 瓶（1 m=50 μg）、TSP 测定试剂 1 瓶（500 mL）。

1. 原理

用过碘酸将唾液酸氧化成甲酰丙酮酸，甲酰丙酮酸与硫代巴比妥酸反应生成粉红色产物，红色产物最大吸收 549 nm，其吸光度与样品中的总唾液酸浓度成正比。

2. 方法

如表 3-22 所示进行操作。

表 3-22 总唾液酸测定

加入物（mL）	测定管	标准管	试剂空白管
蒸馏水	0.1	——	——
TSA 标准液	——	0.1	——
标本	——	——	0.1
TSA 显色剂	4.0	4.0	4.0

置沸水中煮沸 15 min，冷水冷却后以每分钟 2000 r 离心 5 min，空白管调零后，取上清液 570 nm 比色测其 A 值。

3. 计算

$$TSA（g/L）= A_{测} \div A_{标} \times 0.5$$

4. 参考值

血清 TSA<0.599 g/L。

5. 临床意义

（1）结核病患者中疾菌阳性血清 TSA 含量 30%～40% 的升高，随着有效抗结核治疗而下降；约 90% 的肺癌患者血清 TSA 含量升高，随着病情进展而持续升高；结核球患者血清 TSA 含量不升高。因此，检测血清 TSA 含量，可用于结核与肺癌的鉴别诊断。

（2）结核性胸（腹）膜炎患者胸腔积液（或腹水）和血清 TSA 含量均升高，其胸腔积液（或腹水）TSA/ 血清 TSA 之比 >0.5；而肿瘤合并胸腔积液（或腹水）者血清中的 TSA 升高，但升高幅度大于结核性胸（膜）膜炎，其胸腔积液（或腹水）TSA 与血清 TSA 之比 <0.5。

（3）漏出液 TSA 含量均小于 0.3 g/L。

五、色氨酸实验

1. 原理

色氨酸（Tryptophan, Try）经酸与甲醛作用之后，与亚硝酸钠产生紫色反应。结核性脑膜炎患者硝酸作用，引起类似 Try 一样的紫红色反应。

2. 试剂

（1）浓盐酸。

（2）2% 甲醛。

(3)0.6 g/L 亚硝酸钠溶液须新鲜配制，仅能保存 1 周。

3. 方法

（1）取 CSF 1.0 mL 于试管中，加浓盐酸 5.0 mL、2% 甲醛 1 滴，混匀后放置 5min。

（2）沿管壁缓慢加入 0.6 g/L 亚硝酸钠溶液 3 mL，静置 3 min 使其分层后，观察结果。

4. 结果判断

两液交界处显紫色环者为阳性，两液交界处显棕色或黄色为阴性。

5. 临床意义

如果 CSF 外观无色透明，而该试验呈阳性，多为结核性脑膜炎所致。结核性脑膜炎其阳性率较高，经链霉素治疗后阳性率下降。乙型脑炎偶见阳性，血性和脓性 CSF 该实验可呈阳性，故此实验特异性不高。

第四章 结核病免疫学诊断技术

第一节 皮肤结核菌素感染检测

一、方法原理

结核菌素皮肤试验（Tuberculin Skin test，TST）是基于Ⅳ型迟发性变态反应的一种皮肤试验，主要用于卡介苗接种后的质量监测、结核病潜伏感染诊断、临床结核病辅助诊断、鉴别诊断等。由于操作简便易行，成本低廉，是目前临床上广泛使用的辅助诊断的免疫学方法。目前，常用纯化蛋白衍生物（Purified Protein Derivative，PPD）试验。但因PPD是从结核分枝杆菌中粗提的抗原混合物，有200多种抗原成分与卡介苗（BCG）和非结核分枝杆菌（NTM）的抗原成分相同，容易发生交叉反应，故PPD皮试阳性并不能鉴别是因为结核分枝杆菌复合群感染还是卡介苗接种或接触环境中的NTM致敏所致，特异性不高。

二、适用范围

适用于结核病防治机构、结核病专科医院及综合医院等。

三、仪器设备

透明三角尺（量程为0～110 mm，分度值为0.1 mm）。

四、试剂耗材

50 IU/mL PPD试剂，2.4～5号针头1 mL一次性无菌注射器，75%乙醇，消毒棉签等。

五、操作步骤

（1）注射前应向调查对象询问其身体状况，以判断其是否适宜进行PPD皮内注射。

（2）注射部位。左前臂掌侧中、下1/3交界处的皮肤，避开瘢痕，血管和皱褶。

如果第一次注射失败或左前臂不宜注射时，可换成右前臂进行。

（3）皮肤消毒。用 75% 乙醇进行局部皮肤消毒。

（4）注射。待乙醇蒸发干燥后，用结核菌素注射器吸取一定量的结核菌素，将针头斜面和针管刻度向上，左手拉紧注射部位皮肤，右手持注射器，与皮肤组成 15°~20° 的角刺入皮内，针尖不宜过深，以针孔刚进入皮内而不见其孔为准，缓慢注入 0.1 mL（含 5 个结素单位）的 PPD 至调查对象前臂掌侧表皮内。注射局部随即出现 7~8 mm 大小的圆形橘皮样皮丘（有毛孔出现）；注射完毕后针头应停留在皮内数秒（以免结核菌素漏出），然后将针头右旋退出。

（5）注射完成后，应向受试者说明可能出现的不适症状，并通知其在注射后的 48~72h 内要进行结果测量。

六、结果判读

（1）查验反应。于注射后 72 h（48~72 h）查验注射部位反应。

（2）测量结果记录格式为：横径 × 纵径，单位为毫米（mm），以硬结的横径和纵径的平均直径进行结果判断。

①阴性结果（-）：硬结平均直径在 5 mm 以下或无反应者为阴性。

②阳性结果（+）：硬结平均直径 ≥ 5 mm 为阳性；硬结平均直径 5~9 mm 为一般阳性；10~19 mm 为中度阳性；≥ 20 mm（儿童 ≥ 15 mm）或出现水泡、坏死及淋巴管炎者为强阳性。

七、质量控制

（1）结核菌素应保存于冰箱中（2~8℃）内，接种前应查验结核菌素试剂的有效期，出现混浊、沉淀和变质，安瓿有裂纹等不宜使用，安瓿开启后在 30 分钟内使用完。

（2）注射时深度要合适，切忌注入皮下，剂量要准确即 0.1 mL。

（3）测量时应轻轻触摸硬结周围皮肤，确定硬结边缘。按照先测量横径（垂直于被注射手臂方向的硬结直径），再测量纵径（平行于被注射手臂方向的硬结直径）。

八、注意事项

（1）注意无菌操作，注射器和针头必须一人一份。

（2）配制药剂时，吸取安瓿中的药品时不能过快和吸取过多，以免起泡。

（3）注射后不要在注射部位按压揉搓和肥皂刺激，72 h 内洗手时尽量避开注射部位。

（4）注射后如果注射部位出血，可以用无菌棉签轻轻扫去，不能用力擦拭或按压。

（5）尽可能避免用激素类的药物，如果有其他异常反应及时到医院检查、处理。

（6）结果必须按照横径 × 纵径的格式进行记录，不能填写"阴性""阳性"。

（7）现患急性传染病（如麻疹、百日咳、流行性感冒、肺炎等），急性眼结膜炎、急性中耳炎、广泛皮肤病患者及过敏体质者不宜做该试验。

（8）如局部有水泡要注意保护创面，必要时用纱布覆盖，严重的脉管炎皮肤溃烂需去医疗机构进行对症处理。

（9）注射器及废弃物的处理应当符合国家生物安全管理要求。

九、临床意义

1. 婴幼儿

常用于卡介苗接种的选择和监测。阳性时常表示已感染结核菌并产生抗体而不需要接种卡介苗，阴性时则应该及时接种卡介苗。未接种卡介苗的儿童，如果皮试呈强阳性时常表示体内有活动性结核灶，应及时进行其他检查、细菌学检查、影像学检查、血沉等检查以确定诊断。

2. 成年人

因我国城镇中人口密集区成年居民的结核感染率很高，所以，如果 PPD5 单位试验阳性，仅表示有结核感染，并不一定患病；但呈强阳性时，常提示有活动性结核灶。因此，TB-PPD 试验在诊断成人结核性疾病时诊断价值受限。

3. 结核菌素试验的假阴性反应

（1）变态反应前期：初次感染结核分枝杆菌 8 周内，由于机体的变态反应尚未建立，在过敏反应前期，结核菌素试验无反应。

（2）免疫系统受干扰：急性传染病，如百日咳、猩红热、麻疹、白喉等，可使原有过敏反应暂时受到抑制，呈阴性反应。

（3）免疫功能低下、重症结核病、重度脱水、重度水肿、严重营养不良、肿瘤、结节病、艾滋病等结素反应可降低或无反应。

（4）使用糖皮质激素、免疫抑制剂者结核菌素反应也可暂时消失。

（5）某些老年人的结核菌素试验结果经常为阴性。

（6）结核菌素试剂失效或接种方法错误，也可出现结核菌素试验阴性。

第二节 γ-干扰素(IFN-γ)释放实验

结核感染者体内存在特异的效应 T 淋巴细胞, IGRA 检测采用分枝杆菌蛋白质的多肽抗原 [(这些蛋白质是 ESAT-6、CFP-10 和 TB7.7 (p4)], 所有的 BCG 菌株及绝大部分的非结核分枝杆菌(M.kansasii、M.szuLgai 及 M.marrinums 除外都不含有这三种蛋白质)刺激效应, 淋巴细胞会分泌 γ-干扰素, 检测并定量分析 γ-干扰素的浓度, 判断是否存在结核分枝杆菌特异性细胞免疫反应。γ-干扰素释放实验(Interferon Gamma Release Assay, IGRA)有两种方法, 一种是(QFTQuanti FERON, TB-GOLD 实验)酶联免疫吸附实验(QFT-G)(Celleatis Incorporated, Carnegie, Australia), 另一种是(T-SPOT 实验)酶联免疫斑点实验(Oxford Immunotec, Abingdon, UK)。

一、QFT-G 实验(酶联免疫吸附实验)

(一)方法原理

分枝杆菌结核分枝杆菌特异性蛋白质的多肽抗原 [这些蛋白质是 ESAT-6、CFP-10 和 TB7.7(p4), 所有的 BCG 菌株及绝大部分的非结核分枝杆菌(M.kansasii、M.szuLgai 及 M.marrinums 除外)都不含有这三种蛋白质] 能刺激感染结核菌者的 T 细胞产生 IFN-γ 的反应, 但在未感染者或接种卡介苗但无结核病或潜在结核感染(LTBI)风险者则不会产生反应, 利用酶联免疫实验检测并定量分析 γ-干扰素的浓度, 判断是否存在结核分枝杆菌特异性细胞免疫反应。

(二)适用范围

适用于实验室 IGRA 检测。

(三)检测样品

全血/肝素钠抗凝全血(有国内外的文献报道可应用浆膜腔积液、脑脊液等非血液样本进行检测)。

(四)仪器设备

酶标仪, 洗板机, 微量振荡器, 离心机, 恒温培养箱, 冰箱, 排枪及移液器, 计时器, QFT 分析软件等。

(五) 试剂耗材

(QFT-G) 检测试剂盒，采血管，血清保存管，TP 头等。

(六) 操作步骤

1. 采集测试者血液

(1) 向每支血液培养管 (空白对照管、TB 抗原管及阳性对照管) 充入 1 mL 测试者血液。

(2) 血液培养管充入血液后立即充分地上下振摇 10 次，确保整个试管内层都被血液覆盖，以溶解管壁上的抗原。

(3) 正确地标记血液培养管。

(4) 采血后 16 h 内，血液需尽快移至 (37±1) ℃ 培养箱中孵育。在进行孵育前，应将血液培养管在室温 (22±5) ℃ 放置，切勿冷藏或冷冻血液样本。

(5) 37℃ 孵育结束后，血液培养管以 2000～3000 RCF(g) 离心 15min 以收集血浆，吸取血浆至 1.5 mL 离心管中，放置在 2～8℃，并于 12 h 内完成检测。

2. ELISA 检测

(1) 除 100 倍浓缩酶结合物以外的血浆样本及试剂，在使用前必须在室温 (22±5) ℃ 平衡至少 60 min。

(2) 将剩余的板条回封于铝箔袋内，冰箱存放。

(3) 依试剂盒标准品的瓶签所示配制标准品，按照 S1 (标准品 1) 4IU/mL、S2 (标准品 2) 1IU/mL、S3 (标准品 3) 0.25IU/mL、S4 (标准品 4) 0IU/mL 进行稀释，所有标准品在检测时需重复测定三组。

(4) 依试剂盒所示配制酶结合物溶液，混匀时要温和，避免起泡，稀释后立即将剩余的酶结合物浓缩液放回 2～8℃ 中保存。

(5) 用多通道微量加样器将 50 μL 新配制的结合物加至 ELISA 酶标板孔中。

(6) 用多通道微量加样器将 50 μL 血浆样本加至上述酶标板的对应微孔中，最后加入标准液各 50 μL。

(7) 用酶标板振荡器将结合物与血浆样本或标准液充分混合 1 min。

(8) 以封盖覆盖酶标板，并于室温 (22±5) ℃ 孵育 (120±5) min。

(9) 孵育后，每个微孔用 400 μL 洗涤液静置 5s，至少清洗 6 次。

(10) 将酶标板面向下，在吸收纸巾上轻敲，以去除残余的洗涤液。然后在每个微孔内加入 100 μL 酶底物溶液，并用酶标板振荡器充分混合。

(11) 以封盖覆盖酶标板，并于室温 (22±5) ℃ 孵育 30 min。

（12）孵育 30 min 后，在每个微孔内加入 50 μL 终止液并混合。

（13）在终止反应后的 5 min 内，用装有 450 nm 主滤光片及 620～650 nm 参考滤光片的酶标仪来测量每个微孔的光密度（Optical Density，OD）值。

（七）结果判读

表 4-1　Quanti FERON 试验结果判读

Nil（IU/mL）	TB 抗原减去 Nil（IU/mL）	Mitogen 减去 Nil（IU/mL）	结果	判读
≤ 8.0	<0.35	≥ 0.5	阴性	不太可能感染结核菌
	≥ 0.35 和 <25%Nil 值	≥ 0.5		
	≥ 0.35 和 ≥ 25%Nil 值	任何值	阳性	很有可能感染结核菌
	<0.35 和 <25%Nil 值	<0.5	不确定	对 TB 抗原反应不确定
	≥ 0.35 和 <25%Nil 值	<0.5		
>8.0	任何值	任何值		

（1）将测量得出的 OD 值录入 QFT 分析软件进行计算，确定每个检测血浆样本的 γ-干扰素浓度。空白对照管用于调整背景、嗜异抗体效应和非特异的 γ-干扰素。因此，TB 抗原管及阳性对照管的 γ-干扰素结果需减去空白对照管的 γ-干扰素测定值，根据试剂盒厂家给定的结果判定规则来判断结果。

（2）阴性。可能不存在结核感染 T 细胞免疫反应。

（3）阳性。可能存在结核感染 T 细胞免疫反应。

（4）不确定结果。不能确定是否存在结核感染 T 细胞免疫反应。

（八）质量控制

（1）标准品 1 的平均 OD 值必须 ≥ 0.600。

（2）标准品 1 和标准品 2 重复测定的 OD 值的 %CV（变异系数）必须 ≤ 15%。

（3）标准品 3 和标准品 4 重复测定的 OD 值与其平均值之差不得超过 0.040。

（4）由所有标准品的平均吸光值得出的相关系数（r）必须 ≥ 0.98。

（5）零标准品（标准品 4）的平均 OD 值必须 ≤ 0.150。若平均 OD 值 > 0.150，则必须检查清洗步骤。

（6）以上参数都可以通过软件进行计算，标准品检测结果必须符合上述全部条件时，方可判定当次检测有效，否则应重新检测。

(九) 注意事项

(1) 向每支血液培养管充入测试者的血液时血液量控制在 0.8 ~ 1.2 mL。

(2) 血液培养管充入血液后立即充分地上下振摇 10 次，确保整个试管内层都被血液覆盖。不可剧烈摇晃使血液产生气泡或导致采血管底部的分离胶破裂，影响检测结果。

(3) 样本运送过程中的样本须要常温保存，切勿冷藏或冷冻样本。

(4) 采血后 16 h 内，血液需尽快移至 (37 ± 1) ℃培养箱中孵育。在进行孵育前，应将血液培养管在室温 (22 ± 5)℃放置，切勿冷藏或冷冻血液样本。

(5) 样本送达检测实验室后，应颠倒采血管 10 次混匀，而后立即放入 37℃条件下，直立静置孵育 20 h。

(6) 除 100 倍浓缩酶结合物以外血浆样本及试剂，在使用前必须在室温 (22 ± 5)℃平衡至少 60 min。

(7) 血液样本和试验废弃物处理应当符合国家生物安全管理要求。

(十) 临床意义

(1) 结核潜伏感染检测。

(2) 活动性结核病诊断。

(3) 密切接触者及高危人群筛查、医务工作者、HIV 患者、风湿患者等。

(4) 菌阴肺结核、肺外结核、儿童结核辅助诊断。

(5) 结核病疫情监测和流行病学调查。

(6) 疑似结核病的鉴别诊断、诊断或排除结核病及评估是否有结核感染的可能性时，须结合流行病学、病史、医学和其他诊断结果一起考虑。

(7) 阴性检测结果不能排除结核分枝杆菌感染或结核病的可能性。导致假阴性结果的原因可能是感染阶段 (如在发生细胞免疫反应之前采集标本)、患有影响免疫功能的疾病、静脉穿刺后血液培养管的操作不正确、检测操作不正确或其他免疫学改变。

(8) 阳性检测结果不能作为判定结核菌感染的唯一或绝对依据，虽然所有种类的 BCG 疫苗及大部分已知的非结核分枝杆菌并不含有 ESAT-6、CFP-10 及 TB-7.7 (p4)，但 M.kansasii、M.szu Lgai 或 M.marinum 感染可使检测结果呈阳性。若怀疑有这些细菌感染，则应该用其他方法进行检测。

二、T-SPOT 实验 (免疫斑点实验)

(一) 方法原理

将 PBMC、结核特异的混合抗原 A 和混合抗原 B (分别为 ESAT-6 和 CFP-10 的部分多肽片段)，与对照试剂一起加入预先包被抗 IFN-γ 抗体的微孔培养板进行培养。当 PBMC 中存在结核特异 T 细胞时，培养液中加入的结核特异的混合抗原 A 和混合抗原 B 将刺激其分泌 IFN-γ。分泌的 IFN-γ 被微孔板上的抗 IFN-γ 捕获，再次加入碱性磷酸酶标记并针对不同 IFN-γ 表位的二抗与被捕获 IFN-γ 结合，滞留在微孔板表面，显色底物在反应部位被酶分解形成不溶性色素沉淀斑点。每 1 个斑点代表一个结核特异的效应 T 细胞。根据斑点数可以推测体内是否存在对结核分枝杆菌反应的效应 T 细胞。

(二) 适用范围

适用于实验室 IGRA 检测。

(三) 检测样品

外周肝素 / 肝素锂 / 肝素钠抗凝全血。

(四) 仪器设备

37℃、5% 的 CO_2 培养箱，生物安全柜，水平冷冻离心机 (离心力 350 ~ 1800 g，离心半径 > 13 cm)，显微镜或血细胞计数仪，冰箱，ELISPOT 读板仪，水浴箱等。

(五) 试剂耗材

T-SPOT 专用试剂盒，Ficoll 淋巴细胞分离液，0.4% 台盼蓝染液，AIM-V 培养液，RPMI1640 培养液，PBS 缓冲液，双蒸水或去离子水，15 mL 尖底无菌离心管，一次性无菌吸管，1.5 mL 微量离心管，无菌枪头 (1 mL/100 μL/10 μL) 等。

(六) 操作步骤

1. 采血

采用肝素 / 肝素锂 / 肝素钠抗凝采血管采集外周静脉血，不得使用 EDTA 抗凝。样本采集后应尽快进行外周血单个核细胞 (PBMCs) 的分离，室温保存 (18 ~ 25℃) 时间不应超过 4h，不得冷藏或冷冻。免疫力正常的患者，根据以下标准从静脉血的样本中获得足够数量的 PBMCs 用于实验：

(1) 成年人或 10 岁以上的儿童：6～8mL 静脉血。

(2) 2～9 岁儿童：4～6 mL 静脉血。

(3) 2 岁以下儿童：2～3 mL 静脉血。

2. 外周血单个核细胞（PBMCs）的分离

样本等体积与室温预热的 RPMI1640 不完全培养液混匀，按 2～3∶1 的比例小心地将血样加在 Ficoll 淋巴细胞分离液上层，注意不能将血样与分离液混合，18℃ 1000g 离心 22 min 后，用吸液管吸取白色、云雾状 PBMCs 层并转移至 15 mL 尖底离心管中。

3. 细胞洗涤

加入 RPMI1640 培养液至 10 mL，18℃600g 离心 7 min，离心后小心地弃去上清，加入 1 mL AIM-V 或 RPMI1640 培养液，轻缓重旋细胞沉淀，加入 AIM-V 培养液至 10 mL，18℃350 g 离心 7 min，离心后小心地弃去上清，加入 0.7 mL AIM-V 培养液重悬细胞。

4. 细胞计数

在 1.5 mL 离心管中加入 10 μL 已制备样品细胞悬液和 40 μL 的 0.4% 台盼蓝染液，吸出 10 μL 混合悬液加入血细胞计数板进行活细胞计数（也可使用自动血细胞计数仪自动计数）。试剂盒一般要求加入每孔细胞数量需 250000 个，每个样品加样 4 孔，每孔加入 100 μL，共需要 4×100 μL+100 μL 耗损 = 0.5 mL 细胞稀释液，计算细胞终溶液浓度后配制每 100 μL 中含有 25 万个细胞的标准溶液 500 μL。稀释前确保细胞悬液充分混匀，简化公式：

(1) 手工显微镜计数法。

需要的细胞悬液量（mL）=25/细胞计数值

需要的 AIM V 培养液量（mL）=0.5－25/细胞计数值

(2) 自动血细胞计数法。

需要的细胞悬液量（mL）=1.25/白细胞计数值

需要的 AIM V 培养液量（mL）=0.5－1.25/细胞计数值

5. 加样及孵育

将培养板从铝封袋中取出恢复至室温，按顺序加入：50 μL AIM V 至阴性对照孔，50 μL 抗原 A 至抗原 A 孔，50 μL 抗原 B 至抗原 B 孔，50 μL 阳性对照至阳性对照孔，在上述 4 孔中分别加入已制备细胞稀释工作液 100 μL（含 250000 个细胞）。将培养板放入保持湿润的 37℃ 5%CO_2 培养箱孵育 16～20 h。

6. 斑点形成及计数

（1）从冷藏室取出浓缩标记二抗和底物工作液，室温平衡，用无菌 PBS 按 1∶200 制备新鲜标记抗体工作液（即用即配）。

（2）从培养箱取出培养板，弃去孔内液体，用新鲜的 PBS 缓冲液重复洗涤至少 3 遍；每个反应孔加入 50 μL 新鲜配制的酶标抗体工作液，2～8℃孵育 1 h。

（3）用 PBS 洗涤 4 遍去除未结合酶标抗体，每个反应孔加入 50 μL 底物显色溶液室温孵育 7 min。

（4）以蒸馏水冲洗终止反应，在 37℃ 2～3 h 或室温过夜干燥培养板。

（5）使用显微镜、放大镜或自动计数仪进行斑点计数。

（七）结果判读

（1）通常阴性对照没有或仅有很少斑点，阳性质控对照孔斑点数应当超过 20 个或遍布整个反应孔（斑点数量太多）。

（2）当阴性对照孔斑点数 > 10 个或阳性对照孔斑点数 < 20 个时，检测结果无效。

（3）根据抗原 A 和／或抗原 B 孔的反应判断结果：

①阴性对照孔斑点数为 0～5 个时，阳性样本应为（抗原 A 或抗原 B 斑点数）—（阴性对照孔斑点数）≥ 6。

②当阴性对照孔斑点数 ≥ 6 个时，阳性样本应为（抗原 A 或抗原 B 斑点数）≥ 2x（阴性对照孔斑点数）。

（4）如果阳性对照孔结果良好，但抗原 A 或抗原 B 均达不到阳性样本判断标准，则结果为阴性。

（5）当阴性对照孔斑点数 ≤ 10 个或阳性对照孔斑点数 ≥ 20 个时（抗原 A 或抗原 B 斑点数）—（阴性对照孔斑点数）=5～7 个，此结果为灰区值，推荐另取标本复查。

（6）虽然所有种类的 BCG 疫苗及大部分已知的非结核分枝杆菌并不含有 ESAT-6、CFP-10，但 M.kansasii、M.szulgai、M.marinum 或 M.gordonae 感染可使检测结果呈阳性，若怀疑有这些细菌感染，则应该用其他方法进行检测。

（7）极少数人群的 T 细胞对 PHA（阳性对照）刺激无反应。

（八）质量控制

（1）T 细胞斑点实验必须由经过专门培训合格、操作熟练的技术人员完成。

（2）离心机温度控制在 15～25℃。

（3）需用肝素／肝素锂／肝素钠抗凝采血管采集全血，不得使用 EDTA 抗凝。

（4）采集后的血液标本必须室温保存，不能冷藏和冷冻，采血后必须将采血管上下颠倒 8～10 次，确保血液与抗凝剂充分混合，血液采集后 8 h 内进行细胞分离及实验。

（九）注意事项

（1）注意无菌操作避免试剂、检测孔、细胞悬液和细胞培养液的污染。

（2）请勿使用移液器去除板内液体，避免造成培养膜损坏。

（3）不同的分离和洗涤技术、培养时间和／或温度将会影响结果。

（4）不完全 RPMI1640 培养液也可以用作细胞洗涤阶段，但在最后重悬和配制标准溶液时需使用 AIM-V 培养液，以便更好地去除内源性干扰因素。

（5）细胞培养液使用前需预温至 37℃。

（6）不要把培养板堆叠，这样会导致温度不均匀和空气不流通而影响结果，吸取细胞稀释液前必须彻底混匀。

（7）不能用含有 TWEEN 或其他去污成分的 PBS 缓冲液，否则会导致较高的本底结果。

（8）抗原刺激诱导的斑点特征是清晰的深色颗粒沉淀，仅计数清晰的斑点，忽略小的及不清晰的斑点。

9. 血液样本和试验废弃物处理应符合国家生物安全管理要求。

（十）临床意义

同 Quanti FERON 试验。

第三节 抗原抗体检测

一、方法原理

结核抗体检测的基本原理是采用已知的结核特异性抗原来检测待检标本中所含的特异性抗体。如果待检标本中含有能与特异性抗原相结合的抗体，则出现阳性检测结果，反之为检测结果阴性。

由于活动性结核患者体内存在的结核特异性抗体主要为 IgG 和 IgM 两类，其中 IgG 包括 1～4 个亚类。IgG 类结核抗体是最主要的特异性抗体，由于其含量较高，且持续时间较久，因此，是结核病血清学诊断首选的测定抗体。IgM 类结核抗体由于出现在感染早期，且持续时间较短。因此，有助于结核病的早期诊断，尤其适用于结核性脑膜炎之类的急性感染。

二、适用范围

结核抗体检测可作为活动性肺结核的辅助诊断方法之一，也可用于无痰肺结核患者、儿童结核、肺外结核的辅助诊断方法，以及结核病血清流行病学调查。

三、检测样品

检测样品最常见的是血清，有些试剂盒也可用于检测血浆或全血样品中的结核抗体，至于其他体液样品如脑脊液、胸腹水、尿液、关节腔液、痰、心包积液、支气管冲洗液、淋巴结穿刺液等，理论上也可用于检测，但因这些样品中免疫球蛋白的含量明显低于血清，因此会影响检测结果的准确性产生影响。除非所用的检测试剂盒说明书上有注明可用于上述样品的检测，否则即为随意扩大使用范围。

四、仪器设备

由于检测结核抗体的方法不同，所以使用的仪器设备也有不同。使用酶联免疫吸附试验（ELISA）检测试剂盒，需要使用酶联免疫检测仪；而使用胶体金检测试剂盒的一般采用肉眼观察判读结果，如能使用胶体金读数仪判读结果则能减少人为判读可能造成的误差。

五、试剂耗材

尽管检测结核抗体的试剂盒种类很多，但一定要使用有国家主管部门批准文号的试剂盒。一般所用试剂盒中已经包含所有需要的试剂耗材，不需另行准备。个别试剂盒可能需要自行准备吸头等简易耗材，应该注意使用质量好的耗材。

六、操作步骤

不同检测方法的试剂盒操作步骤不同，但必须按照试剂盒的说明书进行操作。结核抗体检测目前最常用的检测试剂盒主要归属于三种方法，即斑点免疫渗滤法、斑点免疫层析法和酶联免疫吸附试验，它们的操作步骤不同，分述如下。

(一) 斑点免疫渗滤法的基本操作步骤

（1）在点样有结核抗原的微孔膜上滴加少量待检标本，待渗入。
（2）滴加洗涤液数滴，待渗入。

（3）滴加胶体金、标记金标记的抗体 2 滴，待渗入。

（4）同上洗涤，15～30 min 观察结果。

(二) 斑点免疫层析法基本操作步骤

斑点免疫层析法只需 1 个试剂、1 步操作即可完成检测，即取待检标本 50～100 μL 加于测试的微孔膜上，加入 5 滴稀释液，反应 15～30 min 观察结果。

(三) 酶联免疫吸附试验基本操作步骤

目前，检测结核抗体的酶联免疫试剂盒是采用的间接酶联免疫吸附试验，其主要操作步骤如下：

（1）在包被有结核特异性抗原的酶标板中加入稀释过的待检血清样本 0.1 mL，37℃反应 60 min。

（2）取出酶标板，用 PBS 洗涤 3 遍，每遍 3 min，拍干。

（3）每孔加入 0.1 mL 工作浓度的酶标记抗人 IgG 或酶标记的葡萄球菌 A 蛋白，37℃反应 30 min 或 60 min。

（4）同上洗涤、拍干。

（5）每孔加入 0.1 mL 底物，37℃反应 10 min 或 15 min。

（6）每孔加入反应终止剂 0.05 mL，用酶标仪读取各孔的 OD 值，判定检测结果。

七、结果判读

(一) 斑点免疫渗滤法结果判读

试剂质控点出现红色小点，样本测试区域也出现红色斑点，为结核抗体检测结果阳性；如仅试剂质控点出现红色小点，样本测试区域未出现红色斑点，则为检测结果阴性；如试剂质控点未出现红色小点，无论样本测试区域是否出现红色斑点，均为检测试剂失效。

(二) 斑点免疫层析法结果判读

试剂质控线出现一条红色条带，样本测试区域也出现一条红色条带，则为结核抗体检测结果阳性；如仅试剂质控线出现一条红色条带，样本测试区域未出现红色条带，为检测结果阴性；如试剂质控线未出现红色条带，无论样本测试区域是否出现红色条带，均为检测试剂失效。

(三)酶联免疫吸附试验检测结果判读

以空白对照管调零点，测试阴性对照、阳性对照和待检样本的 OD 值（A450），以待检样本的 OD 值≥临界值（Cut-off）为结核抗体检测结果阳性；待检样本的 OD 值＜临界值为结核抗体检测阴性；如阴性对照检测结果为阳性或阳性对照检测结果为阴性，则表明本次检测结果存在问题，需要重新检测。

八、质量控制

（1）尽可能使用新鲜样本进行检测，避免反复冻融。

（2）每次检测必须设置阴性和阳性对照。

（3）不同批号的检测试剂不能混合使用。

（4）必须严格掌握检测反应的时间和温度。

（5）必须在阴性和阳性对照结果正确的情况下才能判定待检样本的检测结果。

（6）所有试剂必须在有效期内使用。

（7）酶联免疫吸附试验检测结果一定要用酶标仪进行结果判读。

九、注意事项

（1）严格按照试剂盒的操作说明书进行操作。

（2）对于冰箱冷藏样本检测前应低速离心 5~10 min，以去除冷凝蛋白对检测结果的影响。

（3）检测之前需将试剂盒从冰箱取出，在室温放置 30 min 预热。

（4）介于阴性和阳性之间的样本检测结果应该重复一遍以保证检测结果的可信度。

十、临床意义

（1）结核抗体检测结果呈阳性提示机体受过结核分枝杆菌感染，或正处于感染期。

（2）结核抗体检测结果阳性者需结合临床表现和其他实验室检测结果综合诊断活动性肺结核患者。

（3）少数个体由于免疫功能低下不产生足量的结核抗体，因此，即使结核抗体检测结果为阴性也不能排除活动性肺结核。

（4）由于其他少数几种非结核分枝杆菌感染也会导致结核抗体的含量上升，因此，需要进行其他项目检测，以排除非结核分枝杆菌引起的假阳性。

（5）某些接种过卡介苗的人体也会出现结核抗体检测阳性，在判定其临床意义时需要注意。

（6）某些患者血清中存在游离的可溶性结核抗原，可与血清中的结核抗体结合，形成免疫复合物，导致结核抗体检测结果阴性。

（7）由于结核抗体检测存在一定的假阳性和假阴性，因此，在判断其临床意义时需要综合考虑。

第四节　细胞因子检测

近年来，随着细胞和分子免疫学的进展，有关细胞因子（Cytokine，CK）在结核病免疫学诊断中的作用有了广泛而深入的研究。这些细胞因子包括肿瘤坏死因子-α（Tumor Necrosis Factor-α）、白细胞介素（Interleukin，IL）和干扰素（Interferon，IFN），其中，TNF-α 和可溶性白细胞介素 2 受体（Soluble-interleukin-2receptor，SIL-2R）备受关注，它们是体内细胞因子网络的重要组成部分。

TNF 分为两大类：由活化的巨噬细胞产生的称为 TNF-α，由活化的 T 细胞产生的称为 TNF-β。TNF-α 是启动抗菌炎症反应的关键细胞因子，是由 157 个氨基酸组成的非糖基化蛋白质，分子量为 17kD，它同其他细胞因子共同参与维持机体内环境等生理过程，同时又介导感染、创伤及免疫应答反应。在正常情况下，血液中的 TNF-α 水平较低，正常参考值在 0~8.1pg/ml，在外伤、炎症及应激条件下增加。一般来讲，适度的增加可提高机体的防御功能，表达下降则会造成结核分枝杆菌的大量繁殖，过度增加则会引起组织细胞的病理损害，机制不明。Price 等对此进行了研究，发现 TNF-α 能够通过自分泌和旁分泌的方式上调基质金属蛋白酶 9（Matrix Metalloproteinase-9）的分泌，后者会造成组织的破坏。TNF-α 是一类能引起肿瘤组织出血坏死的因子，也是重要的前炎症因子和免疫调节因子，同时与发热和恶病质的形成有关。TNF-α 在抗结核感染中的作用：增强机体的细胞免疫水平，促进结核性肉芽肿的形成，诱导感染结核菌的巨噬细胞凋亡，维持结核分枝杆菌的休眠状态。TNF-α 还是一种关键的负调控因子。它通过抑制 T 细胞增殖、限制活化 T 细胞数目来控制细胞免疫水平，避免宿主对结核分枝杆菌做出过激反应。TNF-α 不仅参与结核病的病理过程，且与结核病炎症反应程度相关。国内外的研究报道表明，结核病活动期的患者 TNF-α 血清中水平明显高于健康对照组。

SIL-2R 是一种重要的免疫抑制因子，与白细胞介素 2（IL-2）介导的免疫反应密切相关。IL-2是一种促进T淋巴细胞生长和繁殖的细胞因子，各种细胞表面均有能与IL-2结核的蛋白，称为IL-2受体。IL-2受体有两种：表达在细胞膜表面的膜结合型受体mIL-2R和游离于血清中的sIL-2R。sIL-2R由IL-2诱导产生，它作为一种低亲和力受体可与mIL-2R竞争结合IL-2，通过结合活化T细胞周围的IL-2，从而抑制已活化的T细胞扩增，从而抑制机体的免疫反应。有研究发现，不同浓度的sIL-2R显示不同的效应，浓度高于5 mg/L可抑制IL-2依赖性增殖，而浓度低于2.5 mg/L时则有促进作用。故sIL-2R有双向免疫调控作用。sIL-2R作为一种细胞免疫因子，在人体免疫应答中起重要的调节作用，结核病患者sIL-2R水平与机体所处的免疫状态及病情严重程度密切相关。sIL-2R作为循环中单个细胞活化的敏感定量指标，也有助于肺结核活动病情的判别。国内外的研究报道表明，结核病活动期患者血清中的sIL-2R水平明显高于健康对照组，且在结核患者的治疗过程中全程检测血清sIL-2R水平，进行疾病动态监测，根据血清sIL-2R水平的变化来有效评价疾病的发展和预后。

白介素6（IL-6）是B细胞刺激因子，能够激活巨噬细胞。它不仅仅由T细胞产生，而且也可由巨噬细胞、成纤维细胞、上皮细胞等以及其他非淋巴系统细胞产生。无论在急性还是慢性结核分枝杆菌的感染中，它能提供一种非T细胞依赖性的抗结核分枝杆菌感染方式。IL-6可以作用于B细胞和肝细胞、杂交瘤细胞、浆细胞等多种细胞，并通过它的促炎症反应活性和对其他细胞因子产生的影响来增加机体的抵抗力。在结核分枝杆菌感染中，IL-6不仅为分泌IFN-γ的T细胞的激活所必需，而且是一种主要的诱导保护性T细胞的分子，加强IFN-γ的作用。Ladel等研究发现感染结核分枝杆菌后，与野生型的对照组小鼠相比，IL-6缺陷的小鼠体内IFN-γ产生减少并且寿命减短。虽然很多研究发现IL-6诱导抗结核分枝杆菌感染的保护性免疫反应，但是也有报道说IL-6有抑制巨噬细胞对IFN-γ的反应性的不良作用。

除此之外，转化生长因子-β（TGF-β）、IL-1、IL-10、IL-12、IL-17、IL-19等细胞因子也被报道与结核病相关。有研究表明，活动期肺结核患者的外周血高表达IL-10、TGF-β；在有效抗结核治疗6个月后，IL-10、TGF-β水平均明显下降。此外，通过实验，在肺外结核、炎症部位和病变组织（胸腔积液和腹水）中也得到相同的结果，IL-12、IL-17、IL-19也在结核病患者血清或结核病患者的胸腔积液中被报道有显著性差异。系统、全面地了解这些细胞因子及其作用的方式，有助于对结核病的辅助诊断。

一、化学发光法

(一) 原理

化学发光免疫分析 (CLIA)，是用化学发光剂直接标记抗原或抗体的免疫分析方法。化学发光免疫分析法根据标记物的不同可分为三大类，即化学发光免疫分析法、化学发光酶免疫分析法和电化学发光免疫分析法。化学发光免疫分析仪是通过检测患者血清从而对人体进行免疫分析的医学检验仪器。将定量的患者血清和辣根过氧化物酶 (HRP) 加入固相包被有抗体的白色不透明微孔板中，血清中的待测分子与辣根过氧化物酶的结合物和固相载体上的抗体特异性结合。分离洗涤未反应的游离成分。然后，加入鲁米诺 (Luminol) 发光底液，利用化学反应释放的自由能激发中间体，从基态回到激发态，能量以光子的形式释放。此时，将微孔板置入分析仪内，通过仪器内部的三维传动系统，依次由光子计数器读出各孔的光子数。样品中的待测分子浓度根据标准品建立的数学模型进行定量分析。最后，打印数据报告，以辅助临床诊断。

(二) 适用范围

实验室对被分析者血液等样品中的被分析物进行分析。

(三) 检测样品

结核病患者血清或胸腹水样品。

(四) 仪器设备

全自动化学发光免疫分析仪：主要由试剂区、样品区、反应测试管加样区、反应废液区构成。

(五) 试剂耗材

化学发光检测试剂、样品杯。

(六) 操作步骤

(1) 加标准品、质控品和样品于相应的孔内。
(2) 每孔加酶联物，充分混匀。
(3) 室温下孵育。

（4）弃去孔内废液，洗涤微孔板。

（5）每孔加现配的发光底物液。

（6）室温下孵育，发光光度计上读数。

（七）结果判读

每次实验做标准曲线，待测样本根据标准曲线计算得出相应的浓度值。按照试剂盒确定的正常参考值或 Cut-off 值判断结果。定性测定报阴性或阳性即可，定量测定则报出具体的数值。

（八）质量控制

（1）内源性干扰因素类风湿因子、补体、异嗜性抗体、治疗性抗体、自身抗体、溶菌酶、磷脂、药物小分子、总蛋白浓度等。

（2）外源性干扰因素溶血、细菌污染、标本贮存时间过长、凝固不全、反复冻融。

（3）酶促化学发光一步法易出现"HOOK"效应，标本应稀释后检测。

（4）酶促化学发光测定易出现假阳性原因包括微孔板洗涤不完全，标本交叉污染，标本中存在补体、自身抗体、反复冻融现象。

（5）弱阳性标本检测不出原因包括温育时间或温度不够，发光反应时间太短，所用配制缓冲液的蒸馏水有问题。

注意事项：

（1）标本采集要避免出现严重溶血。血红蛋白中含有的血红素基团，在以 HRP 为酶标记物的化学发光测定中，容易吸附于固相，从而使后面加入的 HRP 底物反应值偏高。

（2）标本采集及血清分离要尽量避免细菌污染。

（3）标本避免反复冻融。

（4）应在疾病发展的不同阶段进行多次取样，客观反映不同个体的检测值波动情况。

（九）临床意义

1. 灵敏度高

灵敏度高是其关键的优越性，其灵敏度可达 $10 \sim 16$ mol/L（RIA 为 $10 \sim 12$ mol/L），又如化学发光底物（如 AMPPD）可检测出的碱性磷酸酶的浓度比显色底物要灵敏 5×10^5 倍。

2. 宽的线性动力学范围

发光强度在 4 ~ 6 个量级之间与测定物质浓度间呈线性关系。这与显色的酶免疫分析吸光度（OD 值）为 2.0 的范围相比，优势明显。虽然 RIA 也有较宽的线性动力学范围，但放射性限制了其应用。

3. 光信号持续时间长

辉光型（Glow Type）的 CLIA 产生的光信号持续时间可达数小时甚至一天，简化了实验操作及测量。

4. 分析方法简便快速

绝大多数分析测定均为仅需加入一种试剂（或复合试剂）的一步模式。

5. 结果稳定、误差小

样品系直接自己发光，不需要任何光源照射，免除了各种可能因素（光源稳定性、光散射、光波选择器等）给分析带来的影响，使分析结果灵敏稳定可靠。

6. 安全性好及使用期长

免除了使用放射性物质，到目前为止还未发现其危害性；试剂稳定，保存期可达一年。

二、酶联免疫法

(一) 原理

酶联免疫吸附分析法是把抗原（抗体）的免疫反应和酶的高效催化作用原理有机地结合起来的一种检测技术。该技术主要的依据有三点：第一，抗原（抗体）能结合到固相载体的表面仍具有其免疫活性；第二，抗体（抗原）与酶结合所形成的结合物仍保持免疫活性和酶的活性；第三，结合物与相应的抗原（抗体）反应后，结合的酶仍能催化底物生成有色物质，而颜色的深浅可定量抗体（抗原）的含量。酶联免疫吸附分析法主要有三种测定方法，即间接法、抗体夹心法和竞争法。前两种方法主要用于测定抗体和大分子抗原，适用于临床诊断，竞争法是测定小分子抗原的方法。

(二) 适用范围

实验室对被分析者血液等样品中的被分析物进行分析。

(三) 检测样品

结核病患者血清或胸腹水样品。

(四) 仪器设备

酶标仪，洗板机，孵育箱。

(五) 试剂耗材

酶联免疫 96 孔板。

(六) 操作步骤

1. 加受检标本

使之与固相抗体接触反应一段时间，让标本中的抗原与固相载体上的抗体结合，形成固相抗原复合物。洗涤除去其他未结合的物质。

2. 加酶标抗体

使固相免疫复合物上的抗原与酶标抗体结合，彻底洗涤未结合的酶标抗体，此时，固相载体上带有的酶量与标本中受检物质的量呈正相关关系。

3. 加底物液

夹心式复合物中的酶催化底物成为有色产物，根据颜色反应的程度进行该抗原的定性或定量。

(七) 结果判读

按照试剂盒确定的正常参考值或 Cut-off 值判断结果，定性测定报阴性或阳性即可。

(八) 质量控制

同化学发光法。

(九) 临床意义

（1）高敏感性和特异性，几乎所有的可溶性抗原（抗体）系统均可用于检测，最小测量值可达 ng 直至 pg 水平。

（2）标记试剂稳定，价格较低。

（3）无须昂贵的专业检测仪器，所需设备简单易操作。

第五节 细胞亚型检测

结核病的发生与发展不仅取决于结核分枝杆菌致病力的大小，也取决于机体免疫力的强弱。结核病发生的一个重要原因是抗体免疫防御功能减弱，表现在机体免疫细胞之间比例状态的打破以及相关细胞因子分泌发生改变，细菌乘隙而入。

机体抵抗结核分枝杆菌的机制包括细胞免疫和抗体免疫两个方面。其中，细胞免疫起着重要的作用，而细胞免疫中又以 T 淋巴细胞为主。外周成熟的 T 淋巴细胞主要具有辅助或诱导免疫应答，杀伤靶细胞和抑制免疫应答的功能，对介导细胞免疫和局部炎症反应、清除细胞内病原体起着重要作用。T 细胞特有的标志 TCR 和 CD3 是重要的表面抗原，再按 CD 分子表达的不同将 T 细胞分为 $CD4^+$ 和 $CD8^+$ 两大亚群，又称为辅助性 T 细胞（Helper T Cell，Th）和细胞毒性 T 细胞（Cytotoxic T Cell，Tc or CTL）。正常生理情况下，T 淋巴细胞及其亚群的数目在周围组织中相对稳定，γδT 细胞占外周血 T 淋巴细胞的 5% ~ 10%，αβT 细胞占外周血 T 淋巴细胞的 90% ~ 95%，αβT 细胞中 CD4、CD8 T 细胞亚群及 Treg 细胞亚群又是机体主要的细胞群，它们在体内水平的高低及功能状况直接影响机体免疫力，一旦机体免疫细胞分布失衡，就可能造成机体免疫功能紊乱，易导致结核病的发生与发展。结核病的体液免疫是以 B 淋巴细胞为介导，主要功能是产生特异性抗体。NK 细胞的主要功能是识别和杀伤某些肿瘤细胞和病毒感染的细胞。

以前 T 细胞表面标志物（抗原）的检测方法有间接免疫荧光法、免疫细胞化学法（如 APAAP 酶免疫桥联法、抗体致敏细胞花环法），这些方法因影响因素多、操作稍有不同，所得结果差异较大，因此，已逐步被别的方法所取代。目前，检测 T、B 和 NK 细胞最简便的检测方法是用流式细胞检测技术测定它们的表面标志物，如检测 T 细胞膜上的分化抗原（CD）群：CD3、CD4、CD8，检测 B 细胞膜上的抗原（CD）群：CD19、CD20、CD22，检测 NK 细胞的特异表面标志抗原：CD56 和 CD16。

一、流式细胞术

流式细胞术（Flow Cytometry，FCM）是以流式细胞仪为检测手段的一项能快速、精确地对单个细胞理化特性进行多参数定量分析和分选的新技术。它借鉴了荧光标记技术、激光技术、单抗技术和计算机技术，具有较高的检测速度与统计精确性，而且从单一细胞可以测得多个参数，为生物医学与临床检验提供了全新的视角和强有力的技术手段。

流式细胞仪中涉及的散射光信号分为前向散射光（Forward Scatter，FSC）和侧向散射光（Side Scatter，SSC）。前向散射光（FSC）亦称为零度散射，主要反映细胞的大小和形状。侧向角散射光（SSC）也称为九十度散射，主要反映细胞内颗粒物质的大小和数量多少。根据这些散射光的特性可以初步将细胞分类。如果样本细胞经一种或几种特殊荧光标记，经激发光源的激发，样本细胞表面不同的荧光染料可以产生不同的荧光信号。其强度代表了所测细胞膜上抗原的浓度或所测细胞核内物质的浓度。通过对这类特异的荧光信号的检测和定量分析就能了解所研究细胞参数的存在，并加以定量。

由于各种荧光染料分子结构的不同，其荧光激发光谱与发射光谱也各异，如异硫氰酸荧光素（FITC），荧光信号波长 513 nm；甲基若丹明（PE），荧光信号波长 575 nm；叶绿素蛋白（Percp）为 675 nm。

（一）临床应用范围

（1）在感染性疾病（如结核病）、慢性乙肝、恶性肿瘤患者、自身免疫性疾病中的应用。

（2）T 细胞亚群用于器官移植后排斥反应的监测、在艾滋病监测中的应用、在血液病学中的免疫分型、骨髓移植和干细胞移植的监测、在免疫血液病中的应用，如阵发性睡眠血红蛋白尿症（PNH）的临床诊断。

（3）细胞周期分析、DNA 倍体分析及细胞凋亡分析。

（4）细胞因子检测 / 胞内钙离子、pH 测定，胞内活性氧检测。

（二）适应的样本

可检测的样本种类多样：各种细胞（如外周血、骨髓、细针穿刺、灌洗液、实体组织、悬浮或贴壁培养的细胞），微生物，人工合成微球等；血清、血浆、培养上清、细胞裂解液等。

二、流式细胞术在外周血 T 淋巴细胞亚群中的测定

（一）方法原理

流式细胞术就是对于处在快速直线流动状态中的细胞或生物颗粒进行多参数的、快速的定量分析和分选的技术。在一定压力下，鞘液带着细胞或微粒通过喷嘴中心进入流式照射室，在流式照射室的分析点，激光照射到细胞后发生散射和折射，发射出散射光；同时，细胞所携带的荧光素被激光激发并发射出荧光。前向散射光（FSC）和侧向散射光（SSC）检测器把散射光转换成电信号，荧光则被聚光器收集，

不同颜色的荧光被双色反光镜转向不同的光电倍增管检测器，把荧光转换成电信号。散射光信号和荧光信号经过放大后，再经过数据化处理后输入电脑并储存，根据细胞的散射光和荧光进行分析或分选。

T 淋巴细胞绝对计数实验原理：用已知总数的荧光微球 Beads 作为标准内参，加入一定体积的血液和荧光素标记的单克隆抗体，应用流式细胞仪中的获取和分析软件，就可以得出血中 CD3、CD4、CD8、B、NK 细胞的绝对数。

(二) 适用范围

(1) 在感染性疾病（如结核病、慢性乙肝）。

(2) 艾滋病监测中的应用。

(3) 恶性肿瘤患者。

(4) 心脑血管疾病、自身免疫性疾病、支气管哮喘、器官移植排斥反应、某些白血病、再生障碍性贫血等。

(三) 检测样品

(1) 待测样本可以为外周全血、支气管灌洗液、脑脊液、胸腹水、尿液等。

(2) 动物细胞、植物细胞或其他分子。

(四) 仪器设备

目前，国内应用比较多的流式细胞仪是 BD 系列的 FACSCalibur、BD FACS-Canto、BD FACSAria 等，Beckman Coulter 系列的 Navios 流式细胞仪，Cytomics FC500 系列流式细胞仪和德国 PARTEC（帕泰克）的 CyFlow space。

我们以 BD FACSCalibur 为例介绍一下流式细胞术测定淋巴细胞亚群在临床对结核病辅助诊断方面的应用。BD FACSCalibur 是全自动台式机，配制一个氩离子激光（激发波长 488 nm，15 mW）和一个二极管红激光（激发波长 635 nm，5 mW），能同时做三色或四色分析；多荧光素分析时，用 FACSComp 软件自动设定电子补偿；分析速度 10000 个 /S；检测灵敏度小于 100MESF；8 种自动化软件获取和分析系统，按钮式液流控制，操作方便。

1. 仪器特点

(1) 开机无须等待

预热 5 min 即可上机检测。

(2) 自动化程度高

FACSCalibur 按以用户为中心的系统设计，从自动化样本处理、自动上样，到按钮式液流控制、8种自动化软件获取和分析，每个环节都保证操作简便快捷，并提供准确客观且具有重复性的实验结果。

（3）分析速度快

荧光检测全部采用大型机优势配制——光电倍增器（PMT），以保证最快的分析速度（10000个/s）。

（4）四色分析系统

BD专利的立体空间激发系统通过双激光实现四色分析，最大限度地减少荧光信号之间的补偿，提高检测灵敏度；扩展了染料的选择范围，拓宽了仪器的应用领域，为流式细胞仪四色分析设立了行业标准。

（五）试剂耗材

三色试剂 TriTEST CD4/CD8/CD3、CD3/CD4/CD45、CD3/CD8/CD45、CD3/CD19/ CD45、CD3/CD16+56/CD45，四色荧光抗体 CD3/CD8/CD45/CD4、CD3/CD16+56/CD45/CD19，绝对计数管 Trucount Tube（内含数量已知的 Beads），溶血素 FACS Lysing Solution，标准微球 CaliBRITE3Beads，质控品 TruCOUNT Control Beads（low/medium/high）。

（六）实验步骤

操作流程如下：

（1）取50 μL全血（抗凝）加入 Trucount Ttube 中，注意血不要碰到试管底部的微球 Beads。

（2）取10 μL三色或四色标记的抗体，加入 Trucount Tube 中，注意不要碰到血。混匀，室温避光放置15 min。

（3）取出加入450 μL×FACS溶血素避光放置15 min。

（4）6h内取出上机，在 Multi test 软件下收获15000个细胞，分析结果。

在检测之前，先启动 FACSComp 软件，对仪器用 CaliBRITE Beads 试剂进行校准调试：取试剂盒中的 Unlabeled 和 APC 试剂一滴加入第一支试管，加入鞘液1ml，混匀；取4种试剂（FITC、PE、PerCP、APC 和 Unlabeled）各一滴加入第二支试管，加入鞘液2 mL，混匀。然后进行仪器的校准，选择 Lyse/NO WASH（溶血/免洗的形式）。

（5）FACS 上机检测的具体步骤。

①打开电源，启动 FACS 主机，打开电脑，在"苹果形图标"的下拉菜单中单击"Multi–SET"，进入 MultiTEST 软件。

②在出现的"Sign in"窗口中输入操作者姓名、单位、领导姓名等相关信息，计算机将保存这些相关信息，单击"Accept"。

③进入"Set up"窗口，首先在"Data Source"对话框中选择"From Cytometer: Acquisition and Analysis"，在"View Reports"中选择"Until'Next'Button Pressed"。

④然后单击"Accept"，进入"FACSComp"窗口，单击"Skip FACSComp"。

⑤进入"Test Prefs"窗口，单击下面的"Lot ID"按钮，在弹出的窗口中分别输入 Reagents ID 号、Absolute count beads 值和 ID 号；单击"Save"。

⑥在"Samples"窗口，在表格中输入相应的 Patient Name、ID、Case Number，在 Panel 中选择相应的 Panel。Panel 选择非常重要，它直接决定是做相对计数还是做绝对计数。Panel 中带后缀"Truc"的就是绝对计数。

⑦在窗口最上方"Cytometer"的下拉菜单中，单击"Instrument Setting"，在出现的新对话框中单击"Open"；打开此路径下 Facstation\BD file\Instrument Setting\Calibur.LNW 文件。调用仪器各个参数的条件，选好后单击"Set""Done"；在"Cytometer"中选择"Detectors/Amps""Threshold""Compensation""Staus"，出现相应的四个窗口。

⑧然后单击"Run"，调整散点图后，单击"Acquire"。

⑨收获完成后，可以人工调整各个门的大小，单击"Continue"；打印"Phys Report"。

⑩单击"Quit"——"Don't Save"退出 MultiTest 软件。

注意：在做绝对计数的过程中，Trucount 管上的 beads 数一定要正确输入，更换批次后也要改正 beads 数。

(七) 结果判读

使用 BD 的 MUltiset 自动软件，自动完成样本获取和分析，可得到 T、B、NK 各自占淋巴细胞的比例，T 细胞中 CD4 阳性细胞和 CD8 阳性细胞各自占淋巴细胞的比例，以及 CD4 细胞与 CD8 细胞的比值。

（1）如果 $CD3^+$ 的值升高，提示患者机体免疫亢进；如果 $CD3^+$ 的值降低，提示患者细胞免疫功能减弱，患者易感染。

（2）如果 $CD3^+CD4^+$ 的值升高，提示患者机体免疫亢进，可能发生自身免疫性疾病；如果 $CD3^+CD4^+$ 的值降低，提示患者机体免疫低下，易感染或已经感染结核菌。

（3）如果 $CD3^+CD8^+$ 的值升高，导致严重免疫缺陷，提示已经感染；如果 $CD3^+CD8^+$ 的值降低，提示患者过强免疫反应。

（4）CD4$^+$/CD8$^+$ 比值增高，提示患者机体细胞免疫功能处于"过度活跃"状态；CD4$^+$/ CD8$^+$ 比值降低，表明患者免疫功能低下，提示已经感染。

如果用绝对计数管还可得到各种细胞的绝对数。

（八）注意事项

（1）TruCOUNT 管应在 2～25℃ 密封干燥保存。从冰箱取出后，应恢复到室温再打开，取出后应在 1h 内使用；TruCOUNT 管批号不同，beads 含量不同，更换批号时注意更改 MultiSET 中的 Lot Id 和 beads count。不同批号的 TruCOUNT 管不能混用。

（2）试剂 2～8℃ 避光保存，不可冷冻。

（3）应使用新鲜标本进行试验。若患者使用免疫抑制剂，会得到异常结果。

（4）取血时要采用反向加样法，即加样枪吸取血样时打到第二档，放时打到第一档，保证血量的准确，减少误差。

（5）混匀过程中，尽量减少血样的飞溅，防止血样留在管壁上。

（6）每次上机前均应使用标准微球做质控，以保证结果的可靠性与准确性。

（7）建议实验室做自己的正常值范围。

（九）临床意义

在细菌感染性疾病诊断中，我们已经习惯用白总分检查了解感染的状态并做出相应的处理。作为细胞免疫重要内容的 T 淋巴细胞及亚群的检测在一些疾病中也有相应的结果，根据这些结果可以解释发病机制、对患者的免疫功能和预后做出判断以及指导治疗。

T 淋巴细胞亚群的检验除了在细菌感染性疾病，还在病毒感染性疾病、肿瘤性疾病、自身免疫疾病、器官移植患者及其他免疫缺损患者的发病机制、临床诊断以及治疗具有重要的意义。

T 淋巴细胞亚群也可作为判断肺结核患者免疫功能的指标，这对了解结核患者的免疫状态、指导治疗、考核疗效有一定的临床意义。在结核病治疗过程中为合理选用免疫调节剂奠定了实验理论依据。临床结核病 T 淋巴细胞亚群常见的表现如下：

（1）肺结核患者外周血 CD3$^+$CD4$^+$ T 淋巴细胞绝对计数降低、CD4/CD8 比值明显低于正常人，而 CD8 T 淋巴细胞绝对计数增高（P ＜ 0.01）。目前，有研究显示 CD8 T 淋巴细胞不一定增高。

（2）Ⅱ型、Ⅲ型、Ⅳ型结核之间比较，CD3$^+$CD4$^+$ 计数及 CD4/CD8 比值为Ⅱ型 ＞Ⅳ型＞Ⅲ型，但差别无统计学意义（P ＞ 0.05）。

（3）菌阳和菌阴组比较菌阳患者 $CD3^+CD4^+T$ 淋巴细胞计数（绝对数）及 CD4/CD8 比值较菌阴组低。CD8 T 淋巴细胞计数稍高，但差异无统计学意义（$P > 0.05$）。

（4）初治和复治组比较初治患者 $CD3^+CD4^+T$ 淋巴细胞计数及 CD4/CD8 比值治组低，CD8 T 淋巴细胞计数稍高，但差异无统计学意义。

（5）结核患者胸液中的 $CD3^+$ 和 $CD3^+CD4^+T$ 细胞比例增加，胸液中存在大量 Th1 细胞因子，且主要源于 $CD3^+CD4^+T$ 细胞亚群，可能在抗结核免疫中发挥重要作用。

（十）质量控制

1. 参考标准品

主要用于仪器性能的检查和调整，监测仪器的可靠性；提供监测数据间的比较依据。

（1）仪器的校准 FACSComp：流式细胞仪包含了一些灵敏的光电元件，为了保证实验结果的一致性，最好每天使用标准荧光微球、运行仪器质控软件 FACSComp、做仪器状况的自动检查，同时，FACSComp 检查还自动调整了淋巴细胞分析的仪器设置。

（2）标准微球监测仪器的变异系数（CV），保证仪器的光路处于最佳状态。

2. 阴性对照

必须选择阴性对照，来正确评估实验的非特异反应水平，并保证实验的非特异反应水平较低，有别于阳性结果。

3. 正常样本对照

必要时，需要使用正常样本进行仪器设置的优化，保证仪器在最佳条件下获取样本的数据文件。同时，使用正常样本做当天实验的正常对照。

4. 实验方法的选择

在样本处理的过程中，应考虑到各操作环节对实验结果的影响，如样本采集时样本的新鲜程度和保存方法、固定剂的固定效果及其对抗体染色的影响、荧光抗体的选择及非特异反应水平等。

5. 质控品

流式细胞仪检测是一个多步骤的复杂过程，一些厂家为某些临床试验项目提供与待测样本成分相近的稳定的质控物，并提供检测项目的靶值和质控范围，作为某一实验项目的全程质量检测物，评估实验结果的可靠性。比如，CD ChexTM Plus，是淋巴细胞及其亚群分析的全血质控品，对淋巴细胞亚型分析的溶血、染色和分析的全过程进行质量控制。在做质控品时，应采用与待测样本相同的处理进行平行检测。

6. 自动软件的质量保证检查

自动软件自动检测样本、自动设计分析，并自动做阴性对照、样本内参照物、统一样本不同实验管之间的一致性检查。在发现质量控制条件不满足时，结果报告中会显示相应的报警信息。

7. 质量保证

（1）必须通过仪器校正，做仪器设置的调整。

（2）使用正常人染色样本，优化仪器设置，并作为当日实验的质量控制。

（3）使用微量加样器，反向加样法精确加取样本，保证计数准确。

（4）MultiSET 软件自动做内参照物检查，并检查同一样本不同试管间的一致性，避免操作误差。

（5）做绝对计数时，应使用已知靶值及质控范围的微球（如 TruCOUNT Control）进行绝对计数检测，作为绝对计数的质控品。最好使用低、中、高三种浓度水平的质控微球，来检查绝对计数的线性范围、计数的准确性的精密度。

为了保证仪器处于最佳工作状态，除了进行校准外，仪器的定期保养非常重要，通常有日保养和月保养。在每次实验结束时均需进行日保养，有时某些样本中含有大量蛋白成分，这些蛋白成分在上样针中会有残留，如果不能有效去除这些成分，积聚过多会影响实验检测，这时在处理完含有蛋白成分的样本后，使用含有去蛋白成分的洗液清洗加样针。有时，在使用了一些附着性染料如 PI 等以后，应立即进行加样针的清洗。月保养是每月定期为仪器进行一次系统管路的大冲洗。正确的清洗维护是仪器正常工作的保证。

8. 室间质量评价计划

针对于流式细胞分析的室间质评，我国已于 2000 年由卫生部临检中心开展（检验医学信息网）。流式细胞仪参加室间质评的项目为流式细胞术（Flow Cytometry）。评价内容为淋巴细胞亚群测定:$CD3^+$（T 细胞）、$CD3^+CD4^+$（T4 细胞）、$CD3^+CD8^+$（T8 细胞）、$CD3-CD16^+CD56^+$（NK 细胞）的百分数。该中心每年组织 1 次全国流式细胞术室间质评活动，每次将 5 支质评物分发给各实验室，最终根据各实验室反馈的测试结果与靶值进行比较，并统计打分。室间质评的方法为美国 PT（Proficiency Testing）评价方案，能力比对试验（Proficiency Testing, PT）是室间质量评价技术方案之一，现已成为全球性室间质量保证系统的主要内容，以保护患者的利益和公众的福利。卫生部临检中心将按照所提供的相关统计结果，对参加单位进行评分，并给予"室间质评证书"做是否合格的描述，仅从客观上描述该单位参加全国流式细胞术室间质评的事实。

鉴于市面上的流式细胞仪品牌不同，且所使用的试剂源于各个厂家，溯源不同，卫生部临床检验中心将参加的实验室按仪器进行分组，进行室间质评。

综上所述，通过参加室间质评活动可以增强实验室对自身检测结果可靠性的认识，不断提高流式细胞检测的质量。

第五章 结核分子生物学诊断技术

第一节 传统实时荧光定量 PCR 检测

一、方法原理

荧光定量 PCR 是利用荧光信号的变化实时检测 PCR 扩增反应中每一个循环扩增产物量的变化，并通过 Ct 值和标准曲线的分析对起始模板进行定量检测的方法。该方法实现了对 PCR 指数增长期的闭管信号检测，不但检测灵敏度高、污染概率小，且可对初始模板进行相对或绝对的定量，避免了传统 PCR 主要针对线性增长期或平台期检测的种种缺陷。

依据检测方式的不同，荧光定量 PCR 可大体分为熔解曲线分析和荧光化学检测两种，在结核分枝杆菌检测试剂盒中常见的 TaqMan 探针、分子信标和杂交双探针等均属于后者。

荧光定量 PCR 检测的靶序列通常为 16S rDNA、16S rRNA 和 23S rRNA 间的内转录间隔区 ITS、仅存在于结核分枝杆菌复合群的插入序列 IS6110，以及 65kD 热休克蛋白基因、recA 基因、sodA 基因、hsp65 基因和 rpoB 基因等，主要检测结核分枝杆菌复合群 MTC 的存在与否。

由于目前认为 MTC 由人结核分枝杆菌、牛分枝杆菌、非洲分枝杆菌、田鼠分枝杆菌、canettii 分枝杆菌、caprea 分枝杆菌和 pinnipedii 分枝杆菌七种菌种组成，我国除人结核分枝杆菌和牛分枝杆菌外其余菌种较罕见，而 MTC 各成员间的 DNA 序列高度相似，具有共同的核心基因组，较难加以区分，故在临床检测中一般仅检测 MTC 存在与否即可。进一步的鉴定可检测 pncA 和 oxyR 基因的突变、PCR 扩增缺失区（Region of Deletion, RD）或 mpt40-PCR 等，可部分区分 MTC 菌种，而综合 23S rDNA、gyrB 基因和 RD1 侧翼区域的检测结果可鉴定大部分 MTC 菌种，少数菌种需要全基因组序列分析方可区分。

二、适用范围

适用于结核患者或疑似结核患者阳性培养物及临床采集标本的检测，为辅助临床诊断手段，不能取代痰涂片或培养等病原学检测，但可同步使用以提高结核病诊断的准确性和及时性。

三、检测样品

可检测患者阳性培养物或临床采集标本，如痰液、血液、体液（胸腔积液、腹水、脑脊液、关节腔积液等）、支气管肺泡灌洗液、尿液、脓液和组织等。

四、仪器设备

荧光定量 PCR 仪、生物安全柜、涡漩震荡混合器、移液器、离心机、蒸汽高压灭菌器、均质器、干式恒温器等。

五、试剂耗材

实验室可依据试剂成本、可操作性、工作量和周转时间等因素自主选择检测试剂。其中，以临床诊断为目的时应该满足国家食品药品监督管理总局 SFDA 的要求并有注册批准生产文号的试剂。

耗材均应为无菌、无 DNA 酶的 PCR 级别，主要为各种规格的带滤芯 Tip 头、带螺旋盖或后开盖的微量离心管、移液管和 PCR 专用反应管、反应板及相应的荧光定量 PCR 专用反应盖、封板膜等。

六、操作步骤

(一) 前期准备

（1）将试剂从冷藏环境中取出，平衡至室温。

（2）将患者标本条形码贴于前处理管上，或在前处理管上标记患者标本的实验室编号。

（3）打开生物安全柜备用。

(二) 标本处理

1. 痰标本

（1）对照标记的实验室序号，在生物安全柜内打开痰标本容器螺旋盖，将约 5mL 痰标本置于相应的前处理管中，旋紧痰标本容器螺旋盖。

（2）视痰标本黏稠度在其中加入 1～2 倍体积的 4%NaOH 溶液，旋紧螺旋盖后涡漩振荡 30s，使标本均质化。

（3）室温放置 15 min，待充分液化（无明显固状物且吸出时无脱丝现象）后 3000 g 离心 20～30 min。

（4）弃上清，沉淀加灭菌生理盐水 1 mL 混匀，移至 1.5 mL 离心管内 12000 r/min 离心 5 min。

（5）弃上清，沉淀加灭菌生理盐水 1 mL 混匀，12000 r/min 离心 5 min。

（6）弃上清，留取沉淀于 1.5 mL 离心管内，2～8℃冰箱保存待测。

2. 咽拭子、生殖泌尿道分泌物拭子

（1）于生物安全柜内向标本中加入 1 mL 无菌生理盐水，充分振荡混匀，12000 r/min 离心 5 min。

（2）弃上清，沉淀加无菌生理盐水 1mL 混匀，移至 1.5 mL 离心管内 12000 r/min 离心 5 min。

（3）弃上清，留取沉淀于 1.5 mL 离心管内，2～8℃冰箱保存待测。

3. 胸腔积液、腹水、脑脊液、尿液

（1）于生物安全柜内取 10～20 mL 样本置于标记好的 50 mL 无菌离心管内，旋紧螺旋管盖，3000 g 离心 20～30 min。

（2）弃上清，沉淀加无菌生理盐水 1 mL 混匀，移至 1.5 mL 离心管内 12000r/min 离心 5 min。

（3）弃上清，留取沉淀于 1.5 mL 离心管内，2～8℃冰箱保存待测。

4. 外周血标本

（1）静脉采血法采集 1 mL 的 EDTA 抗凝外周血，并按照血液∶生理盐水 =1∶1 的比例稀释。

（2）取 2 mL 淋巴细胞分离液置于离心管内，将稀释后的 2 mL 血液沿管壁缓缓地加入离心管内，2500 r/min 离心 15 min。

（3）取出离心管，此时血液分为 4 层：第 1 层为血浆，第 2 层为淋巴细胞层，第 3 层为淋巴细胞分离液，第 4 层为红细胞层。用吸管小心地移取第 2 层的淋巴细胞层并转移至 1.5 mL 离心管内，避免吸到其他层。

（4）6000 r/min 离心 5 min，弃上清，沉淀加 1.5 mL 生理盐水振荡混匀。重复洗涤 1 次。

（5）弃上清，留取沉淀于 1.5 mL 离心管内，2～8℃冰箱保存待测。

5. 组织标本

（1）于生物安全柜内用安全的无菌钻头或剪刀把标本粉碎为足够小的小块（约 1 cm³），以便进入均质器的研磨钻头里彻底粉碎。

（2）每个标本使用 1 个钻头，使钻头浸入标本 2～5 cm，不可浸入过多，最多不可超过钻头长度的1/2。

（3）打开均质器的开关，研磨速度为25000～30000 r/min，研磨时间根据标本的多少自主决定。

（4）向研磨粉碎后的组织中加入适量（0.5～1倍体积）的无菌生理盐水后混匀，5000 r/min 离心 20～30 min。

（5）弃上清，沉淀物进行碱处理，方法同痰标本。

6. 精液、脓液、前列腺液

（1）无菌留取标本，室温下液化后，于生物安全柜内取 1 mL 加入 1.5 mL 离心管内，12000 r/min 离心 5 min。

（2）弃上清，沉淀加无菌生理盐水 1 mL 混匀后，12000 r/min 离心 5 min。

（3）弃上清，留取沉淀于 1.5 mL 离心管，2～8℃冰箱保存待测。

7. 分离培养物

（1）若采用固体培养基分离培养，则于生物安全柜内用无菌的接种环收集培养物并重悬于 300 μL 无 DNA 酶的双蒸水中，若采用液体培养基则直接移取 1mL 培养液备用。

（2）95℃灭活 20 min。

（3）此时可直接采用超声波破碎提取核酸，或继续下一步骤。

（4）12000 r/min 离心 5 min，弃上清，留取沉淀于 1.5 mL 离心管，2～8℃冰箱保存待测。

（三）核酸提取

可采用自动化核酸提取仪或手工法提取核酸。其中，自动化核酸提取仪主要采取磁性颗粒吸附或硅胶膜吸附真空泵抽滤的提取方法，手工提取法主要有超声波破碎法、酶消化裂解法、高温裂解法、冻融法等。超声波破碎法最为便捷，预处理的待测标本经 15 min 超声裂解后 12000 r/min 离心 5 min，取上清即可作为 PCR 模板进行检测。但该法对于核酸丰度较低的样本或含有 PCR 反应抑制剂等较复杂样本的效果不甚理想，故下文补充介绍一种采用 carrier RNA 与硅胶膜吸附提取核酸的方法（QIAamp DNA Micro），可从少量标本中获取足够的高质量核酸并可部分去除 RNA 抑制剂。

（1）将样本和用于洗涤的 Buffer AE 或者蒸馏水平衡至室温（15～25℃）。

（2）如果 Buffer AL 和 Buffer ATL 有沉淀，可加热至 70℃并温和晃动使其溶解。

（3）当从微量样本中纯化 DNA（如低于 10 μL 的血样）时，推荐在 Buffer AL 中加入 carrier RNA 以获得足够的高质量核酸。在装有 310 μg 冻干 carrier RNA 的管子中加入 310 μL Buffer AE，得到 1 μg/μL 的溶液，充分溶解后分装冻存于 -20℃。不要反复冻融超过 3 次。

（4）依照表 5-1 中的数据，计算每个样本所需 Buffer AL 和 carrier RNA 的量，乘以处理的样本数，即为每次使用的 Buffer AL 和 carrier RNA 的量。将吸取误差考虑在内，每次可多配制 2 个样本的量。此时加入的 carrier RNA 是溶解在 Buffer AE 中的浓度为 1 μg/μL 的母液。加了 carrier RNA 的 Buffer AL 可在室温（15～25℃）下稳定保存 48 h。

表 5-1 不同样本 AL 缓冲液和 carrier RNA 溶液用量

待提取核酸的样本	AL 缓冲液用量（μL）	CarrierRNA 溶液用量（μL）
少量血液样本	100	1
干燥的血滴	200	1
痰液、尿液	300	1
组织	200	1
超薄组织切片	50	1

（6）正反倒置混合 10 次，以温和混匀 Buffer AL 和 carrier RNA，不要涡旋振荡以免产生气泡。

（7）溶液配制。

① AW1：加入 25 mL 乙醇（96%～100%）至装有 19 mL Buffer AW1 浓缩液的瓶中，在加过乙醇的瓶子外贴好标签。配好的溶液可以在室温（15～25℃）下储存 1 年，在使用前须先振荡混匀。

② AW：加入 30mL 乙醇（96%～100%）至装有 13 mL Buffer AW2 浓缩液的瓶中，在加过乙醇的瓶子外贴好标签。配好的溶液可以在室温（15～25℃）下储存 1 年，在使用前须先振荡混匀。

（8）对于经 NaOH 溶液处理的痰标本，可直接进行步骤 9，否则可采用乙酰半胱氨酸溶液裂解法：样本中以 1:1 的体积加入乙酰半胱氨酸溶液酸孵育，在此过程中轻轻搅拌直至黏稠的样本变清，而后将样本用 PBS 12000 r/min 离心 5 min 清洗或用离心式微浓缩仪将样本浓缩。

100 mL 乙酰半胱氨酸溶液的配制：50 mL 2.94% 枸橼酸钠、50 mL 4% 氢氧化钠和 500 mg 乙酰半胱氨酸（Sigma，product No.A7250）。

（9）用 180 μL 溶菌酶重悬沉淀消化待测样本，37℃孵育至少 30 分钟。100 mL 溶菌酶溶液的配制：100mL 去离子水，加入 0.242 g Tris、0.058 g EDTA、1.2 mL Trion，再用 HCl 调节 pH 至 8.0，使用之前加入 2 g 溶菌酶。

（10）加入 25 μL proteinase K 和 200 μL Buffer AL（未加入乙醇），涡旋混匀。注意不要将 proteinase K 直接加到 Buffer AL 里。

（11）56℃下孵育 30min，95℃下孵育 15min。

（12）加 200 μL 乙醇（96%～100%）至样本中，短暂涡旋混匀 15 s，快速离心去除挂在内壁上的液滴。样品和 Buffer AL、乙醇必须完全混匀为匀质状液体。加入乙醇后可能有白色沉淀产生，为正常现象，不会影响操作和后续应用。

（13）小心地将上述得到的混匀液移至 QIAampMinelute spin column 内，不要将液体加到管壁上。盖上盖子，8000 r/min 离心 1 min 后，将 QIAampMinelute spin column 柱子放在新的 2 mL 收集管上。操作中确保盖紧每个柱子，避免在离心过程中形成气溶胶。离心转数使用 8000 r/min 是为了降低干扰，全速离心不会影响 DNA 的产量和质量。如果离心后发现仍然有残留，可以再用高速离心一次直到 QIAamp-Minelute spin column 柱上无残留液。

（14）小心打开盖子，加入 500 μL Buffer AW1，避免碰到管壁。盖上盖子，8000 r/min 离心 1 min 后，将 QIAampMinelute spin column 柱子放在新的 2 mL 收集管上，丢弃使用过的收集管。

（15）小心打开盖子，加入 500 μL Buffer AW2，避免碰到管壁。盖上盖子，高速 14000 r/ min 离心 3min。

（16）推荐将 QIAampMinelute spin column 柱子放在一个新的 2 mL 收集管上再次高速离心 1 min，以帮助去除可能残留的 Buffer AW2。

（17）将 QIAampMinelute spin column 柱子放在一个新的 1.5 mL 离心管上，丢弃使用过的收集管。小心打开盖子，加入 20～100 μL Buffer AE 或无菌水，在室温下（15～25℃）孵育 1 min，而后 8000 r/min 离心 1 min 收集提取的 DNA。

（18）可再次洗涤以获得余下的 DNA。

（四）反应体系配制

遵照试剂盒说明书进行配制。多数商品化试剂盒采用预先配制完成的反应管，内含由引物、探针、酶、dNTP 和缓冲液等组成的预混液，仅加入模板即可。

（五）核酸扩增与检测

1. ABI GeneAmp 5700、ABI Prism 7000 和 ABI Prism 7300 荧光定量 PCR 扩增仪

（1）按照待测样品数量及阴性质控标准品、临界阳性质控标准品和阳性质控标准品的数量准备含 PCR 预混液的反应管若干，直接加入待检样品核酸或质控品 2 μL，8000 r/min 离心数秒。

（2）将各反应管放入 PCR 仪，按对应顺序分别设置阴性质控品、阳性质控品以及未知标本，编辑样品名称、选择标记荧光基团种类，而后设置循环反应条件为 93℃→2 min 预变性、93℃45s→55℃60s10 个循环、93℃30s→55℃45s（收集荧光信号）30 个循环。

（3）设置全部完成后保存文件、运行程序。

（4）反应结束后保存检测数据。根据分析后图像调节 baseline 的 start 值（2～4）、stop 值（7～9）以及 Threshold 值，最后到 Reporter 窗口下记录仪器自动分析计算出的 Ct 值。

2. Roche Light Cycler

（1）将待检样品核酸和各种质控品各 2 μL 加入专用毛细管中，4000 r/min 离心 3 min 后插入圆形卡盘倒置 20 s，再放入仪器中设置循环条件。

（2）93℃→2 min 预变性，然后 93℃5s→57℃45s，40 个循环。

（3）所有设置全部完成后保存文件、运行程序。

（4）反应结束后自动保存检测数据文件。调整荧光记数值为 F1/F2，点击 Quantification 读取结果。

七、结果判读

在阴性质控品全部显示阴性、阳性质控品全部阳性，且阴性质控品 Ct 值＞临界阳性质控标准品 Ct 值＞强阳性质控标准品 Ct 值的情况下，本次实验检测结果有效；否则实验无效，应检查试剂、仪器、反应条件等方面存在的误差。

对于 ABI GeneAmp 5700、ABI Prism 7000 和 ABI Prism 7300，待测样品 Ct 值＜30 时检测结果为阳性，Ct 值≥30 时检测结果为阴性；对于 Roche Light Cycler，待测样品 Ct 值＜40 时检测结果为阳性，Ct 值≥40 时检测结果为阴性。

在荧光定量 PCR 实验检测结果与传统方法不一致时，可遵照下述处理流程查找可能存在的原因，在原因未明之前，临床医生应根据患者的综合状况做出判断。

（一）核酸检测结果阳性、传统检测阴性

（1）首先采用拭子法等方式检测是否存在实验室或试剂等的污染。

（2）在排除污染的情况下，采集一份新的标本或用原始标本的剩余部分重做荧光定量 PCR 实验。

（3）综合上述信息评估初始荧光定量 PCR 实验结果的可信性。

（4）必要时重做传统检测实验。

(二) 核酸检测结果阴性、传统检测阳性

（1）排查靶序列存在而核酸扩增失败的可能。在使用商品化试剂盒时一般无须考虑引物匹配不佳或试剂降解等情况，而应侧重考虑模板中含有抑制物等原因，如是否标本受到严重的污染或采用了含有抑制剂的耗材等。尤其是采集咽拭子时不可使用棉拭子，需选择不含饱和脂肪酸的人造纤维等材质，可使用试剂盒提取或纯化模板 DNA 以去除 PCR 反应抑制剂，亦可采用同时扩增内标基因（对于从人体采取的临床样本可选择 β -actin、GAPDH 等人类的看家基因）的方式检测扩增效率。

（2）排查标本是否充分裂解、是否提取到达到检测限的核酸，采集一份新的标本或用原始标本剩余的部分重做荧光定量 PCR 实验，此时可采用已知浓度质粒或 $H_{37}Rv$ 菌液等从头提取模板以监测整个检测流程的效率、对提取到的模板进行浓缩以提高浓度等。

（3）评估传统试验结果，比如，污染或感染 NTM、棒状杆菌和诺卡菌属等均可能产生假阳性的痰涂片检测结果，而邻近样本气溶胶的扩散可导致假阳性培养结果等。

（4）必要时重做传统的实验。

八、质量控制

(一) 制度保障

（1）实验室应建立核酸检测实验的内部质量控制和外部质量控制程序，制订质量保证计划。

（2）实验室应参加针对核酸检测实验的室间质量评价或熟练度测试。

（3）参与检测的操作人员必须经过专门培训。

（4）必须制定有害试剂处理和预防污染的条例。

（5）检测周转时间应少于 48 h 以保障检测结果的可靠性与有效性。

(二) 注重检测过程中的每一个环节

（1）使用的试剂或试剂盒必须在有效期内，且在检测实验记录中应包括其生产批号。

（2）进行检测的相应标本应符合试剂盒列举的种类和质量标准。

（3）每次实验必须设立阴性、阳性和空白对照，严格按照相关操作步骤完成实验。如果对照出现问题应重新实验并分析记录可能的原因。

（4）实验所产生的废弃物必须按照相应的操作区域分别收集集中并经121℃、30min 蒸气灭菌后方可丢弃。

（5）若检测结果处于无效区或灰区，必须进行全过程的重复检测并根据重复检测值报告结果。

（6）每次实验结束后彻底清洁试验区域，可使用专用的 RNA、DNA 降解试剂或有效氯溶液擦拭台面，再紫外照射消毒。

九、注意事项

荧光定量 PCR 实验虽然较传统 PCR 污染的概率小，但也不容忽视，除酶及不能耐高温的物质外，所有试剂或器材均应高压消毒，且各种试剂最好分装后低温贮存备用。在实验过程中所用耗材均应一次性使用，尽可能使用带滤芯尤其是双滤芯的 TIP 头。操作时小心轻柔，尽量避免气溶胶的产生与扩散，以最大限度地避免假阳性结果的产生。在一次性操作较多待测样品时，应每数个样品之间就设置一个阴性对照。对于非单管分装的 PCR 反应预混液，尽量先分装至反应管中之后再加入模板，且最好在带空气过滤装置的通风橱中加入模板，否则可在紫外线照射消毒后的生物安全柜内加入，但此时最好不要开启安全柜的风机。若使用单个的 PCR 反应管，阳性质控品应在加入待测样品和阴性质控品并盖牢管盖后，再按照阳性程度由低到高的顺序加入；在采用 PCR 反应板或排管时尽量将阳性对照设置在靠近 PCR 反应板或排管的外侧，并在加入后立即用封板膜封板或盖上联排管盖。

十、临床意义

临床医生需要结合患者的临床症状和体征对实验室检测结果进行综合判断。一般而言，如果痰涂片镜检呈阳性、荧光定量 PCR 实验呈阳性，无论培养结果如何，均可报告结核分枝杆菌感染；如果痰涂片镜检与培养均呈阴性、2 次荧光定量 PCR 实验呈阴性，且患者无相应的临床症状与体征，可以初步排除肺结核；如果痰涂片镜检与培养均呈阴性、在排除污染的情况下荧光定量 PCR 实验 2 次结果均呈阳性，可报告结核分枝杆菌感染；如果痰涂片镜检和培养均呈阳性、2 次荧光定量 PCR 实验均呈阴性，应考虑是否为 NTM 感染等，由结核分枝杆菌基因突变所导致的概率较小；如果仅痰涂片镜检呈阳性、培养和 2 次荧光定量 PCR 实验均呈阴性，则考虑是否为棒状杆菌和诺卡菌等其他抗酸菌的感染；如果痰涂片及荧光定量 PCR 实验均呈阴性，仅培养呈阳性，且为少数菌落生长，应排除在培养的操作过程中气溶胶污染的可能性，若再次培养仍为阳性且培养物经鉴定确为结核分枝杆菌则报告结核分枝杆菌感染。

第二节 基因芯片耐多药检测

一、方法原理

基因芯片也称为 DNA 芯片、DNA 微阵列、寡核苷酸阵列，是指采用原位合成（或显微打印手段），将 DNA 探针固化于支持物的表面上，产生二维 DNA 探针阵列，然后与标记的样品进行杂交，通过检测杂交信号来实现对生物样品快速、并行、高效地检测。基因芯片对结核病的耐药检测基于结核分枝杆菌针对不同药物的基因突变位点不同，各突变位点与耐药性有一定的相关性，通过检测出突变位点的 DNA 片段，来判定结核分枝杆菌是否耐药。

二、检测样品

检测痰液内的结核分枝杆菌或分离培养后的结核分枝杆菌培养物。

三、设备仪器

核酸提取仪、PCR 扩增仪、杂交仪、芯片洗干仪、芯片扫描仪。

四、试剂材料

PCR 反应液、杂交缓冲液、芯片、洗液。

五、操作流程

(一) 痰标本预处理

（1）开始实验前，用 75% 乙醇消毒液擦拭台面，将移液器、滤芯灭菌枪头、离心管架和 4% NaOH-1%NALC 用消毒液擦拭外表面后放入生物安全柜，开启照射紫外 30 min 以上。

（2）紫外照射完毕后，打开通风和照明，待生物安全柜预热 3 min 以上，气流稳定后再开始进行实验操作。

（3）将痰标本放入生物安全柜，用记号笔在 50 mL 离心管上标记标本编号。

（4）用无菌吸管吸取 1 ~ 2 mL 痰标本至 50 mL 离心管中，用 1 mL 移液器加入等体积 4% NaOH-1%NALC，盖紧管盖在振荡器上振荡混匀 1 ~ 3 min，室温静置 15 min。

（5）用移液器吸取 1 ml 标本处理液至标有相应编号的 1.5 mL 离心管中。

(二) 核酸提取

(1) 打开水浴锅，预热至95℃；用记号笔在核酸提取管侧壁上标记标本编号。

(2) 12000 r/min 5 min 离心后，倾倒弃去上清。

(3) 加入 1 mL 生理盐水，涡旋振荡混合均匀，离心 12000 r/min 5 min，倾倒弃去上清。

(4) 向每个离心管加入 80 μL 核酸提取液，涡旋振荡混合均匀后转入核酸提取管中，使用将离心管按照对称的原则插入核酸提取仪上的孔盘中，盖上盖子，轻压旋并顺时针方向转卡紧，装入核酸提取仪中旋紧。

(5) 将核酸提取仪的外罩装上后，调至最大频率，将定时器调至 5 min，开启电源。

(6) 5 min 后停止核酸提取仪，取出核酸提取管。

(7) 带水浴锅温度达到 95℃以上后，将核酸提取管插入浮漂，放入水浴锅，定时器定时处理 5 min。

(8) 取出核酸提取管，检查是否有管盖松动的情况，观察管内液体体积是否在正常范围内 (是否有液体挥发或液体倒灌的情况)，一切正常后在 12000 r/min 离心 1 min。如在 24 h 内进行 PCR 扩增反应，核酸于 4℃保存；保存时间超过 24 h，-20℃保存。

(三) PCR 扩增

(1) 在 PCR 试剂准备区内，根据被测样品数目 (需包括 2 份阴阳质控品) 的 3 倍准备 200 μL 离心管，用镊子夹取扩增管，注意防止手或其他物品接触管内壁部分，按照 "标本编号—扩增试剂号" 的格式在管壁标记编号，如用扩增试剂 1 扩增 1 号样本，则编号为 "1-1"；阳性质控品用 (+) 标记，阴性质控品用 (-) 标记，如用扩增试剂 1 扩增阳性质控品，则编号为 "(+)-1"。从试剂盒中取出 PCR 扩增试剂 1、2、3，使其充分融化 (自然解冻)，轻摇混匀后瞬时离心至管底。

(2) 将 PCR 扩增试剂 1.2.3 分装 18 μL 管于 200 μL 离心管中，盖好管盖，然后将其转移至标本制备区。

(3) 在标本制备区内打开 PCR 管，按照标记加入 2 μL 模板 DNA (核酸提取管中的上清液)、阳性质控品或阴性质控品。

操作提示：配制试剂前应更换新的手套，防止操作中带入污染。

(4) 打开 PCR 扩增仪电源，如扩增仪内已保存有扩增程序，则打开已保存程序；如没有已保存文件，则按照下面的扩增程序和 PCR 仪使用说明书设置程序并保存。

(5) 将 PCR 管放入 PCR 仪，确认管盖已盖紧，开启扩增程序。

（6）扩增结束后，可马上进入杂交程序；如不能马上进行，扩增产物 24 h 内可在 4℃保存，在 -20℃可保存 2 个月。

（四）芯片杂交

（1）开启电源，启动杂交仪，加载结核杂交程序。当杂交仪温度达到 50℃时，从试剂盒 B 部分中取出杂交缓冲液，杂交仪中加热 10 min，加热后保证杂交缓冲液中无不溶物质存在，如还存在不溶物质，继续加热 10 min，直至不溶物全部溶解。

（2）根据样品数目（n）用镊子夹取（2n+4）个 PCR 管置于 PCR 管架上，排成两组，分别向 PCR 管内加入 9 μL 杂交缓冲液。

（3）取出 PCR 产物，向每管中加入对应编号的 3 μL 反应体系 1；再在第一组管内加入 3 μL 对应反应体系 2 并充分吸打混匀，此为杂交样品 1；在第二组管内加入 3 μL 对应反应体系 3 并吸打混匀，各反应体系共计 15 μL，此为杂交样品 2。各反应体系置于桌面离心机瞬时离心。注意离心时使用 1.5 mL 离心管作为套管，将 PCR 管置于其上，且离心转速不可超过 5000 r/min。

（4）将杂交混合物在 PCR 仪上 95℃加热 5 min，使 PCR 产物充分变性，随后立即置于冰水混合物中骤冷冰浴 3 min。

注意事项：PCR 设定加热时间为 6 min，在加热到 5 min 时，将样品立即取出置于冰水混合物中，以防止变性的 PCR 产物再次复性结合成双链 DNA。

（5）向杂交盒两端底部各加 100 μL 蒸馏水（防止杂交过程芯片表面干燥），依次在杂交盒上放入托架、芯片、盖片装配好杂交反应盒。

注意事项：在拿取芯片时，只能拿取写有文字一端，切不可用手按压芯片无字部分，以防损坏芯片；另外，盖片有突槽部分朝下平盖于芯片上方。

（6）吸取 13.5 μL 杂交混合物经加样孔加入芯片点阵中（每张芯片可以杂交两组样品，分别将上述杂交样品 1 加入"利福平"部位，杂交样品 2 加入"异烟肼"部位）。

注意事项：枪头中不能有气泡存在，且枪头尽量与加样孔垂直，加入速度不要过快，使反应液充分流入芯片杂交区内。

（7）盖好盒盖并使用金属封条密封杂交盒。

注意事项：托盘对三角对称，因此必须放入 3 个或者 6 个杂交盒，如果样品数较少则需要配平。

（8）将杂交仪托盘取出，将杂交盒对称置于托盘上，将托盘放入已经 50℃预热 20 min 的杂交仪中。

注意事项：在盖好盒盖后尽量快地将金属封条夹于杂交盒两侧，注意保持两条密封条基本对齐，且在固定过程中保持杂交盒水平。

（9）运行结核耐药芯片杂交程序，杂交条件为50℃杂交2 h，转速为5 r/min。

（五）芯片洗干

（1）在杂交进行1.5 h后，从试剂盒A部分中取出洗液原液（20×SSC、10%SDS），配制洗液Ⅰ（500 mL）。配制方法如下：依次取20×SSC（50 mL）、蒸馏水（440 ml）和10%SDS（10 mL）加入烧杯中混合。配制洗液Ⅱ（1500 mL），配制方法如下：将20×SSC（15 mL）和蒸馏水（1485 mL）加入烧杯中混合。

（2）将配制好的洗液按照芯片洗干仪的指示加入相应试剂瓶中。

（3）打开芯片洗干仪，待仪器屏幕显示"请放入芯片进行洗涤"的对话框时即可放入完成杂交的芯片，运行结核耐药芯片洗涤程序进行洗涤。

注意事项：芯片应放入洗干仪的样品槽中，以防止芯片相互碰撞、摩擦。

（4）待洗涤完成后仪器屏幕显示"请将芯片放入甩干仓"时，即可将芯片对称地放入甩干仓，点击"确定"开始甩干。

（5）待程序结束后，打开芯片洗干仪，如果1周内还要使用，则不用清洗甩干仪；如果一周内不使用，则使用去离子水清洗洗干仪的样品槽和甩干仓。

（六）芯片扫描

开启芯片扫描并打开电脑，运行芯片扫描文件；通过软件自动进行结果判读。完成判读的芯片需室温避光保存，并请详细记录判读结果和芯片信息。

六、结果判读

rpoB野生型结核分枝杆菌复合群，利福平敏感。

rpoB突变型结核分枝杆菌复合群，利福平耐药。

katG野生型及inhA野生型结核分枝杆菌复合群，异烟肼敏感。

katG和（或）inhA突变型结核分枝杆菌复合群，异烟肼耐药。

分枝杆菌属和TB复合群阴性，未发现结核分枝杆菌。

分枝杆菌属阳性，TB复合群阴性，非结核分枝杆菌。

七、临床意义

（1）与线性探针类似，能够在6h内完成对涂阳痰标本中所包含的结核分枝杆菌的利福平和异烟肼耐药性的检测；其对利福平和异烟肼检测的灵敏度约为90%和80%。

（2）操作应当在具有良好质控的分子生物学实验室中进行，否则易污染。

第三节　基因探针检测技术

一、检测目的

用于定性检测人痰液标本中的结核分枝杆菌核酸。本试验仅用于体外检测，帮助诊断患者是否感染结核分枝杆菌。

二、方法原理

Gen-probe 结核分枝杆菌直接扩增检测法（Amulified Mycobacterium Tuberculosis Direct test，AMTD），是一种利用核酸探针检测目的基因的检测方法。Gen-probe AMTD 试验可分为扩增和检测两个试验，且两个试验在同一试管中进行。首先，经过超声波震荡，核酸从结核分枝杆菌中被释放出来。随后通过加热可使核酸变性，并使 rRNA 解旋。GenprobeAMTD 采用等温转录介导（Transcription Mediated Amulification，TMA）扩增技术，使用一个恒定的 42℃，通过逆转录形成 DNA 中间体，进而以 DNA 中间体为模板，扩增结核分枝杆菌特定 rRNA 片段，产生多个结核分枝杆菌 RNA 拷贝。

Gen-probe AMTD 采用保护杂交分析法（Hybridization Protection Assay，HPA）检测结核分枝杆菌特异性的 RNA 扩增产物。杂交试剂中含有化学发光标记物吖啶酯偶联的单链 DNA 探针。DNA 探针与结核分枝杆菌复合群的特定序列互补，当探针和扩增的 RNA 形成了稳定的 RNA: DNA 杂合体后，杂交的探针被筛选出来并通过 Gen-probe 化学发光检测仪检测。

三、检测样本

痰标本、气管吸取物或支气管标本。

四、仪器设备

Gen-probe Leader® 化学发光检测仪、超声振荡仪、水浴或干式孵育器、涡旋振荡器、移液器、无菌接种环、生物安全柜。

五、试剂耗材

1.结核分枝杆菌扩增试剂

（1）分枝杆菌样本稀释液缓冲液（SDB）。

（2）结核分枝杆菌扩增试剂（A）。

（3）结核分枝杆菌扩增缓冲液（AB）。

（4）矿物油试剂（O）。

（5）分枝杆菌酶试剂（E）。

（6）分枝杆菌酶稀释缓冲液（EDB）。

2. 结核分枝杆菌杂交试剂

（1）分枝杆菌杂交试剂（H）。

（2）分枝杆菌杂交缓冲液（HB）。

（3）分枝杆菌筛选试剂（S）。

（4）分枝杆菌裂解管（含玻璃珠与填充剂）。

3. GEN-PROBE 检测试剂盒

（1）检测试剂1（0.1% 过氧化氢）。

（2）检测试剂2（1NNaOH）。

4. 对照菌株

（1）阳性对照。结核分枝杆菌标准菌株或牛结核分枝杆菌。

（2）阴性对照。戈登分枝杆菌或土地分枝杆菌。

六、操作步骤

（一）设备准备

（1）超声振荡仪：仪器在运行前需要对仪器槽中的水排气 15 min，以确保最大限度地传递声能。

（2）将三台干式孵育器或水浴箱分别调到 42℃、60℃ 和 95℃。

（3）准备 Gen-Probe 化学发光光度计的操作。

①检查仪器的两个泵的进样管是否有泄漏、管子卷折或可见的堵塞物。

②进行两次清洗循环（每次清洗循环需更换一支新管子），观察泵和进样管是否存在气泡或漏液。

③从仪器程序菜单中分别运行程序 10 和 11（进样泵检测程序）各 3 次，每次在检测舱内放一只空管。每次注入空管的液体量应在 $180 \sim 220\ \mu L$。如果进样量低于 $180 \sim 220\ \mu L$，则提示泵 1 或泵 2 的进样管道有阻塞，需要使用热水进行冲洗疏通。

（二）质控菌株准备

用于阳性质控的菌株应属于结核分枝杆菌复合体，如 H37Ra（ATCC　25177）或 H37Rv（ATCC27294）。用于阴性质控的菌株必须属于非结核分枝杆菌，如戈登分枝杆菌（ATCC 14470）或土地分枝杆菌（ATCC　15755）。质控菌株须在试验前准备好。质控菌浓度必须为 25～125CFU/50μL，以保证测试终浓度为 1～10CFU。制备方法如下：

（1）将 3～5 颗 3 mm 的无菌玻璃珠放入一干净的培养试管中。

（2）加 1～2 mL 的无菌水。用接种环加入几环（满环）培养物。盖上试管，反复高速涡旋振荡，静置 15 min。

（3）将上清液移至另一干净的培养试管当中，调节浊度到 1McF（用麦氏浊度标准校准）。

（4）取 1McF 悬浮液 100 μL，加入装有 10 mL 的灭菌去离子水的试管中，盖上试管涡旋振荡，此 100 倍稀释的溶液为稀释液 1。

（5）移取 100 μL 稀释液 1 加到 10 mL 的灭菌去离子水中进行第二次 1∶100 的稀释，盖上试管涡旋振荡，得到稀释液 2。该稀释液浓度为 25～150CFU／50μL。

（6）此稀释液须分装到 1.5 mL 的带螺旋盖的小管中（500μL／管），-20℃可保存6 个月，-70℃可保存 1 年。

（三）试剂准备

（1）将冻干的结核分枝杆菌扩增试剂（A）溶解于 3.0 mL 的结核分枝杆菌扩增缓冲液（AB）中，涡旋振荡混匀，并在室温下放至澄清。扩增试剂在 2～8℃可保存2 个月，使用前应先恢复到室温。

（2）将冻干的分枝杆菌酶试剂（E）溶解于 1.5 mL 分枝杆菌酶稀释缓冲液（EDB）当中，轻摇混匀（注意：不能使用涡旋振荡）。使用后密封试剂，低温保存至 30d。

（四）检测样本的准备

根据待测标本和质控管的数量，取出裂解试管，做好标记，打开并保管好管帽。吸取 50 μL 分枝杆菌样本稀释缓冲液（SDB）至裂解试管中。

（1）质控菌株的准备。

①将 1 mL 的 NALC／NaOH 溶液和 3 mL 磷酸盐缓冲液加入一试管中，再加入1 mL 的灭菌去离子水，涡旋振荡混匀。

②吸取 450 μL 配制好的 NALC／NaOH 磷酸盐缓冲液和 50 μL 质控菌株稀释液加入相应的裂解试管当中。

（2）待测样本准备。

将 450 μL 经过前消化处理并充分涡旋振荡的标本移至相应的裂解试管当中。

（3）加样完毕后请重新盖好试管，涡旋振荡 3s。

(五) 样本裂解

（1）将分枝杆菌样本裂解管放入超声波振荡仪专用试管架内，将试管架放入超声波振荡仪水浴中，裂解管管体应浸没在水中，管盖应在水面之上。注意不要让裂解管接触仪器的底部或侧面。

（2）超声波振荡 15 min，注意不要超过 20 min。

(六) 扩增

（1）在扩增试管（12 mm × 75 mm 聚丙烯管）的上端做好与裂解试管对应的标记。

（2）吸取 50 μL 结核分枝杆菌扩增试剂（A）至每个扩增管底部，并加入 200 μL 矿物油试剂（O）。

（3）使用加长的带过滤塞加样枪头将 25 μL 的裂解物加入对应的扩增管底部当中，剩余的裂解物可在 2 ~ 8℃保存 7d，-20℃冷冻保存 1 个月。

（4）扩增管在 95℃的干式孵育器中孵育 15 min（不要超过 20 min），然后将扩增管移至 42℃干式孵育器或水浴中冷却 5 min（注意不能让试管冷却到室温）。

（5）当扩增管温度为 42℃时，往每个扩增试管中加入 25 μL 配制好的酶试剂（E），摇匀。在 42℃孵育 30 min，不能超过 60 min。

(七) 杂交保护试验（HPA）

（1）使用 6 mL 的杂交缓冲液（HB）溶解冻干的杂交试剂（H），涡旋振荡直至澄清（需约 1 min）。溶解前应将 HB 和 H 复温到室温。如果杂交缓冲液是被冷冻的，应在 60℃加热并轻摇混匀，以确保试剂成分充分溶解。溶解后的杂交试剂可以在 2 ~ 8℃保存 1 个月。若试剂是冷冻保存，应在 60℃加热，并轻摇至试剂完全溶解。

（2）向每一扩增管中加入 100 μL 溶解后的杂交试剂。用封口膜或用管帽密封扩增管后，涡旋振荡 3 次，每次至少 1s（为了避免可能的污染，请不要让反应混合物接触到封口膜或试管盖上）。在适当的涡旋振荡之后，反应混合物应当呈现均匀的黄色。

（3）在 60℃干式孵育器或水浴中孵育 15 min，不能超过 20 min。

(八) 选择

（1）扩增管从 60℃干式孵育器或水浴中取出，将 300 μL 选择试剂（S）加入试管中。盖紧试管，中速涡旋振荡 3 次，每次至少 1 s。为了使溶液混合均匀，将试管垂直放置，在涡旋震荡步骤中允许试剂接触到试管上半部分的管壁（为了避免可能的污染，请不要让反应混合物接触到封口膜或试管盖上）。在适当的涡旋振荡之后，反应混合物应当呈现均匀的粉红色（注意在试验之前必须将分枝杆菌选择试剂（S）恢复到室温）。

（2）在 60℃干式孵育器或水浴中孵育 15 min，不能超过 16 min。

（3）将试管取出，冷却到室温，放置至少 5 min 但不能超过 1 h。去掉试管盖，准备检测。

（九）检测

（1）在化学发光检测仪的操作界面下选择合适的操作程序，采用 2 s 读数时间。

（2）用纸巾拭擦每个扩增管，确保管壁没有任何残留物，按照仪器的提示说明将试管插入化学发光检测仪中。扩增管必须在选择步骤完成后的 1 h 内读数。

（3）当读数完成，将扩增管取出。

（4）反应管读数完毕，立即用消毒液填满试管，消毒至少 1h 再丢弃，以防止扩增污染物对实验室环境的污染。

（5）所有使用过的试管架，也应当完全浸没在消毒液中至少消毒 15 min，然后将消毒液冲洗干净，将试管架晾干。

（6）用消毒液对实验室桌面和仪器进行消毒，以排除污染。

七、结果判读

检测样本 Gen-probe AMTD 试验结果通过临界值进行判断，阴性＜ 30000 相对光单位（Relative Light Unit，RLU），阳性 ≥ 500000RLU 为阳性。若初次试验结果在 30000 ~ 499999RLU，则应当用剩下的裂解物重新测试。重复试验结果值 ≥ 30000RLU 为阳性，＜ 30000RLU 为阴性。

八、注意事项

（1）溶解后的酶试剂应在试验过程中放置于冰浴中，在室温下放置不能超过 15 min，杂交试剂（HB）中可能会有沉淀物，在 60℃加热混匀该试剂可以除去沉淀。

（2）扩增、杂交以及选择这些步骤都与温度密切相关，扩增步骤的温度范围为（42 ± 1）℃，杂交和选择步骤的温度范围为（60 ± 1）℃。试验所用水浴或干式孵育器的温度在各自要求的范围内。在扩增步骤之前，试管必须在 42℃冷却 5 min 后，才能加入酶试剂。

（3）若 AMTD 试验可能阴性，但结核分枝杆菌复合群培养阳性。可能是由于 AMTD 试验中有抑制物存在或者标本中结核分枝杆菌复合种菌的数量过低。

（4）Gen-probe AMTD 只能用于痰标本，气管抽吸物或支气管标本的检测，含血液过多的标本不能进行 AMTD 试验，血液在 AMTD 试验中会产生非特异性阳性。标本应使用无菌塑料容器采集，于 2～8℃下运送或保存。临床标本未处理前保存不能超过 7d。

（5）标本的前处理必须使用 NALC-NaOH 碱处理法，最后用于制成悬浮液的磷酸盐缓冲液浓度为 67 mmol/L，若缓冲液的浓度高于 67 mmol/L 可能干扰 AMTD 试验中的扩增步骤，降低标本中结核分枝杆菌复合群的检出能力。

（6）样本前处理、试剂准备、RNA 扩增、杂交保护试验应在不同区域开展。为了防止试验操作区被扩增产物污染，化学发光检测仪检测后的试管应立即用消毒液填满试管，消毒至少 1h 后再丢弃，以免扩增物污染实验室环境。废弃的封口膜或试管盖取下时必须立刻投入适当的生物安全废物缸中，防止样本间的交叉污染。每次试验完成后，应用消毒剂擦拭工作台、仪器表面和移液器。

九、质量控制

（1）每月至少一次对化学发光光度计进行 Syscheck 校准核查，用于样本检测的仪器必须通过 Syscheck 实验。

（2）记录每次试验使用的各种试剂的批号、效期，保证所有试剂在有效期内。

（3）每批次实验以结核分枝杆菌标准菌株为阳性对照，戈登或土地分枝杆菌为阴性对照，阳性对照的 RLU 值 ≥ 1000000，阴性对照的 RLU 值 < 20000。

十、临床意义

目前，分枝杆菌培养是结核病诊断的金标准，Gen-probe AMTD 试验结果必须与其他临床试验结果结合对疑似结核病患者做出诊断。

（1）如果疑似患者涂片阳性，Gen-probe AMTD 试验结果呈阳性（≥ 500000RLU）：考虑为结核分枝杆菌感染，开展抗结核治疗或者等待培养结果。

（2）如果疑似患者涂片阳性，而 Gen-probe AMTD 试验结果呈阴性（< 30000RLU）：可能是由于痰标本中含有扩增抑制物（3%～7% 的标本含扩增抑制物），建议再次取样重复 Genprobe AMTD 试验，并检测标本中的扩增抑制物。若标本中检测到抑制物，提示 Gen-probe AMTD 试验结果没有临床意义；若在标本中未检测出抑制物，医生应根据临床表现判断患者是否需要立即接受抗结核治疗，还是等待培养结果。若重复的样本同样为阴性，考虑患者感染非结核分枝杆菌的可能性。

（3）如果疑似患者涂片阴性，Gen-probe AMTD 试验结果呈阳性：医生应根据临床表现和其他实验室检查结果判断患者是否需要立即接受抗结核治疗，还是等待培养结果。同样可以再次采集标本进行 Gen-probe AMTD 试验，若两份标本同为阳性，可考虑患者为结核分枝杆菌感染并关注培养的结果。

（4）如果疑似患者涂片阴性，Gen-probe AMTD 试验结果阴性：Gen-probe AMTD 试验可以检测出大约 60% 涂片阴性、培养阳性的结核病患者。若涂片与 Gen-probe AMTD 试验均为阴性，医生应根据临床表现和其他实验室检查结果判断患者是否需要立即接受抗结核治疗，还是等待培养结果。

第四节　核酸线性探针技术

一、检验目的

用于定性检测涂片阳性痰标本或者培养物中的结核分枝杆菌（MTB），同时检测标本中 MTB 对利福平和异烟肼的耐药性。本实验可以快速对临床致病结核菌株的耐药情况进行准确评估，从而为临床制订、实施有针对性的个体化治疗方案提供重要诊断依据和用药指导。

二、检测方法

线性探针技术。

三、检测原理

线性探针技术基于多重 PCR 原理，将 PCR 扩增、反向杂交、膜显色技术合为一体。膜上固定有针对不同耐药基因位点设计合成的野生型和突变型探针，首先通过引物扩增目的片段，扩增产物随后与膜上固定的特异性探针杂交，通过酶显色反应判断结果。线性探针检测结核分枝杆菌耐药性是由于 MTB 针对不同药物的基因突变位点不同，因此，可以通过检测突变位点的 DNA 片段来判定其是否耐药。

四、标本要求

1. 病人准备

受检者按常规要求准备。

2. 标本类型

源于临床疑似结核病和非结核分枝杆菌（Non-tuberculous Mycobacteria，NTM），病患者经过分离培养的分枝杆菌分离株。

3. 标本采集

以清晨第一口痰为宜。嘱病人先用洁口液，再用清水漱口，以除去口腔中的细菌，深吸气后用力咳出 1~2 口痰于无菌样本保存容器，密封，即可送检。

4. 标本处理

标本加入 1~2 倍 4%NaOH，振荡混匀，15~20 min 后等痰液全部液化后备用。

5. 标本储存与标本稳定性

标本及时送检避免干燥，2 h 内送检，不能及时送检者可暂存冰箱。标本 2~8℃可保存 5 d，−20℃可保存 6 个月。

6. 标本量

大于 2 mL。

7. 不可接受样本

口水样痰液标本。

五、设备和试剂

1. 设备

PCR 扩增仪，HAIN GT Blot 48 杂交仪，TwinCubator 振动平台仪器。

2. 试剂

HAIN MTBDR Pius Version 2 试剂盒、GenoLyse DNA 提取试剂盒。

六、质控程序

每次实验都应带有阳性菌株／痰标本，同其他待测标本共同完成实验，作为阳性对照。此外，为了确认试验的正确性和试剂的正常功能，每个探针试条上有 5 个质控带：①标记物质控带用于确认探针试条上的标记物结合情况及正确的显色反应；②扩增质控带用于确认 PCR 扩增反应是否成功；③3 个基因位点质控带（rpoB、katG 和 inhA）用于确认所检测的每个基因位点反应的最佳敏感度。

1. 标记物质控（CC）

此条带必须显示为一条线，它反映的是标记物结合并与底物反应的有效性。

2. 扩增质控（AC）

（1）如果试验过程正确，质控扩增产物会与扩增质控探针结合。如果这条带显色，表示可排除提取过程、扩增和扩增抑制剂引起的错误。

（2）如果试验结果阳性，扩增质控带的信号可能弱甚至完全消失，这可能是由于扩增期间的竞争反应所致。但此情况的扩增反应属于正常，不必进行重复试验。

（3）如果在试验结果阴性中没有 AC 带，表示存在扩增或扩增抑制剂所致的错误。在此情况下试验无效，相应标本必须重复试验。

3. 结核分枝杆菌复合群

所有结核分枝杆菌复合群中的细菌扩增产物都可杂交出现 TUB 带。如果 TUB 带阴性，表示所试细菌不属于结核分枝杆菌复合群，不能用本试验系统判读结果。

4. 位点质控（rpoB、katG 和 inhA）

位点质控用于检测相应位点特异性基因区，当结核分枝杆菌复合群带阳性表示存在结核分枝杆菌时，位点质控必须总是染色阳性。

七、操作程序

(一) 核酸提取

除以下介绍的核酸提取方法，此过程也可采用其他合适的核酸提取方法提取核酸。

开始实验前，用 75% 酒精等消毒液擦拭台面，将移液器、滤芯灭菌枪头、离心管架和试剂外表面，而后放入生物安全柜，开启照射紫外 30 min 以上，再开始进行检测操作。去污染处理的病人标本以及在固体培养基上（如罗氏培养基、改良 Middlebrook 培养基）或液体培养基（如 BACTEC、MB-Check）生长的细菌均可用于 DNA 提取。依据以下步骤使用 GenoL-yse® 试剂裂解缓冲液（A-LYS）和中和缓冲液（A-NB）提取 DNA：

（1）当使用病人标本时，取 500 μL 去污染标本加入标记的 1.5 mL 螺口离心管中；如果使用液体培养基培养的细菌时，取 1 mL 液体标本。

如果使用固体培养基培养细菌时，用接种环挑取菌落，悬浮于 100 μL 裂解缓冲液（A-LYS）中，涡旋振荡，继续第 4 步。

（2）使用防气溶胶的标准台式离心机，10000 g，离心 15 min。

（3）弃上清，加入 100 μL 裂解缓冲液（A-LYS），涡旋振荡重悬。

（4）95℃水浴 5 min，短暂离心。

（5）加入 100 μL 中和缓冲液（A-NB），振荡标本 5 s。

（6）使用防气溶胶的台式离心机全速离心 5 min，直接将 5 μL 上清液用于 PCR。如果 DNA 溶液需要保存较长一段时间，将上清液移至一新管中保存，提取的基因组 DNA 可直接使用，并可存于 -20℃。

(二) PCR 扩增

1. 扩增所需要的所有试剂如聚合酶和引物，均包含在扩增混合液 A 和 B 中

（AM-A 和 AM-B）并对试验进行了优化。待 AM-A 和 AM-B 完全溶化后，小心混匀。注意：吸取 AM-A 和 AM-B 只能在无 DNA 污染的房间内进行，加入 DNA 标本的操作应在一个单独的区域进行。

制备一个标本，用 GenoLyse® 提取 DNA 后加入：

(1)10 μ LAM-A（见试剂盒组成 2）。

(2)35 μ LAM-B（见试剂盒组成 2）。

(3)5 μ L DNA 溶液。最终体积：50 μL。

2. 确定需要扩增的标本数量（需要加上对照试验数量），准备所需数量的扩增管。准备主反应混合液 AM-A 和 AM-B 并小心将其混匀（但不要涡旋振荡），或者将整瓶 AM-A 反应液全部转移至 AM-B 反应液，这可以为 12 个扩增反应提供 0.68 mL 主反应混合液（12 个测试的试剂盒）或者为 4×24 个扩增反应提供 4×1.35 mL 主反应混合液（96 个测试的试剂盒）。在准备好的 PCR 管中分别加入 45 μL 混合液，其中 1 管再加入 5 μL 灭菌水作为阴性对照。在单独的加样区域，将 5 μL DNA 分别加入各反应管中（阴性对照管除外）。

注意：主反应混合液需要每次新鲜制备。

3. 扩增方法

当使用 Hain Lifescience 预安装程序的热循环仪时，选择程序"MDR Cul"扩增培养物标本或者选择程序"MDR DIR"扩增临床标本。循环参数见表 5-2。

表 5-2　线性探针耐多药检测核酸扩增反应程序

	培养物	临床标本
15 min、95℃	1 个循环	1 个循环
30 s、95℃	10 个循环	20 个循环
2 min、65℃		
25s、95℃	20 个循环	30 个循环
40s、50℃		
40s、70℃		
8min、70℃	1 个循环	1 个循环

注意：加热速率< 2.2℃ /s，扩增产物可保存于 -20 ~ 8℃。

(三)杂交

打开仪器开关（位于仪器后方左侧），"Press Start"会显示在屏幕上，点击"Start"键，随后屏幕上显示上一次运行程序的名称及编号。

(1)使用光标键，选择需要的程序名称。按"Start"键，激活程序。

（2）仪器上显示"Assay Edtr.V2.1H"，按"Start"键进入下一步。

（3）可使用仪器附带的容器盛放相应试剂。

（4）开始杂交之前，确保溶液 Hybridization Buffer（HYB）和溶液 Stringent Wash Solution（STR）中没有沉淀物。如果有沉淀，请将该两溶液放置在 37～45℃的水浴中或孵箱中预热，直到沉淀完全消失。为方便操作，该两溶液可以避光（装在试剂盒中）放置在室温下 5 d。

（5）溶液 Conjugate Concentrate（CON-C）用 Concentrate Buffer（CON-D）稀释，溶液 Substrate Concentrate（SUB-C）用 Substrate Buffer（SUB-D）稀释。请按照说明书的稀释比例、样本数量及所用的程序，调配该两种试剂。如果测试样本数量接近 20 人份则每种试剂增加 6 人份用量；样本数量达到 48 人份，则每种试剂增加 10 人份用量（因为仪器管道会损失一部分试剂）。

（6）如果多于 36 人份样本，则随机附带的 Rinse Solution（RIN）容器体积不够，需要更大的容器。

（7）按照表 5-3，将试剂管道放入相应的试剂中。除了 Rinse Solution（RIN）和水之外，每种试剂的颜色与管道上盖子的颜色和泵上标注的颜色相同。

表 5-3 中管道与泵的顺序从左向右，最左边的泵用于抽吸液体。

表 5-3 试剂颜色及管道摆放位置

溶液	颜色（管盖及试剂颜色）	管道（从左向右）	位置	体积 / 人份
Hybridization Buffer（HYB）	绿色	2	最左端	1.5mL
Stringent Wash Solution（STR）	红色	3	左二	1.5 mL
Rinse Solution（RIN）	白色	4	左三	3 mL
Conjugate（稀释后的）	橙色	5	右三	1 mL
水	蓝色	6	右二	3 mL
Substrate（稀释后的）	黄色	7	最右端	1 mL

（8）检查废液管。所有三条废液管放置在废液缸或者容器内，用于收集废液，这一容器需实验室自行准备。废液容器需放置在仪器下方，以使废液可以顺利地流入废液容器内。保持废液管畅通，不被任何物体压住或堵塞。

（9）将托盘上使用的那一行放入仪器槽位靠温度感应器的那行（每行 48 个槽位），小心抬起温度感应器，使托盘划入槽位内，轻轻在四周将托盘压平整，与仪器槽位相贴合，放下温度感应器。放下固定杆，使其压住托盘，旋转固定杆两端的螺丝钮，固定。如果使用铁托盘（老的模型），则固定托盘上方的三个固定钳。

（10）准备托盘。托盘含两行，每次运行只能使用其中一行。将试条分配到槽位内，再分配 20 μL 变性试剂（Denaturation Solution）于每个试条槽位前端，后将 20 μL 扩增产物加入该变性试剂中，用移液器轻轻吹打几下，混匀，作用 5 min。该过程保持试条与试剂无任何接触，并且建议使用提供的加样模板。

（11）输入样本数量。用光标键增加或减少样本数量，1 台仪器一次只可做不超过 48 人份的偶数个样本。连续按"Start"键三次，分别跳出"Position Sensor""Begin-Assay""please close lid"三个命令，然后关闭仪器盖子。

（12）按显示器屏幕下方的"Quit"键可随时暂停一个运行的程序。跳过一个步骤，长按向右的箭头键超过 1s。

（13）仪器加入 Hybridization Buffer（HYB）后，屏幕上显示"Add amplicon"（加入扩增产物），因为扩增产物和试条已经放置完毕，此步请确保试条完全浸润在试剂中，试条下部横线标记朝上放置；然后请直接按"Start"键进入下一步。

（14）在加热的孵育步骤中（杂交过程和 Stringent Wash 步骤），无样本的槽位将使用泵 6 分配入水。对于无试条的温度感应器槽位，再加入 5 μL 杂交液，以减低水的液体表面张力并确保温度感应器与试剂接触，否则仪器屏幕会提示"heater Error"错误。

（15）按"Start"键进入下一步，仪器开始加热。

（16）屏幕显示"Attaining Temperature, please wait"。当温度达到（设定温度 -1℃）时开始倒计时，当前温度会显示在仪器左下方的电压控制面板上。"Hybridization　30"显示在屏幕上。后续的程序自动进行。

（17）在程序运行的整个过程中，会显示当前的操作步骤及剩余的时间。呈现形式如下："Priming reagent（name of solution）"[起始试剂（试剂名称）]、"Aspitate / Dispense"（抽吸 / 分配）、"Reagent Save, please wait"（试剂回收，请稍候）、"Reagent [incubation time（min）]"[试剂孵育时间（min）]。substrate 孵育时间在不同的程序中是不同的。

（18）程序最后显示"Aspirate tray？"（抽出液体？），按"Start"键，仪器自动抽出槽位中的液体；然后显示"Remove Sensor"（移除温度感应器），按"Start"键，然后移出托盘。

（19）用镊子从托盘上取出探针膜条，放到两层吸水纸间，吸干探针膜条。

八、结果判读

试剂盒中备有结果判读表，使用该判读表时将得到的探针膜条粘贴到指定位置，将 CC 和 AC 条带与表中各自对应的线进行对比。由于技术原因，各条带之间的距离可能会有所不同。为了准确判读，使用提供的模板并调整探针膜条，使每个位点与各自的位点对照带对齐，确定耐药情况并分别记录在各自框内。为帮助判读结果，后面的章节有判读实例供参考。一个探针膜条里的所有条带不一定都会出现相同的信号强度，每个探针膜条都有 27 个反应区。

耐药判读：

（1）野生型探针。野生型探针包括各种基因最重要的耐药区。当一个基因的所有野生型探针都是阳性时，表示所测区域内没有可检测的突变，说明所试菌株对相应的抗生素敏感。如果发生突变，各扩增产物不能与相应的野生型探针结合。因此，野生型探针中至少有一个不显色就表示所试菌株对相应抗生素耐药。

只有那些显色强度与扩增对照带（AC）相当或更强的带才可视为阳性，但 rpoB 野生型探针例外：如果对应的突变带 rpoB MUT3 没有显色，而 rpoB WT8 带显色比 AC 更弱时应视为阳性。

（2）突变探针。突变探针检测一些最常见引起突变的耐药位点。与其他探针相比，rpoB MUT2A 和 MUT2B 突变探针显示的阳性信号强度可能会较低。只有那些显色强度与扩增对照带（AC）相当或更强的带才可视为阳性。在极少数情况下，当 rpoB MUT3 带是阳性，rpoB WT8 可能会弱显色，此应视为阴性。与带型不同的任何带型都表明所试菌株耐药。rpoB 探针的带型可得出所试菌株对利福平（RMP）耐药，katG 和 inhA 探针带型可与异烟肼（INH）耐药有关。

（3）判读。如果所有的野生型带显示一个信号，则归类为阳性并在各自的基因 WT 栏中标注为"＋"；如果至少有一个野生型带缺失，则归类为阴性并在基因 WT 栏中标注为"－"。只有当所有的突变带均未显示颜色时，才在突变栏中标记阴性。如果至少有一个突变带显示颜色，则归类为阳性，且在相应基因的突变栏标记"＋"。

九、参考范围

参考上述结果部分内容。

十、分析性能

该试验检测限是 160 个细菌／毫升。

十一、注意事项

（1）操作注意安全防护。操作致病菌 DNA 应在规定的实验场所进行，穿戴防护衣物、一次性手套、口罩；所有直接接触过细菌的物品应严格消毒后销毁或再次使用。

（2）有关实验室管理规范请严格按照行业行政主管部门颁布的有关基因扩增检测实验室的管理规范执行。PCR 扩增应严格按照国家有关规定进行分区，以防止交又污染。配制 PCR 反应混合物应在 PCR 配液区内进行，PCR 配液区应为干净环境；DNA 模板加样应在模板加样区内进行。不同区域的移液器等物品不得混用。

（3）操作人员必须经过培训合格后方可上岗。

（4）使用前，液体试剂应混合均匀，尽量避免反复冻融。

（5）所使用的接触核酸提取试剂及 PCR 扩增试剂的材料均要求洁净无菌。

（6）不同批号试剂盒中的各组分不可以互换使用。

（7）有可能试验标本为混杂菌株，在同一标本中可以同时检出突变型及野生型序列，表现为一个突变探针以及相应的野生型探针同时呈现阳性染色。而耐药与否的表型特征取决于待检样本中突变株和非突变株的比例。

（8）根据《中华人民共和国药典（2005 年版三部）》，室温系指 10～30℃。

十二、临床意义

结核病是我国最重要的传染病之一，给公共卫生和社会带来了很大的负担。而该疾病的传统诊断方法耗时长、效率低。线性探针技术可以将之前需要最多 40～60 d 的检测缩短到了 6 h，可以在痰标本送检当天给出病人的结核阴性／阳性结果，同时提供利福平和异烟肼这两种最重要的一线抗结核药物的药敏报告，对于临床的快速诊断、针对性的早期治疗都具有非常重要的实用意义。

第五节　环介导等温扩增技术

一、方法原理

环介导等温扩增法（Loop-mediated Isothermal amplification，LAMP）是针对靶基因序列的不同区域设计几种特异引物，利用链置换 DNA 聚合酶（Bst DNA poly-merase）在等温条件（65℃左右）即可完成核酸扩增反应的特点，对结核分枝杆菌目的 DNA 片段进行检测从而获得结核病信息的方法。

二、检测样品

检测痰液内的结核分枝杆菌。

三、设备仪器

LAMP 检测仪。

四、试剂材料

LAMP 检测试剂盒。

五、操作步骤

(一) 样本处理

1. 液化

在 < 5 mL 痰液中加入 2 ~ 3 倍体积的 4% NaOH 溶液，充分混匀，常温下放置 20 ~ 30 min，使其充分液化 (无明显固状物且吸出时无拖丝现象，若未达到完全液化可适当加入少量 4% 的 NaOH 溶液直至液化完全)。

2. 洗涤

取 1 mL 液化后的痰液至 1.5 mL 离心管，13000 r/min 离心 10 min，尽可能完全倾倒上清，倾倒后剩余的少量液体需要用移液器吸净 (注意不要碰触到沉淀物)；沉淀用 1 mL 生理盐水 (0.9%NaCl) 悬浮，同上离心条件洗涤 2 次。同上，尽可能去掉上清，留沉淀物。

(二) DNA 提取

向含沉淀物的离心管中加入 40 μL DNA 提取液，振荡混匀或移液器吹打混匀 (提取液内含不溶于水的物质，需充分混匀后吸取)。沸水浴 (95 ~ 100℃) 10 min，然后冷却至室温；13000 r/min 离心 > 5 min，上清液作为模板备用，应避免将 DNA 提取液中的颗粒物质吸出。

(三) 恒温扩增及检测

(1) 依据所需检测样本数量准备反应体系数目，每次检测均设置阳性对照和阴性对照。

(2) 将上步制备的模板以及阴、阳性对照加入反应体系。

(3) 将反应管置恒温仪 (或 PCR 仪) 上，恒温反应。

(4) 按照不同检测方法的说明书进行检测。

六、结果判读

肉眼判读结果：当阳性对照显示绿色荧光，阴性结果为无色时，检测标本显示绿色荧光，结果判读为阳性；检测标本显示为无色时，结果判读为阴性。

机器判读：按照机器检测阈值进行判读。

七、注意事项

（1）实验所用加热管架每次用完需要进行消毒（75% 乙醇，0.5% 次氯酸钠，水）。

（2）试剂袋每次用完需仔细检查是否已经密封好，检查气密性。

（3）移液器和枪头为塑料制品，应避免紫外线照射。

（4）枪头盒用完一次即时将盖子盖紧，避免交叉污染。

（5）使用移液器，一定要缓慢放松按钮吸取痰样（尤其是黏液痰），吸取过程以 5s 左右为宜。

（6）取样过程中，如果枪头尖端仍有黏丝存在，应继续在底部刮蹭，切断所有黏丝，才能将枪头取出。

（7）为避免挥发，0.5% 次氯酸钠需每次配少量并置于阴暗处保存。

（8）加热时间过长可能导致 DNA 降解，所以在加热结束后应尽快取出加热管。

（9）如果纯化装置漏气需使用新的吸附管重新实验。

（10）上样过程需避免左手臂频繁接触已开管的反应管，避免造成污染。

（11）注射帽侧翼应与吸附管侧翼对齐，将注射帽推入吸附管，听到"咔哒"声后旋紧固定。

（12）LAMP 反应对反应液的体积有一定要求，液面不得低于最低刻度，也不可高于最高刻度，否则会影响结果。

（13）LAMP 反应结果判读应与阴性对照进行比较，如果荧光强度高于阴性对照则为阳性。

八、临床意义

（1）LAMP 技术主要用于涂阴结核病患者的检测。

（2）多国家进行的评估结果表明其对涂阴结核患者的灵敏度在 50% ~ 80%。

（3）LAMP 技术主要优点在于对实验室仪器的依赖程度较小，而且试剂成本较低，在基层实验室具有一定的使用价值。

（4）易污染。

第六节　交叉引物扩增技术

一、方法原理

交叉引物扩增技术（Crossing Priming Amplification，CPA）是一种新的核酸恒温扩增技术。CPA 与其他技术相结合（如快速核酸提取技术、核酸试纸条检测技术等），形成一个完整的现场快速分子检测平台。CPA 扩增体系中除包含具有链置换功能的 Bst DNA 聚合酶外，还主要包括扩增引物和两条交叉引物。这些寡聚核苷酸链能依靠 Bst DNA 聚合酶高活性的链置换特性，使 DNA 的循环扩增能不断地实现。

二、检测样品

检测痰液内的结核分枝杆菌。

三、设备仪器

PCR 仪或等温扩增仪。

四、试剂材料

交叉引物等温扩增检测试剂盒。

五、操作步骤

(一) 样本处理

1. 液化

在＜5 mL 痰液中加入 2～3 倍体积的 4% NaOH 溶液，充分混匀，常温下放置 20～30 min，使其充分液化（无明显固状物且吸出时无拖丝现象，若未达到完全液化可适当加入少量 4% 的 NaOH 溶液直至液化完全）。

2. 洗涤

取 1mL 液化后痰液至 1.5 mL 离心管，10000 r/min 离心 10 min，尽可能地完全倾倒上清，倾倒后剩余的少量液体需要用移液器吸净（注意不要碰触到沉淀物）；沉淀用 1 mL 生理盐水（0.9% W/V NaCl）悬浮，同上离心条件洗涤 2 次。同上，尽可能去掉上清，留沉淀物。

请使用具有防爆功能的离心管，以防止在随后的煮沸过程中管盖弹开。

（二）DNA 提取

向含沉淀物的离心管中加入 40 μL DNA 提取液，震荡混匀或移液器吹打混匀，（提取液内含不溶于水的物质，需充分混匀后吸取）。沸水浴（95～100℃）10 min，然后冷却至室温；10000 r/min 离心＞5 min，上清液作为模板备用，应避免将 DNA 提取液中的颗粒物质吸出。

注意：阳性对照无须处理，可直接使用。提取出的 DNA 模板应立即进行扩增，如需保存，请将上清液吸出至一新离心管中保存于 -20℃，但时间不超过 1 个月。

（三）恒温扩增

（1）依据所需检测样本数量取出玻璃化试剂管，建议每次检测均设置阳性对照和阴性对照。

（2）每管加入 15 μL 复溶缓冲液，再滴加 20 μL 液状石蜡，室温静置 2～3 min 使玻璃化试剂充分溶解。此时请勿混匀！

（3）在一管反应液中加 4 μL ddH₂O，混匀，作为阴性对照。

（4）在其余的反应液中加入处理后的样本或阳性对照 4 μL，用移液器吹打混匀后盖紧。注意：要确保充分混匀！

（5）将反应管以＞4000 r/min 瞬时离心 3～5 s。

（6）将反应管置恒温仪上，63℃温浴 60 min。注意：在温浴过程中和结束后均不得打开反应管盖。

（四）检测

（1）将上述扩增后的反应管（不可开盖，以避免污染）放入固定盒（核酸检测装置内芯）中，合上固定盒后将其装入装置外盒。

（2）按手柄至检测装置于关闭状态（听见清脆的"咔嚓"声即表示完全密闭），将检测装置放置在操作台上，同时开始计时。

（3）15～30 min 内通过阅读窗判读结果，30 min 后判读无效。

（4）记录检测结果，丢弃检测装置在安全处。

六、检验结果的解释

阳性：试纸条出现两条红色条带，一条位于质控区（C 线），一条位于检测区（T 线）且其强度≥L4（与附带的色卡比较）。表明样本中含有结核分枝杆菌，且其水平达到或超过本试剂盒的最低检出限。

阴性：试纸条质控区（C 线）出现一条红色条带，检测区（T 线）没有条带或者其强度 < L4（与附带的色卡比较）。表明样本中不含结核分枝杆菌，或其水平低于本试剂盒的最低检出限。

无效：试纸条质控区（C 线）未出现条带。表明试剂盒已损坏、失效或者操作有误。此时应仔细阅读说明书，按照注意事项（8）中的要求重新扩增和检测，如果问题仍然存在，应立即停止使用此批号产品，并与当地供应商联系。

七、注意事项

（1）本试剂盒仅供专业人员使用。

（2）本试剂盒仅用于体外诊断。

（3）液泡脱落在内芯包装袋内的，需将液泡装好；如果内芯包装袋中无液泡或液泡有破损，则取备用的液泡。以上情况都不影响该装置的正常使用。

（4）处理临床样本时，需在生物安全柜中操作，并严格遵循实验室操作过程，积极做好防护措施。

（5）一旦有试剂溅入眼睛，要立刻用大量清水清洗，并尽快寻求医嘱。

（6）核酸检测装置为一次性使用防污染设计，反应结束后不得将其强行打开，以免造成实验室扩增物污染。

（7）当病原体核酸浓度很高时，T 线很明显，C 线可能变得较弱，为正常结果。

（8）在极罕见的情况下，试纸条会出现没有任何条带的"白板"情况，原因可能是该临床样本中含扩增抑制物。建议将提取出的模板溶液用 ddH_2O 进行 5 ~ 10 倍稀释，然后将模板溶液原液、稀释液分别再进行恒温扩增，观察检测结果。

（9）本试剂盒为一次性使用产品。

（10）所有样本、核酸检测装置和其他材料使用完毕后应按照医疗废弃物管制处理。

（11）请勿用口吸取任何液体。

（12）请在产品包装注明的有效期内使用。

八、临床意义

（1）CPA 用于检测临床标本中是否含有结核分枝杆菌，其灵敏度高于痰涂片。

（2）由于存在开盖检测步骤，因此可能存在一定的污染风险。

第七节 RNA 恒温扩增检测

一、方法原理

实时荧光核酸恒温扩增检测技术（Simultaneous Amplification and Testing，SAT）是将核酸恒温扩增和实时荧光检测相结合的一种新型核酸检测技术。同一温度下，首先通过 M–MLV 反转录酶产生靶标核酸（RNA）的一个双链 DNA 拷贝，然后利用 T7RNA 多聚酶从该 DNA 拷贝上产生多个（100～1000 个）RNA 拷贝；每一个 RNA 拷贝再从反转录开始进入下一个扩增循环；同时，带有荧光标记的探针和这些 RNA 拷贝特异结合，产生荧光。该荧光信号可由荧光检测仪器实时捕获，直观地反映扩增循环情况。

二、检测样品

检测痰液内的结核分枝杆菌。

三、设备仪器

干热恒温器、恒温混匀仪和荧光检测仪。

四、试剂材料

结核分枝杆菌（TB）核酸检测试剂盒（RNA 恒温扩增）。

五、操作步骤

(一) 样本处理

（1）取痰液 1.5 mL，视痰标本性状加入 1～2 倍体积的 4%NaOH 于无菌样品管中，涡旋振荡 1min，使痰液充分匀化，室温放置 15～20 min。

（2）样品处理管（1.5 mL 离心管，数量为待测样本数 +2），分别标记待处理样品编号及阳性、阴性对照。

（3）取液化好的痰液标本 1 mL 于样品处理管中，13000 r/min 离心 5 min，弃上清。

（4）加入 1 mL 生理盐水重悬洗涤，13000 r/min 离心 5min，弃上清，加入 50 μL TB 稀释液重悬，该样本即为待测样本。

(二) 试剂准备

（1）使用前将所有试剂温度平衡到室温（18～26℃），充分混匀。试剂盒内的各试剂在充分溶解后请稍事离心。

（2）扩增检测液的准备按照每个样品取 30 μL TB 反应液和 2 μL TB 检测液计算，配制所需扩增检测液，振荡混匀，3000～4000 r/min 离心 10 s 备用。例如，样本数为 n，则反应数即为 $n+2$（待测样本数 + 阴性对照 + 阳性对照），则配制扩增检测液的方法即为 $(n+2) \times 30$ μL 反应液 + $(n+2) \times 2.0$ μL 检测液混匀。

(三) 样品准备

1. 阳性对照取 2 μL 阳性对照加入 198 μL TB 稀释液中，混匀备用。

2. 阴性对照取 2 μL 阴性对照加入 198 μL TB 稀释液中，混匀备用。

3. 将 50 μL 待测样本及 50 μL 样品准备 1、2 中制备的阳性对照和阴性对照超声处理 15 min，超声功率为 300 W。

4. 取 2 μL 处理物加入含 30 μL 扩增检测液的洁净微量反应管或反应板中。

5. 干热恒温器调至 (60 ± 1)℃。

6. 将恒温混匀仪调至 (42 ± 1)℃。

7. 开启恒温荧光检测仪器，荧光素通道设定为 FAM；42℃1min，40 个循环；荧光信号收集每分钟进行一次，共检测 40 次；反应体系 40 μL。ABI7300/7500 需要在新建文档的 Assay 下拉菜单中选择 Isothermal，Passive Reference 选择 none。

(四) 扩增检测

（1）将微量反应管置干热恒温器上 60℃保温 10 min。

（2）取出微量反应管置恒温混匀仪上 42℃保温 5 min，同时将 SAT 酶液 42℃预热 10 min。

（3）保持微量反应管于 42℃恒温混匀仪上，向微量反应管中加入 10 μL 已预热的酶液，立即盖上管盖或贴膜 1200 r/min 振荡 15s 混匀。

（4）将微量反应管转至荧光检测仪器，立即启动反应程序。

六、检验结果的解释

dt ≤ 35 的样本为阳性。

35 < dt < 40 的样本建议重新检测，检测结果 dt < 40 的样本为阳性。

dt 无数值或为 40 的样本为阴性。

七、注意事项

（1）在加酶之前，请确认仪器及程序设置已准备好并成功试运行！加酶之后 SAT 反应就立即开始，荧光检测需要马上开始。

（2）酶在用之前要先离心，并将温度平衡至42℃。

（3）操作过程的环境温度应控制在 18～26℃。

（4）试剂盒应避免反复冻融。

（5）本试剂盒仅用于体外诊断。

（6）TB 检测液对光敏感，在储存期间和使用准备期间应避免曝光。

（7）由于本产品的检测靶标为 RNA，操作过程中应特别注意防止 RNase 对 RNA 的降解作用，所有使用的器皿、加样器等均为专用，离心管、吸头等一次性耗材在实验前应全部高压灭菌。在实验操作之前请操作人员戴上无粉手套、口罩，穿好实验服。

（8）所有临床样品都可能是潜在的污染源，操作应戴手套，使用过的试剂瓶，棉签等必须经无菌处理才可丢弃，进行分析操作时，应建立规范的器具操作和废物处理规程。妥善处置所有接触到标本和试剂的材料，彻底清洗并消毒所有操作台面。

（9）如果没有特别说明，请勿合并任何分析试剂或溶液。

八、临床意义

（1）SAT 用于检测临床标本中是否含有结核分枝杆菌，其灵敏度高于痰涂片。

（2）SAT 反应仅检测标本中的活菌。

第八节　实时荧光 PCR 熔解曲线耐多药检测

一、方法原理

实时荧光 PCR 熔解曲线法建立在野生型 DNA 分子和突变型 DNA 分子的 GC 含量不同的基础之上，通过监测升温过程中荧光探针与靶标 DNA 的结合情况，从而判断检测结核分枝杆菌相应位点的基因型情况，并最终判定结核分枝杆菌对相应药物的耐药情况。

二、检测样品

检测痰液内的结核分枝杆菌或分离培养后的结核分枝杆菌。

三、设备仪器

核酸自动纯化仪和荧光定量 PCR 仪。

四、试剂材料

结核分枝杆菌耐药突变检测试剂盒（荧光 PCR 熔解曲线法）。

五、操作步骤

（一）DNA 提取

1. 痰标本

（1）取 1.5 mL 处理后的痰标本（痰标本处理同分离培养），加入 1.5 mL 离心管内，用记号笔在盖上标记实验室编号。

（2）10000 g 离心 10 min，弃上清，加入 200 μL 灭菌水，涡旋振荡重悬沉淀物，将沉淀重悬液加入核酸自动纯化试剂管中，在每份标本中加入 40 μL DTT。

（3）将试剂管放入核酸自动提取仪中，选取结核提取步骤，运行仪器。

（4）约 50 min 后，将纯化的核酸转入 1.5 mL 离心管内。

2. 分离培养物

向 1.5 mL 离心管中加入 500 μL 灭菌水，使用接种环从 L-J 培养基刮取菌落，加入离心管内，用记号笔在盖上标记实验室编号。下同痰标本步骤中的（2）～（3）。

（二）扩增

（1）将试剂盒中的扩增试剂放于配液区，对照试剂放于样品加样区，除每种 TB 酶混合液之外均于室温融解，溶解后在涡旋振荡器上混匀，之后在手掌式离心机上离心备用。每种 TB 酶混合液仍放置于 −18℃ 以下冰箱，使用前取出，用完立即放回冰箱。

（2）在配液区，根据需要配制 PCR 反应液，配液标准为：

①利福平：对于每一份样品，分两管检测：取 $n \times 19.6$ μL RIF PCR Mix A 和 $n \times 0.4$ μL TB 酶混合液加入 1.5 mL 离心管中，另取 $n \times 19.6$ μL RIF PCR Mix B 和 $n \times 0.4$ μL TB 酶混合液加入另一支 1.5 mL 离心管中。

②异烟肼：对于每一份样品，分两管检测：取 $n \times 19.6$ μL INH PCR Mix A 和 $n \times 0.4$ μL TB 酶混合液加入 1.5 mL 离心管中，另取 $n \times 19.6$ μL INH PCR Mix B 和 $n \times 0.4$ μL TB 酶混合液加入另一支 1.5 mL 离心管中。

③氟喹诺酮：对于每一份样品，分一管检测：取 $n \times 19.6$ μL FQ PCR Mix 和

$n \times 0.4$ μL TB 酶混合液 a 加入 1.5 mL 离心管中。

④二线注射药物。对于每一份样品，分两管检测：取 $n \times 19.6$ μL SL PCR Mix A 和 $n \times 0.4$ μL SL 酶混合液加入 1.5 mL 离心管中，另取 $n \times 19.6$ μL SL PCR Mix B 和 $n \times 0.4$ μL SL 酶混合液加入另一支 1.5 mL 离心管中。

使用涡旋振荡器震荡混匀数秒，手掌式离心机离心数秒。

（3）PCR 反应液以每管 20 μL 分装于实时 PCR 仪配套的 PCR 反应管中。

（4）向每支 PCR 反应管中加入相应的提取样品和阳性对照以及 TB 阴性对照 5μL，立即盖严管盖。

（5）将已加入模板的 PCR 反应管在手掌式离心机上离心，转移至 PCR 扩增区。

（6）PCR 反应程序见表 5-4，在实时 PCR 仪上按照表 5-4 中的反应程序进行设置，并运行。

表 5-4　熔解曲线耐多药检测核酸扩增反应程序

体系	本试剂盒反应体系设为 35 μL		
	阶段	条件	循环数
PCR 反应程序	UNG 处理	50℃ 2min	1
	预变性	95℃ 10min	1
	Touchdown 循环程序	95℃ 10s	10
		71℃ 15s（每个循环下降 1℃）	
		78℃ 15s	
PCR 反应程序	PCR 循环程序	95℃ 10 s	45
		61℃ 15 s	
		78℃ 15 s	
熔解分析程序		95℃ 2 min	1
		40℃ 2 min	
		40 ~ 85℃ 10 min 设置在此阶段每 1℃采集 FAM 和 TET 通道荧光信号	

（7）程序运行完毕后，将 PCR 反应管取出直接放入凹凸袋，封口后按照污染源处理。

（三）试剂储存

试剂盒在 -18℃以下避光储存，反复冻融最好不超过 3 次。

六、结果判读

（1）以利福平结果为例，检测每份样品用两个反应管，每管两个荧光通道，FAM 和 TET 对于每份样品的检测结果，共需看 4 个荧光通道的结果。

（2）关于野生型样品结果的判读：当四个通道中样品的熔点与阳性对照的熔点均一致（误差不超过 1℃）时判定为野生型，试验菌株对利福平敏感。

（3）关于突变型样品结果的判读：四个通道的任一通道中样品的熔点低于阳性对照 2℃ 及以上时（$\Delta Tm \geq 2℃$）判定为突变型，试验菌株对利福平耐药。

（4）关于不均一耐药样品结果的判读：当四个通道中任一通道熔解曲线出现双峰或融合峰时即为不均一耐药样品，分三种情况：①出现双峰时，即为不均一耐药样品；②为一个融合峰，与阳性对照的熔点一致，但峰型跟阳性对照的峰型有较大差异，在有可能出现突变峰的位置出现小峰或凸起，即为不均一耐药样品；③为一个融合峰，为突变熔点，但在野生峰的位置出现小峰或凸起，即为不均一耐药样品。不均一耐药样品对利福平耐药，建议出现杂合样品时将样品重复检测，以确定样品耐药性。

（5）特殊突变 533 位点 CTG > CCG（反应体系 B TET 通道）突变会导致熔解曲线无明显突变峰，曲线位于 0 线上下，不同于野生型峰、突变型峰及阴性对照。此种类型突变的相关菌株仍有可能对利福平敏感。

七、注意事项

（1）酶混合液使用前从 -18℃ 以下冰箱取出，用完立即放回冰箱。

（2）配好的 PCR 反应液必须贮存于 -18℃ 以下并在 4 h 内使用。

（3）仅用于体外诊断使用，操作人员必须经过培训并具有一定的经验。

（4）严格按照基因扩增检验实验室的管理规范进行试验操作：如 PCR 试验严格分区操作；各区应有专用的手套、移液器等，不得交叉使用，避免污染；工作人员应遵循从一区到二区的单方向工作原则，各工作区相对隔离；进行 PCR 试验的工作桌面及相关物品应定期用 1% 次氯酸钠、75% 乙醇、1 mol/L 盐酸或紫外线灯进行灭菌和消毒。

（5）试验操作所需的消耗用品应一次性使用，使用前进行无菌处理。试剂盒中各试剂充分融化后请短暂离心。反应液分装时应尽量避免产生气泡。PCR 反应管经瞬时离心后，上机前应避免振摇，应注意检查各反应管是否盖紧，以免污染仪器。

（6）每次试验应设置阴阳性对照品。

（7）PCR 反应混合液应避光保存。

（8）尽量避免反复冻融，如果需要多次使用，在第一次溶解后将制品按适当量分装后保存。

（9）不同批号的试剂请勿混用，在有效期内使用试剂盒。

（10）扩增完的 PCR 反应管一定不能开盖，保持闭管直接用凹凸袋密封后按照污染源处理。

八、临床意义

（1）与带有杂交步骤的检测技术相比，HRM 技术污染的概率更小。

（2）HRM 操作不需要专属的仪器，仅适用指定型号的定量 PCR 仪即可。

第六章　分枝杆菌的菌种鉴定及药物敏感试验

　　根据《伯杰氏细菌鉴定手册》将分枝杆菌分为两类，即缓慢生长和快速生长。Runyon 在 1959 年又将排除了结核分枝杆菌和麻风分枝杆菌后的其他分枝杆菌，依据生长速度、菌落色素和致病性分为 4 群，即光产色 I 群、暗产色 II 群、不产色 III 群和快速生长的 IV 群。由于分枝杆菌种类繁多，各菌种生物学特性、致病性、药物敏感性等不尽相同，在分枝杆菌及其所致疾病的基础研究、预防和治疗中，菌种鉴定具有十分重要的意义。菌种鉴定是在培养的基础上，进一步对获得的纯菌进行鉴定，以确认该菌的细菌学分类。

第一节　分枝杆菌的菌种鉴定

一、生化鉴定

(一) 分枝杆菌菌种 (菌群) 鉴定试验流程

　　(1) 经抗酸染色镜检确定是抗酸菌的培养阳性菌株，必须首先接种改良罗氏 (L-J) 培养基进行增菌传代。

　　(2) 进行分枝杆菌菌种鉴定，首先经对硝基苯甲酸 (PNB) 生长试验、28℃生长试验、耐热触酶试验、观察记录细菌的生长速度、菌落形态和菌落颜色，确定该菌株属于结核分枝杆菌复合群还是非结核分枝杆菌 (NTM)。

　　(3) 经菌群鉴定试验确定属于结核分枝杆菌复合群的菌株，需进行噻吩 -2- 羧酸酰肼 (TCH) 培养基生长试验、硝酸还原试验和烟酸试验进行菌种鉴定。

　　(4) 属于 NTM 的菌株，首先根据生长速度的快慢确定属于快速生长还是缓慢生长的分枝杆菌。快速生长的分枝杆菌可通过生长特征和生化实验进行菌种鉴定；缓慢生长的分枝杆菌经色素产生试验确定菌株的产色特征后，再通过生长特征和生化试验确定菌株的种类。

　　(5) 由于临床分离的菌株生物特性不稳定，故对结核分枝杆菌菌群的分枝杆菌进行菌种鉴定时应至少同时使用以下三个鉴定实验中的两个，以便对结果进行综合判定。

（二）分枝杆菌菌种（菌群）鉴定试验

1. 对硝基苯甲酸（PNB）生长试验

（1）检验目的。主要用于区分非结核分枝杆菌和结核分枝杆菌复合群。

（2）方法原理。结核分枝杆菌复合群在含有对硝基苯甲酸（PNB）的培养基中生长受到抑制；大多数非结核分枝杆菌（NTM）菌种对一定浓度的 PNB 有耐受性，利用 PNB 培养基可以区分结核分枝杆菌复合群与其他非结核分枝杆菌。

非结核分枝杆菌（NTM）指除结核分枝杆菌复合群、麻风分枝杆菌外的所有分枝杆菌。

（3）检测样本。分枝杆菌的纯分离培养物。

（4）仪器设备。Ⅱ级生物安全柜、恒温培养箱、涡旋振荡器。

（5）试剂耗材。

①试剂

含 PNB（500 μg／mL）的改良罗氏培养基、中性改良罗氏培养基、生理盐水。

堪萨斯分枝杆菌（M.kansasii）ATCC 12478CMCC（B）95013、结核分枝杆菌 H37Rv ATCC 27294CMCC（B）95053。

②耗材

磨菌瓶（内含 2 mm 无菌玻璃铺满一层瓶底，带有螺旋盖）、麦氏 1 号标准比浊管（MacFarland No.1）、22 SWG 标准接种环、无菌吸管、无菌吸头、移液器、无菌试管。

（6）操作步骤。

①菌液制备

临床分离分枝杆菌的新鲜培养物（初生长 1~2 周）无须传代即可做 PNB 试验，初生长 4 周后和贮存培养物须在中性改良罗氏培养基上传代，取 2~3 周的亚培养物进行试验。

在磨菌瓶上标记样本编号，使用无菌吸管吸取生理盐水加 2~3 滴到磨菌瓶中，用接种环刮取 1~2 周的新鲜菌落放入磨菌瓶中。旋紧磨菌瓶盖，在涡旋振荡器上震荡 1~2 min，静置 15 min。

向磨菌瓶中加入 1~2 mL 生理盐水，轻轻混匀后静置 15 min，使菌液中的大块物质沉淀。

用无菌吸管轻轻吸取磨菌瓶中上部菌液加入一个新的无菌试管中，并通过加生理盐水与麦氏 1 号标准浊度进行比较，调节浊度，直至与标准麦氏比浊管一致，即为 1 mg / mL 的菌液。

②稀释

取无菌试管，标记好样品编号、稀释浓度，使用移液器加入 4.5 mL 无菌生理盐水，使用移液器取 0.5 mL 的 1 mg / mL 菌液加入含 4.5 mL 无菌生理盐水的试管中，终浓度到 10^{-1} mg / mL。

③接种及培养。

取 1 管中性改良罗氏培养基和 1 管含 PNB 的改良罗氏培养基，标记好样品编号、姓名、接种日期，用 22SWG 标准接种环分别蘸取 1 环（即 0.01 mL）10^{-1} mg / mL 的菌液，用画线法均匀接种至培养基表面，应注意使菌液尽可能均匀分散于培养基斜面。最终接种菌量为 10^{-3} mg/ 管。接种后的培养基置于培养架上，置于 37℃恒温培养箱培养。

（7）结果判读。

于接种后第 3 天、第 7 天观察，以后每周观察一次结果，直至孵育 4 周，同时记录 PNB 培养基和中性改良罗氏培养基上菌落生长情况。快速生长的非结核分枝杆菌一周左右可见菌落；缓慢生长的分枝杆菌 4 周报告结果。结核分枝杆菌复合群在 PNB 培养基上不生长。

（8）注意事项。

①刮取菌落时尽可能刮取斜面各个部位的菌落，避免挑选 1 ~ 2 个单独菌落进行试验。

②所有操作步骤严格在生物安全柜内进行。

③使用过的试管、磨菌管、吸头、吸管、消毒缸等废弃物品均要高压灭菌，确保无菌后再处理。

④生物安全柜台面要使用 5% 苯酚或 75% 乙醇进行严格消毒，柜内紫外照射 2 h，对分离培养实验室紫外照射 2 h 消毒。

（9）质量控制。

①试验必须有阳性对照菌株堪萨斯分枝杆菌和阴性对照菌株结核分枝杆菌 H37Rv。

②有进行菌种鉴定的临床分离株，必须经过传代增菌，菌龄为 1 ~ 2 周且生长良好。

③有实验涉及的培养基、试剂必须符合规定的使用期限。

④有标明有对照的鉴别实验，在实验时参照系的结果符合相应标准后方可判定待测菌株的结果。

⑤如阳性对照不生长或阴性对照生长，本次实验结果为无效。

（10）临床意义。PNB 阳性结果判断为非结核分枝杆菌（NTM）菌种，但 PNB 阴性结果初步认定为结核分枝杆菌复合群。

2.28℃生长试验

（1）检验目的。主要用于区分非结核分枝杆菌和结核分枝杆菌复合群。

（2）方法原理。结核分枝杆菌复合群在 28℃的孵育环境中不能生长；而非结核分枝杆菌菌群的大部分分枝杆菌可以生长。

（3）检测样本。分枝杆菌的纯分离培养物。

（4）仪器设备。Ⅱ级生物安全柜、恒温培养箱、涡旋振荡器。

（5）试剂材料。

①试剂

中性改良罗氏培养基、生理盐水。

堪萨斯分枝杆菌（M.kansasii）ATCC　12478CMCC（B）95013、结核分枝杆菌 H37Rv ATCC　27294CMCC（B）95053。

②耗材

磨菌瓶（内含 2 mm 无菌玻璃铺满一层瓶底，带有螺旋盖）、麦氏 1 号标准比浊管（MacFarland No.1）、22 SWG 标准接种环、无菌吸管、无菌吸头、移液器、无菌试管。

（6）操作步骤。

①菌液制备。同对硝基苯甲酸（PNB）生长试验。

②稀释。同对硝基苯甲酸（PNB）生长试验。

③接种及培养。取 2 管中性改良罗氏培养基，标记好样品编号、姓名、接种日期，用 22 SWG 标准接种环分别蘸取 1 环（0.01 mL）10^{-1}mg／mL 的菌液，用画线法均匀接种至培养基表面，应注意使菌液尽可能均匀分散于培养基斜面。最终接种菌量为 10^{-3}mg／管。接种后的培养基置于培养架上，一管置于恒温培养箱 28℃培养，一管置于 37℃培养。

（7）结果判读。于接种后第 3 天、第 7 天观察，以后每周观察一次结果，直至孵育 4 周，同时记录 28℃和 37℃培养的培养基上菌落生长情况。结核分枝杆菌复合群在 28℃不生长。

（8）注意事项。要严格控制 28℃和 37℃的生长温度，以及其他同对硝基苯甲酸（PNB）生长试验。

（9）质量控制。同对硝基苯甲酸（PNB）生长试验。

（10）临床意义。在 28℃生长阴性而 37℃生长阳性的认定为结核分枝杆菌复合群；在28℃和37℃生长均阳性的为非结核分枝杆菌。

3. 耐热触酶试验

（1）检测目的。主要用于区分非结核分枝杆菌和结核分枝杆菌复合群。

（2）方法原理。过氧化氢酶是胞内、可溶性酶，能够分解过氧化氢为水和氢，可以通过向培养物中加入过氧化氢，来观察反应混合物中是否有气泡产生来检测酶的活性。多数非结核分枝杆菌经68℃处理一定时间后，其过氧化氢酶仍保持活性，可分解过氧化氢。

（3）检测样品。分枝杆菌的纯分离培养物。

（4）仪器设备。Ⅱ级生物安全柜、恒温水浴锅、涡旋振荡器。

（5）试剂耗材。

①试剂

生理盐水、磷酸盐缓冲液（pH=7.0、0.067mol/L）、15%H₂O₂（双氧水）；堪萨斯分枝杆菌（M.kansasii）ATCC　12478CMCC（B）95013；结核分枝杆菌 H37Rv ATCC 27294CMCC（B）95053。

②耗材

磨菌瓶（内含2 mm 无菌玻璃铺满一层瓶底，带有螺旋盖）、麦氏1号标准比浊管（MacFarland No.1）、22 SWG 标准接种环、无菌吸管、无菌吸头、移液器、无菌试管。

（6）操作步骤。

①菌液制备。临床分离分枝杆菌的新鲜培养物（初生长1~2周）无须传代即可做 PNB 试验，初生长4周后和贮存培养物须在中性改良罗氏培养基上传代，取2~3周的亚培养物进行试验。

在磨菌瓶上标记样本编号，使用无菌吸管吸取生理盐水加2~3滴到磨菌瓶中，用接种环刮取1~2周的新鲜菌落放入磨菌瓶中。旋紧磨菌瓶盖，在涡旋振荡器上震荡1~2 min，静置15 min。

向磨菌瓶中加入1~2 mL 生理盐水，轻轻混匀后静置15 min，使菌液中的大块物质沉淀。

用无菌吸管轻轻吸取磨菌瓶中上部菌液加入一个新的无菌试管中。

②反应。将装有菌悬液的试管放于68℃水浴20 min，取出后立即冷却，缓缓加入 0.5 mL 15% 的双氧水。

（7）结果判读。试管中有持续小气泡产生的为阳性；10~20 min 仍无气泡产生的为阴性。

（8）注意事项。同对硝基苯甲酸（PNB）生长试验。

（9）质量控制。同对硝基苯甲酸（PNB）生长试验。

（10）临床意义。耐热触酶试验阳性结果判断为非结核分枝杆菌（NTM）菌种，但耐热触酶试验阴性结果为结核分枝杆菌复合群和部分的 NTM，即耐热触酶试验结果阴性并不能认定为结核分枝杆菌复合群。

（三）结核分枝杆菌复合群菌种鉴定试验

1. 噻吩 -2- 羧酸肼（TCH）培养基生长试验

（1）检验目的。主要用于区分牛分枝杆菌和结核分枝杆菌。

（2）方法原理。一定浓度的噻吩 -2- 羧酸肼（TCH）对牛分枝杆菌有抑制生长的作用；对核分枝杆菌无抑制作用。

（3）检测样品。分枝杆菌的纯分离培养物。

（4）仪器设备。Ⅱ级生物安全柜、恒温培养箱、涡旋振荡器。

（5）试剂材料。

①试剂

含 TCH（5 μg / mL）的改良罗氏培养基、中性改良罗氏培养基、生理盐水；牛分枝杆菌（M.bovis）CMCC（B)93006；结核分枝杆菌 H37Rv—ATCC 27294 CMCC（B)95053。

②耗材

磨菌瓶（内含 2 mm 无菌玻璃铺满一层瓶底，带有螺旋盖）、麦氏 1 号标准比浊管（MacFarland No.1）、22 SWG 标准接种环、无菌吸管、无菌吸头、移液器、无菌试管。

（6）操作步骤。

①菌液制备。同对硝基苯甲酸（PNB）生长试验。

②稀释。同对硝基苯甲酸（PNB）生长试验。

③接种及培养。取 1 管中性改良罗氏培养基和 1 管含 TCH 的改良罗氏培养基，标记好样品编号、姓名、接种日期，用 22 SWG 标准接种环分别蘸取 1 环（0.01 mL）10^{-1}mg / mL 的菌液，用画线法均匀接种至培养基表面，应注意使菌液尽可能均匀分散于培养基斜面。最终接种菌量为 10^{-3}mg/ 管。接种后的培养基置于培养架上，置于恒温培养箱 37℃培养。

（7）结果判读。于接种后第 3 天、第 7 天观察，以后每周观察一次结果，直至孵育 4 周，同时记录 TCH 培养基和中性改良罗氏培养基上菌落生长情况。结核分枝杆菌在 TCH 培养基和中性改良罗氏培养基上菌落的生长情况相同；牛分枝杆菌在中性改良罗氏培养基生长良好，在 TCH 培养基上生长受到抑制。

（8）注意事项。同对硝基苯甲酸（PNB）生长试验。

（9）质量控制。每次试验必须有阳性对照菌株结核分枝杆菌 H37Rv 和阴性对照菌株牛结核分枝杆菌，其他同对硝基苯甲酸（PNB）生长试验。

（10）临床意义。TCH 阳性结果判断为结核分枝杆菌，TCH 阴性结果可能为牛结核分枝杆菌。

2. 硝酸还原试验

（1）检验目的。主要用于区分牛分枝杆菌和结核分枝杆菌。

（2）方法原理。结核分枝杆菌能够产生硝酸盐还原酶，可使硝酸盐还原为亚硝酸盐。在酸性条件下，亚硝酸盐与氨基苯磺胺、N–1–甲萘基乙烯二胺盐酸盐形成红色偶氮化合物。牛分枝杆菌和部分 NTM 因不能产生硝酸盐还原酶，因此可用于结核分枝杆菌与牛分枝杆菌的鉴别。

（3）检测样本。分枝杆菌的纯分离培养物。

（4）仪器设备。Ⅱ级生物安全柜、恒温水浴锅、涡旋振荡器。

（5）试剂耗材。

①试剂

A 试剂：硝酸盐溶液 $NaNO_3$（0.085 g）溶 100 mL PBS（pH7.0、0.067 mol/L）内，121℃灭菌 20 min，每管分装 2 mL。

B 试剂：35% 的浓盐酸等倍稀释。

C 试剂：0.2% 氨基苯磺胺水溶液（4℃保存，4 周内使用）。

D 试剂：0.1%N–1–甲萘基乙烯二胺盐酸盐水溶液（4℃可保存 4 周）。

E 试剂：锌粉：0.1 g。

牛分枝杆菌（M.bovis）CMCC（B）93006;

结核分枝杆菌 H37Rv—ATCC　27294CMCC（B）95053。

②耗材

磨菌瓶（内含 2 mm 无菌玻璃铺满一层瓶底，带有螺旋盖）、22 SWG 标准接种环、无菌吸管、无菌吸头、移液器、无菌试管。

（6）操作步骤。

①菌液制备。同耐热触酶试验。

②反应。将装有菌悬液的试管和含 2 mL 试剂 A 的空白对照试管放于 37℃水浴 2 h，试管取出后立即冷却；缓缓加入 1 滴试剂 B 和试剂 C、D 各 2 滴；混匀。

（7）结果判读。试剂混匀后试管内液体 1 min 内呈红色为阳性；若试剂混匀后 1 min 内颜色无变化，再加入 0.1 g 锌粉混匀观察 5 min，颜色无变化者为强阳性，出现红色或淡红色者为真阴性；空白对照从无色变为红色。

（8）注意事项。同对硝基苯甲酸（PNB）生长试验。

（9）质量控制。同对硝基苯甲酸（PNB）生长试验。

（10）临床意义。硝酸还原试验阳性结果判断为结核分枝杆菌，硝酸还原阴性结果可能为牛结核分枝杆菌和其他非结核分枝杆菌。

3. 烟酸试验

（1）检验目的。主要用于鉴定结核分枝杆菌。

（2）方法原理。由于结核分枝杆菌缺乏烟酸酶，故不能分解代谢过程中产生的烟酸，在培养中，结核分枝杆菌生长时的烟酸聚集量较牛分枝杆菌及其他分枝杆菌高，烟酸吡啶环的氮与联苯胺及溴化氰作用后，呈现桃红色或红色沉淀反应。

（3）检测样本。分枝杆菌的纯分离培养物。

（4）仪器设备。Ⅱ级生物安全柜、通风橱、恒温培养箱、涡旋振荡器。

（5）试剂耗材。

①试剂

A 试剂：3% 联苯胺乙醇溶液。

B 试剂：10% 溴化氰溶液（剧毒，在通风橱内配制）。

注：上述试剂必须存放于褐色试剂瓶中，瓶口密封，4℃可保存2周。溴化氰溶液如发生沉淀，应在室温下溶解后使用。

C 试剂：4% NaOH 溶液。

牛分枝杆菌（M.bovis）CMCC（B）93006;

结核分枝杆菌 H37Rv—ATCC　27294CMCC（B）95053。

②耗材。无菌吸管、无菌试管。

（6）操作程序。取在中性改良罗氏培养基孵育 1～2 周且生长旺盛的培养管一支，将菌落用无菌吸管刮到培养基斜面一边，在暴露出的培养基斜面上加入 2 mL 沸水，振荡数次后，将培养基平放在 37℃孵箱中孵育 30 min（应注意使蒸馏水铺满斜面）。无菌吸管取浸提液 0.8 mL 平分到 2 支试管中，各加入 0.1 mL 试剂 A，混匀后向其中一支试管中加入 0.1 mL 试剂 B，观察颜色变化。阳性对照菌株为 H37Rv；阴性对照菌株为牛分枝杆菌（M.bovis）；生理盐水作为空白对照。

（7）结果判读。加入两种试剂的试管内菌液呈现红色或桃红色沉淀为阳性；白色沉淀为阴性；空白试剂对照不变色。

结果观察完毕后，加入 4% NaOH 溶液，加塞混匀后放置24h 后方可消除溴化氰的毒性。如阳性对照或阴性对照无结果，本次实验结果为无效。

烟酸试验结果阳性为结核分枝杆菌，结果阴性为其他非结核分枝杆菌。

（8）注意事项。

①由于烟酸含量在 2 g 以上才出现阳性结果，故培养基上生长的菌落数一般必须在 50 个以上，否则可能出现假阴性结果。

②对 INH 高度耐药的结核分枝杆菌可能此实验为阴性，届时需要结合硝酸还原实验结果判定。

③使用过的试管、磨菌管、吸管、消毒缸等废弃物品均要高压灭菌，确保无菌后再处理。

④生物安全柜台面要使用 5% 苯酚或 75% 乙醇进行消毒严格按照消毒，柜内紫外照射 2h，对分离培养实验室紫外照射 2h 消毒。

（9）质量控制。同对硝基苯甲酸（PNB）生长试验。

（10）临床意义。同噻吩 –2– 羧酸肼（TCH）培养基生长试验。

（四）非结核分枝杆菌菌群生长特征鉴定试验

1. 生长速度试验

（1）检验目的。主要用于区分快速和缓慢生长分枝杆菌。

（2）方法原理。生长速度指在固体培养基上细菌形成成熟、肉眼可见菌落的时间，分枝杆菌菌群中不同菌种生长速度不同，一周内形成菌落的为快速生长分枝杆菌；反之则为缓慢生长分枝杆菌。

（3）检测样本。分枝杆菌的纯分离培养物。

（4）仪器设备。Ⅱ级生物安全柜、恒温培养箱。

（5）试剂耗材。

①试剂

中性改良罗氏培养基；生理盐水。

缓慢生长对照菌株：堪萨斯分枝杆菌（M.kansasii）ATCC　12478CMCC（B）95013；快速生长对照菌株：草分枝杆菌（M.phlei）ATCC　111758CMCC（B）95024。

②耗材

磨菌瓶（内含 2 mm 无菌玻璃铺满一层瓶底，带螺旋盖）、麦氏 1 号标准比浊管（MacFarland No.1）、22 SWG 标准接种环、无菌吸管、无菌吸头、移液器、无菌试管。

（6）操作步骤。

①菌液制备：同对硝基苯甲酸（PNB）生长试验。

②稀释：同对硝基苯甲酸（PNB）生长试验。

③接种及培养：取 2 管中性改良罗氏培养基，标记好样品编号、姓名、接种日期，用 22 SWG 标准接种环分别蘸取 1 环（0.01 mL）10^{-1}mg／mL 的菌液，用画线法

均匀接种至培养基表面，应注意使菌液尽可能均匀分散于培养基斜面。最终接种菌量为 10^{-3} mg／管。接种后的培养基置于培养架上，1 支置于恒温培养箱 28℃培养，另一支置于 37℃培养。

同样，接种快速和缓慢对照菌株培养。

（7）结果判读。于接种后第 3 天、第 7 天观察，以后每周观察一次结果，直至孵育 4 周，同时记录中性改良罗氏培养基上菌落生长情况。在 28℃和 37℃培养一周左右可见菌落的为快速生长的非结核分枝杆菌；仅在 37℃培养 4 周左右可见菌落的为结核分枝杆菌复合群，在 28℃和 37℃培养 4 周可见菌落的为缓慢生长的非结核分枝杆菌。

如快速对照不生长或缓慢生长对照菌株不生长，本次实验结果为无效。

（8）注意事项。要严格控制 28℃和 37℃的生长温度，其他同对硝基苯甲酸（PNB）生长试验。

（9）质量控制。同对硝基苯甲酸（PNB）生长试验。

（10）临床意义。在临床中作为生长速度的测试方法。

2. 色素产生试验

（1）检验目的。主要用于区分光产色、暗产色和不产色分枝杆菌。

（2）方法原理。根据色素的产生可以将分枝杆菌分为三组，光产色菌在暗条件下生长产生不含色素菌落，只有在暴露于光照条件下才产色；暗产色菌无论在暗及光照下均产生深黄至橘橙色素菌落（一些菌株持续暴露于光照条件下能提高色素产生）；不产色菌，无论在有光照还是暗的情况下都不产生颜色，或产生淡黄色、浅黄褐色、黄褐色色素，这些颜色在光照下颜色不会加深。

（3）检测样本。分枝杆菌的纯分离培养物。

（4）仪器设备。Ⅱ级生物安全柜、恒温培养箱、涡旋振荡器。

（5）试剂耗材。

①试剂。

中性改良罗氏培养基、生理盐水。

光产色对照菌株：堪萨斯分枝杆菌（M.kansasii）ATCC 12478CMCC（B）95013；暗产色对照菌株：戈登分枝杆菌（M.gordonae）ATCC 14470CMCC（B）95018；不产色对照菌株：胞内分枝杆菌（M.intracelluLare）ATCC 13950CMCC（B）95002；颜色随温度变化菌株：苏加分枝杆菌（M.szuLgai）NTCT 10831。

②耗材。

磨菌瓶（内含 2 mm 无菌玻璃铺满一层瓶底，带有螺旋盖）、麦氏 1 号标准比浊管（MacFarland No.1）、22 SWG 标准接种环、无菌吸管、无菌吸头、移液器、无菌试管。

（6）操作步骤。

①菌液制备。同对硝基苯甲酸（PNB）生长试验。

②稀释。同对硝基苯甲酸（PNB）生长试验。

③接种及培养。取4管中性改良罗氏培养基，标记好样品编号、姓名、接种日期和稀释浓度，用22 SWG标准接种环分别蘸取1环（0.01 mL）10^{-1}mg/mL的菌液，用画线法均匀接种至培养基表面，应注意使菌液尽可能均匀分散于培养基斜面。最终接种菌量为10^{-3}mg/管。接种后的2支培养基以锡纸或黑纸包裹密封，另2支不包纸。将两支培养基（1支包纸和1支不包纸）在37℃培养，另2支于28℃培养。不包纸的培养基长出菌落时，打开2支包纸的培养管观察：有色素产生为暗产色菌；无色素产生者或者有淡黄色、浅黄褐色、黄褐色色素，在生物安全柜内放松管盖进行通气，同时以100 W钨灯近距离（灯至试管的距离≤50 cm）照射3 h，放置于原温度孵育3 d，每日观察。

同样，接种培养四种对照菌株并观察。

（7）结果判读。在暗处有深黄至橘橙色素菌落产生为暗产色菌；无色素或产生经光照后，出现颜色或颜色加深者为光产色；无色素或者有淡黄色、浅黄褐色、黄褐色色素者经光照，产生颜色或颜色加深者为光产色菌；而经光照菌落颜色未改变者为不产色菌。

如阳性对照不生长或阴性对照生长，本次实验结果为无效。

（8）注意事项。同对硝基苯甲酸（PNB）生长试验。

（9）质量控制。每次试验必须有四种对照菌株，其他同对硝基苯甲酸（PNB）生长试验。

（10）临床意义。暗产色菌和光产色菌为非结核分枝杆菌；不产色菌可能为结核杆菌复合群。

二、免疫学鉴定

(一) 检验目的

定性检测人痰液、支气管洗净液、肺洗净液等培养物中的结核杆菌分泌蛋白MPB64，用于结核菌和非结核性抗酸菌的鉴别。

(二) 检测方法

待测样本预处理后接种到液体培养基或固体培养基，在37℃的条件下，对样本中的分枝杆菌进行分离增菌培养。分枝杆菌在液体培养基中可能由于接触营养面大，细菌生长较为迅速，一般1~2周即可生长；利用固体培养基一般2~4周。培养后的菌液加入"凯必利"结核分枝杆菌抗原检测试剂盒（胶体金法）进行鉴定，看是否为结核分枝杆菌。

结核分枝杆菌抗原检测测定对象为MPB64（Mycobacterial protein from BCG of Rm 0.64 in electrophoresis），是在结核菌的培养中分泌到菌体外的蛋白质。分枝杆菌在生长过程中，会分泌多达240多种的分泌蛋白。而其中的MPB64是分枝杆菌分泌蛋白中分泌时间早，分泌量最多（达8%左右）的分泌蛋白。进一步的研究表明，MPB64是只有结核分枝杆菌菌群的特异分泌蛋白，而非结核性分枝杆菌则不具有该蛋白。因此，检测和鉴定该特异分泌蛋白的有无可以被应用于鉴别结核分枝杆菌和非结核分枝杆菌。

样本从检测板的样品滴下部滴下后，胶体金标记MPB64单克隆抗体 A 被溶解，与样品中的抗原形成免疫复合物。免疫复合物因毛细管层析现象而移动，被检测线（T）中固定化的 MPB64 单克隆抗体 B 捕捉，于是在检测线（T）因胶体金的作用形成紫红色的条带。本试剂盒的这种紫红色条带可以肉眼观察确定，以判断样本中是否存在待检的抗原。

另一方面，无论样本中是否有抗原存在，剩余的胶体金标记抗体 A 继续在展开部移动，在质控线（C）处被固定化的鼠 IgG 多克隆抗体（固定化抗体）捕捉，因胶体金的作用而形成紫红色条带。这显示了胶体金标记抗体在展开部的正常移动。

(三) 标本要求

对人的体液、组织及支气管洗净液等临床材料（包括痰液、支气管洗净液、肺洗净液、脓液、胃液、组织等）进行适当的前处理，然后接种到液体培养基或固体培养基中进行培养。

(四) 设备和试剂

1. 设备

离心机、培养箱。

2. 试剂

结核分枝杆菌抗原检测试剂盒（胶体金法）。

(五) 质控程序

1. 针对分枝杆菌液体培养基，选取 ATCC 标准菌株进行液体培养检测，检测以

下菌株

（1）接种牛结核分枝杆菌（93006），1～2周后培养基变蓝紫色或底层有蓝紫色颗粒状沉淀。

（2）结核分枝杆菌 H37Rv，1～2周后培养基变蓝紫色或底层有蓝紫色颗粒状沉淀。

（3）大肠埃希氏菌（25922），1～2周后培养基不变色。

2. 针对结核分枝杆菌抗原检测试剂盒，检测以下质控品

（1）对3份阳性参考品检测均为阳性：P1–BCG（Tokyo 株）；P2– 牛分枝杆菌（93006）；P3– 结核分枝杆菌（93009）。

（2）对2份阴性参考品检测均为阴性：N1– 鸟分枝杆菌（95001）；N2– 堪萨斯分枝杆菌（95013）。

（六）操作程序

1. 临床样本的处理

（1）咳痰。

①痰消化、pH 校正及接种。在痰液标本收集容器中加入等量4% NaOH（对于浓稠痰液可适当增加4% NaOH 量），用玻璃棒搅拌或旋涡振荡10～15 min，至痰液彻底液化为止。将液化标本移至适当容量（如10 mL、50 mL，根据实际条件确定）的试管或离心管中离心。

3000 g 离心15 min，离心完毕，及时取出去上清，加入 pH6.8 的 PBS 缓冲液10 mL，振荡充分混匀。

3000 g 离心15 min，离心完毕，及时取出去上清，加入1 mL PBS，使沉淀物充分混匀，用 pH 试纸测定溶液 pH 范围为6.8左右，此时溶液作为待培养液备用。

取上述处理后的样本0.5 mL 接种到液体培养基中或者取0.1 mL 接种到固体培养基。

②支气管洗净液、肺洗净液、脓液、胃液、组织：加入与样本等量的4% 氢氧化钠溶液，振荡摇匀，pH 校正及接种方法同上述。

③穿刺液：不用前处理，直接取0.1 mL 接种到固体培养基，或者取0.5 mL 接种到液体培养基中。

2. 培养物处理方法

（1）用培养抗酸菌的液体培养基（如 BD、"凯必利"）在37℃下培养1～2周，直至能确认菌落生长、培养液变蓝紫色，底层有蓝紫色颗粒状沉淀。搅拌培养容器内的培养液，这种培养液即作为样本待测。

（2）用培养抗酸菌的固体培养基（如改良罗氏培养基）时37℃下培养2~4周，直至培养基上能确认菌落生长为止。

①在试管中分别加入 0.2 mL 的生理盐水。

②从培养基上生长的菌落中，用植菌勺采集菌体 1~10 μL。

③将采集的菌体悬浊在试管内的缓冲液中。

④试管加盖后，用涡旋混合器充分搅拌，悬浊的菌液作为样本待测。

（3）将以上样本 100 μL 下滴到检测板的样本滴下部。

（4）在 15 min 以后观察检测板的判定部，按结果判断方法进行判定。

（七）结果判断

1. 阳性

检测线（T）及质控线（C）双方都确认出现紫红色条带。

2. 阴性

检测线（T）处没有出现紫红色条带，只是在质控线（C）出现紫红色条带。

超过了判定时间的检测板，因干燥等原因，有时结果会发生变化，可在样本滴下后 60 min 以内进行判定。

（八）分析性能

针对结核分枝杆菌抗原检测原理，将标准菌株经过改良罗氏培养基培养，取菌液经 ^{60}Co 照射灭活后制备参考品。阳性及阴性参考品作为待测样品，进行检测，检测结果满足以下条件：

（1）阳性参考品为阳性，阴性参考品为阴性。

（2）用最低检出量参考品检测本产品时，无阴性反应出现。

（3）用精密性参考品测定本产品时，反应结果一致，显色度均一。

（九）注意事项

1. 有关样本的注意点

（1）抗酸菌培养基中的培养物的悬浊液或者培养液可以直接当作样本使用，但人的体液、组织及支气管洗净液等临床材料不能不经处理直接当作样本使用。

（2）样本量太少，有时不能正常反应，请按"试验方法"处理。

（3）培养后的样本请尽快用于测定。

（4）抗酸菌培养基中培养菌株有感染的可能性，请慎重处理。

（5）结核分枝杆菌是危险病原体，所以通常的微生物学实验室都设两道门来隔离，请在生物安全操作室内处理。

2. 使用上的注意点

（1）为防影响质量，请保存在 2℃～30℃中，避免高温多湿及阳光直射。

（2）请不要用手直接接触检测板的样本滴下部及判定部。

（3）请用微量移液器加样，每个样本都用新的移液器枪头，避免交叉污染。

3. 与判定结果有关的注意点

（1）质控线（C）处不显示紫红色条带时，可以认为是测定操作上有问题，或者是试剂质量上有问题。请用别的检测板重试。

（2）超过了判定时间的检测板，因干燥等原因，有时结果会发生变化。请在样本滴下后 60 min 以内进行判定。超过 60 min 时，请用别的检测板重试。

4. 废弃上的注意点

（1）测定使用完毕的检测板、试管、残余样本等，作为有可能会感染的物品，废弃前必须用 121℃的高压灭菌处理 15 min 以上，或者用 2.5% 的次氯酸钠溶液浸泡 10 min 以上（有咳痰等高黏性物质黏着可能性的情况，要处理 30 min），灭菌处理。

（2）使用后并经灭菌处理的试剂等，废弃时，请按照废弃物品有关的规定，以医疗用废弃物品，或者生产废弃物品分别处理。

（十）临床意义

分枝杆菌（Mycobaterium）是人类历史上最重要的病原微生物群之一。分枝杆菌属中的 250 多种菌中包括了折磨人类十多个世纪的麻风病的麻风分枝杆菌（M.leprae）；肆虐非洲大陆，引起不明原因皮肤溃疡等多种疾病的溃疡分枝杆菌（M.uLcerans）；以及至今为止造成人类死亡人数最多的传染病的结核分枝杆菌（M.tuberculosis）。除此之外，该属还包括了数量众多，引起各种疾病的非结核分枝杆菌（Non-tuberculosis mycobacteria）。非结核性分枝杆菌，又根据其在培养基表面上的菌落形状，生长快慢，以及形成的菌落在光照下的颜色和光泽，可以分成 4 个小组。这些非结核性分枝杆菌有些可以引起各种皮肤溃疡和瘤状结节，有些能够引起人体内部器官的感染。另一些非结核性分枝杆菌可以引起与结核分枝杆菌非常类似的疾病和症状，在临床上非常容易与结核病混淆，造成误诊误治。在临床实验室中，鉴别结核分枝杆菌与非结核分枝杆菌有着非常重要的临床意义和应用价值。应用液体培养基能够加快培养，有效缩短检测时间，减少二次感染概率。

第二节 分杆菌的药物敏感试验

一、结核分枝杆菌固体药敏试验

目前，结核病实验室常用的细菌学固体药敏试验方法包括比例法和绝对浓度法。虽然药敏试验是有着近半个世纪历史的比较成熟的技术，也是结核病细菌学实验室的常规工作，但操作较为复杂、影响因素较多。从实验室操作角度讲，比例法与绝对浓度法并无很大差别，但由于比例法是通过计算耐药菌比例来解释结果的，对药敏试验中的重要变异因素——接种量进行了一定程度的校正，故结果较之绝对浓度法更为稳定。

无论比例法还是绝对浓度法，都可以使用直接法和间接法的药敏试验。直接法是指将临床标本进行前处理后，根据涂片镜检的菌量进行稀释，再直接接种到对照和含药培养基上的药敏试验方法，它适用于经显微镜验证含菌量较多的标本。间接法则是首先对临床标本进行分离培养，待得到肉眼可见的细菌纯培养物后再进行药敏试验。直接法的优点是分离培养和药敏试验同时进行，可以比间接法提前3～4周报告结果，缺点是接种量不易量化、难以控制污染。与之相反，间接法报告结果较慢，但基于纯培养物的操作相对容易控制菌量、结果比较准确、污染率较低。本节主要介绍比例法间接法、绝对浓度法间接法的标准化操作程序。

(一) 比例法 (固体) 药敏试验

1. 方法原理

药敏试验在含一定药物的固体培养基上接种一定数量的分枝杆菌，当分枝杆菌能在抑制其生长的最低药物浓度 (MIC) 下生长时被界定为耐药菌株，反之则定为敏感菌株，比例法是通过计算耐药菌比例来解释结果。

2. 适用范围

分枝杆菌的药物敏感性检测。

3. 检测样品

分枝杆菌的纯分离培养物。

4. 仪器设备

二级生物安全柜、恒温培养箱、涡旋振荡器。

5. 试剂耗材

改良中性罗氏培养基；药敏培养基 (药物终浓度见表6-1)。

表 6-1　含药培养基药物浓度溶剂及培养基含药终浓度

药物（英文缩写）	药物浓度（μg/mL）	溶剂	培养基含药终浓度（μg/mL）
异烟肼（INH）	20	灭菌蒸馏水	0.2
链霉素（SM）	400	灭菌蒸馏水	4
乙胺丁醇（EMB）	200	灭菌蒸馏水	2
利福平（RFP）	4000	二甲基甲酰胺	40
卡那霉素（KM）	3000	灭菌蒸馏水	30
氧氟沙星（OFX）	200	1% NaOH	2
卷曲霉素（CPM）	4000	灭菌蒸馏水	40
乙硫（丙硫）异烟胺（ETO/PTO）	4000	二甲基甲酰胺	40
对氨基水杨酸（PAS）	100	灭菌蒸馏水	1

INH、SM、EMB、KM、CPM、PAS 用灭菌蒸馏水溶解，RFP、ETO/PTO 用少量二甲基甲酰胺溶解后加灭菌蒸馏水至所需量；OFX 用少量 1% NaOH 至溶解后，加灭菌蒸馏水至所需量。

接种环；无菌试管磨菌瓶或磨菌管高压灭菌后待用；无菌微量吸管；带有玻璃珠的螺旋盖试管（无菌）；22 SWG 标准接种环；无菌、带有螺旋盖的试管；无菌带刻度吸管（5mL）；培养基水平搁架；培养架。

灭菌生理盐水；2% NaOH 溶液；麦氏 1 号标准比浊管（MacFarland No.1）；10% 吐温 -80 水溶液。

6. 操作步骤

（1）菌株选择。应尽量使用原代培养物进行药敏试验，若培养物不能直接用于药敏试验操作，应在传代或前处理之后，待获得理想的二代培养物之后进行药敏试验。

①临床标本初分离的菌株。

若具备以下特点，临床标本初分离的菌株可直接用于药敏试验：出现肉眼可见菌落后 2 ~ 3 周的新鲜菌落；没有其他污染菌共存；涂片确认为抗酸杆菌。

②需要二次传代的菌株。

以下情况需要二次传代后才能进行药敏试验：

A. 固体培养基上生长老化的菌落

出现肉眼可见菌落后，培养基上的菌落逐渐呈现干燥、变硬的特点，培养基出现干燥、裂缝现象，这样的菌落需要进行传代，待菌株重新恢复到对数生长期方可进行药敏试验。

操作：

用灭菌的接种环刮取菌落，无菌手法涂抹至中性改良罗氏培养基斜面。

若菌落坚硬难以在斜面上涂抹，可用接种环轻轻刮取菌落，置于磨菌瓶中。

滴加少量生理盐水，旋紧螺旋盖，在涡旋振荡器上振荡 10 ~ 20 s，制成均匀的菌液。

静置 10 min 后，用吸管接种约 0.1 mL 至中性改良罗氏培养基斜面上。

传代后的培养基放置 36℃培养，每周观察菌落生长情况，于肉眼可见菌落出现后 2 ~ 3 周进行药敏试验。

上述操作需在Ⅱ级生物安全操作柜内进行。

B. 固体培养基上部分污染的菌落

有些初分离的菌株，若肉眼观察同时混有其他细菌的污染，或在涂片染色后镜下发现分枝杆菌与其他细菌共存时，需要对菌株进行去污染处理后传代，以获得分枝杆菌的纯培养物用于药敏试验。

操作：

用灭菌的接种环挑取斜面上的菌落，尽量不碰触污染部分。

将菌落置于放有玻璃珠的无菌试管内，滴加 4 ~ 5 滴 2% 氢氧化钠溶液。

旋紧螺旋盖，在涡旋振荡器上振荡 10 ~ 20 s。

静置 15 min。

用吸管将去污染处理过的菌液接种至改良罗氏培养基斜面。

培养基放置（36 ± 1）℃培养，每周观察菌落生长情况，于肉眼可见菌落出现后 2 ~ 3 周进行药敏试验。

（2）菌悬液制备。

①在磨菌瓶中加入 1 ~ 2 滴 10% 吐温 -80 水溶液。

②用无菌吸管尖端或火焰消毒的接种环刮取 2 ~ 3 周的新鲜菌落，置于磨菌瓶中。

③注意尽可能刮取斜面各个部位的菌落，避免挑取 1、2 个单独菌落进行试验，刮取菌落的量以半环或一环（5 ~ 10 mg）为宜。

④旋紧瓶盖，在涡旋振荡器上振荡 10 ~ 20 s。

⑤静置 5 min，小心打开瓶盖，加入约 2 mL 灭菌生理盐水，静置片刻，使菌液中的大块物质沉淀。

⑥用无菌吸管吸取中上部的菌液，约 1 mL，转移到另一无菌试管中，与麦氏 1 号标准比浊管比浊。

⑦逐渐滴加灭菌生理盐水，直至菌液浊与麦氏 1 号标准比浊管一致，即得到

1 mg/mL 的菌液。

（3）菌液稀释和接种。

①菌液稀释

在无菌、带有螺旋盖的试管中以无菌吸管加入 2 mL 灭菌生理盐水备用，每株待测菌准备 2 管。

菌液静置，待颗粒或菌块沉淀。

用 22 SWG 标准接种环取 2 满环（0.02 mL）1 mg/mL 的菌液，平移至 2 mL 灭菌生理盐水中，即稀释成 10^{-2} mg/mL 菌液。

用同样方法再进行 100 倍稀释，即成 10^{-4} mg/mL 菌液。

②接种。

用 22 SWG 标准接种环分别取 1 满环（0.01 mL）10^{-2} mg/mL 和 10^{-4} mg/mL 的菌液，用画线法均匀接种至作为对照的中性改良罗氏培养基及含药培养基表面，应注意使菌液尽可能均匀分散于培养基斜面。

最终接种菌量为 10^{-4} mg 和 10^{-6} mg。

（4）培养。

①接种后的培养基置于恒温培养箱内，直立放置（36±1）℃培养。

②培养 4 周后报告结果。

7. 结果判读

（1）结果记录方式。

每次检查完培养基后，在实验室记录本上记录菌落生长情况。

（2）耐药百分比的计算和解释。

$$耐药百分比 = \frac{含药培养基上生长的菌落数}{对照培养基上生长的菌落数} \times 100\%$$

若耐药百分比大于 1%，则认为受试菌对该抗结核药耐药。

（3）结果记录和报告。

参考结核分枝杆菌药敏试验（比例法）登记本参考式样记录药敏试验结果。

8. 质量控制

质量控制主要分为室内质量控制与室间质量控制。本节主要介绍室内质量控制。

（1）培养基质量控制。从以下几方面进行培养基质量控制，质量不好的培养基应弃去不用。

①颜色。同一批制作的培养基如果呈现不同的颜色可能是由于混匀得不好或者培养管中出现沉渣。若颜色为非常深的蓝色可能是由于孔雀绿过多或者 pH 值太低（呈酸性）。非常深的黄色表明培养基中孔雀绿质量不好或者 pH 值太高（呈碱性）。

凝固的培养基颜色变浅很可能是由于过高的温度所致。

②质地。如果培养基液化或者很容易碎裂，可能是由于凝固温度太低或者时间过短。可随机抽取一批培养基中的 1～2 支培养管向手上敲打检测。当培养管转动时培养基应该不能够转动。质地较差的培养基不适合于培养接种。

③凝固水。培养管的底部应该有少量凝固水。但过多的水表明在凝固后过早地将螺旋盖旋紧，或者由于培养基的成分不标准。

④匀质性。如果凝固过程中培养基中有小泡，可能是由于培养基凝固温度过高或者鸡蛋液没有与无机盐溶液充分混匀。培养基中出现了较大块状表明匀质性较差。

⑤无菌性测试。对新制作的培养基，培养基使用单位应抽取 5% 进行无菌性测试。测试方法是将培养基进行 (36 ± 1)℃孵育 2 天后观察是否有细菌生长。没有细菌生长即为无菌性测试合格，才能使用这批培养基。

⑥保存。培养基应在冷藏环境下置于密封袋内保存，保存期空白培养基不应超过 3 个月。

(2) 药物纯粉与含药培养基。

①药敏试验应使用厂家提供的药物标准粉或纯粉，并从厂家获得药粉的效价和纯度。不能使用成品药的片剂进行药敏试验。

②异烟肼可室温保存，链霉素、乙胺丁醇、卡那霉素、丁胺卡那应冷藏保存，卷曲霉素和利福平应冷冻保存。冷藏或室温保存的药物应置于干燥器内，并定期检查干燥剂。如果可以，推荐使用真空干燥器。

③药物纯粉的称量相对误差暂定为 1%，即最少称取量为灵敏度 100 倍。假设称量药物的天平灵敏度为 0.0001 g，则最少称取量为 10 mg。为减少称量误差，应避免使用称量纸，将空的无菌容器置于天平上，将天平调零后，加入药粉进行称量。然后，在此容器中溶解药粉，配制药液。溶解脂溶性药物时应避免使用塑料容器。

④由于不同的药物的水溶性不同，应用不同的溶剂溶解不同的药物，药粉完全溶解后才能进行下一步稀释。

⑤培养基中加入配制好的药液应立即充分混匀。

⑥应严格控制含药培养基的凝固时间和温度，避免温度造成的药效过度降低。

⑦含药培养基制备后，应在进行无菌试验后，冷藏保存，应于 1 个月内用毕。

⑧含药培养基无菌试验，采用同一批次的不含药培养基抽检 5% 进行无菌性测试，以此反映含药培养基的无菌试验结果。如果发现抽检的 5% 培养基中出现污染，则全部含药培养基应进行无菌试验，出现污染的培养管弃去不用。

(3) 药敏试验菌株。

①无论是本实验室分离培养的菌株，或是从其他实验室送检的菌株，在试验之

前必须仔细核对实验室登记本、培养管上、菌株运送单上的信息，并检查菌落的生长情况。

②为避免由传代引起的可能变异，原则上使用原代分离培养物的新鲜纯菌落进行药敏试验。

③因污染、菌龄老化、菌量过少等原因不能直接用于药敏试验的菌株，应按照进行传代增菌，或去污染处理后传代。进行传代或去污染操作应在实验室记录本上记录清楚。

④仅取局部的菌落进行药敏试验会导致结果偏差，因此，尽量刮取斜面上各个部位的菌落。

（4）菌液制备、稀释和接种。

①本操作为药敏试验中最易产生气溶胶的步骤，必须在生物安全柜内按操作程序完成。

②为最大限度地减少气溶胶扩散，推荐使用带有螺旋盖的厚玻璃小瓶进行菌液制备，而不再推荐开放操作的磨菌管和磨菌棒进行磨菌。

③用于比浊的试管应与标准麦氏比浊管使用同样的试管，以避免不同材料、不同厚度的管壁造成的比浊偏差。

④麦氏1号标准比浊管应密封保存，避免液体中水分蒸发。每一次比浊前均应将麦氏管混匀。

⑤接种量是影响药敏试验结果的变异因素之一，操作中要尽可能保证稀释和接种量的准确和稳定。同一株菌不同稀释度的稀释、接种应由同一试验人员完成。

⑥接种时应先接种含菌浓度低的菌液开始接种，并尽可能将菌液均匀涂抹在斜面上。

⑦为保证试验质量和实验员安全，药物敏感性试验平均每人每天不超过20株。

⑧每批药物敏感性测定加入一株结核分枝杆菌 H37Rv 或 H37Ra 作为敏感对照，以检测含药培养基质量、稀释和接种量等因素。

（5）孵育。

①每天监测恒温培养箱的温度（温度计的精确度至少为 ±1℃），恒温培养箱温度的波动范围应在35～37℃。

②当温度超过37℃或者低于35℃时，应及时纠正或更换恒温培养箱。

（6）结果判读、登记报告和解释。

①药敏试验无须每周观察、记录培养基生长情况，但是在接种后第3天应观察一次，以便及时发现可能的污染情况，及早进行重复试验。

②满4周报告药敏试验情况。

③在药敏试验登记本上记录菌落生长丰度，不能记录"敏感"或"耐药"。

根据菌落生长情况计算耐药百分比进行结果判读，最终结果为"敏感""耐药"或是"重复试验"，而不是生长程度。

9. 注意事项

药敏试验操作需在Ⅱ级或Ⅱ级以上生物安全操作柜内进行。

10. 临床意义

获得患者感染的结核分枝杆菌药物敏感性试验结果，指导临床医生对患者进行正确的治疗和管理，及时终止无效药物对患者的毒副作用。

(二) 绝对浓度法 (固体) 药敏试验

1. 方法原理

在含一定药物的固体培养基上接种一定数量的分枝杆菌，当分枝杆菌能在抑制其生长的最低药物浓度（MIC）下生长时被界定为耐药菌株，反之则定为敏感菌株，绝对浓度法接种含高低浓度药量的培养基。

2. 适用范围

分枝杆菌的药物敏感性检测。

3. 检测样品

分枝杆菌的纯分离培养物。

4. 仪器设备

二级生物安全柜；恒温培养箱；涡旋振荡器。

5. 试剂耗材

改良中性罗氏培养基；药敏培养基 (药物终浓度见表 6-2)。

表 6-2　含药培养基药物浓度溶剂及培养基含药终浓度 (μg/mL)

药物	高浓度	低浓度
INH	10	1
SM	100	10
RFP	250	50
EMB	50	5
PAS	10	1
KM	100	10
OFX	20	2
CPM	100	10
ETO/PTO	100	25

接种环；无菌试管磨菌瓶或磨菌管高压灭菌后待用；无菌微量吸管；带有玻璃珠的螺旋盖试管（无菌）；22 SWG 标准接种环；无菌、带有螺旋盖的试管；无菌带刻度吸管（5 mL）；培养基水平搁架；培养架。

灭菌生理盐水；麦氏 1 号标准比浊管（MacFarland No.1）；10% 吐温 -80 水溶液。

6. 操作步骤

（1）菌株选择。同比例法。

（2）菌悬液制备。同比例法。

（3）菌液稀释。在无菌、带有螺旋盖的试管中以无菌吸管加入 4.5 mL 灭菌生理盐水备用，每株待测菌准备 2 管。

①菌液静置，待颗粒或菌块沉淀。

②用 0.5 mL 无菌吸管吸取 0.5 mL 浓度为 1 mg/mL 菌液，移至预先准备好的 4.5 mL 灭菌生理盐水试管中，即稀释成 10^{-1} mg/mL 菌液。

③用同样方法再进行 10 倍稀释，即稀释成 10^{-2} mg/mL 菌液。

（4）接种。

①用 0.5 mL 吸管吸取 10^{-2} mg/mL 菌液，分别接种 0.1 mL 至每一管对照、高浓度和低浓度含药培养基表面。

②应注意使菌液尽可能均匀分散于培养基斜面。

③最终接种菌量为 10^{-3} mg。

（5）培养。

接种后的培养基置于水平搁架上。36℃条件下，保持培养基斜面水平放置 24 h 后，直立继续培养至 4 周。

7. 结果判读

每次检查完培养基后，在实验室记录本上记录菌落生长情况。

对照培养基上菌落生长良好的前提下，含药培养基上生长的菌落数多于 20 个，可判定为耐药。

参考结核分枝杆菌药敏试验（绝对浓度法）登记本参考式样记录药敏试验结果。

8. 质量控制

见比例法。

9. 注意事项

药敏试验操作需在Ⅱ级或Ⅱ级以上生物安全操作柜内进行。

10. 临床意义

获得患者感染的结核分枝杆菌药物敏感性试验结果，指导临床医生对患者进行正确的治疗和管理，及时终止无效药物对患者的毒副作用。

二、结核分枝杆菌液体药敏试验

固体药敏法虽然可以提供菌株的耐药信息，但耗时长，至少需要 1 ~ 2 个月的时间。临床医生往往由于缺乏足够的信息而不能对治疗方案进行调整，延误了治疗的时机。基于此考虑，开发了更为快速的液体药敏方法。1980 年，美国 BD 公司开发出了第一台自动化的液体培养系统。与固体药敏法相比，虽然液体药敏存在成本升高、污染率稍有增加的缺点，但由于可以将药敏检测的时间缩短到 1 ~ 2 周，可以及时为临床治疗提供有价值的参考信息，而为世界卫生组织和各国实验室所推荐和广泛采用。

目前，市场上可以购买到的商品化的液体药敏试剂盒主要包括美国 BD 公司的 BACTEC™ MGIT™960 系统和法国梅里埃公司的 3D 系统。各实验室自行开发的基于 7H9 液体培养基的检测方法由于仍缺乏统一的标准，不包括在本书介绍的范围之内。在商品化的试剂盒中，BD 公司的 BACTEC™MGIT™960 系统由于使用范围更广、可检测药物更多，是本书主要的介绍对象。梅里埃公司的 3D 系统其原理和操作类似，因此在此不做详述。

(一) 方法原理

BACTEC™MGIT™960 系统是通过生物化学的方法半定量检测结核分枝杆菌对抗结核药物敏感性的自动检测系统。简而言之，结核分枝杆菌生长过程中消耗培养基中的氧气，导致氧气浓度下降，从而使荧光化合物在低氧环境中被激活发散出荧光，得以检测到结核分枝杆菌的生长。将空白对照管 (不含药) 和含药培养管 (每种药均处于设定的关键浓度) 中的信号进行比较，可以判断耐药菌是否超过总菌群数量的 1%，从而判断是否耐药。因此，BACTEC™MGIT™960 系统从本质上来说是属于比例法的一种。

一支 BBL™ MGIT™ 培养管中装有 4 mL 改良的 7H9 液体培养基和 110 μL 荧光化合物 [三 (4，7- 联苯 -1，10- 邻菲啰啉) 二氯化钌五水化合物, Tris 4，7-diphenyl-1，10-phenanthroline ruthenium chloride pentahydrate]。无论是做培养还是药敏，均使用相同的培养基 (吡嗪酰胺有自己独有的一套培养基，但空白对照管和含药培养管亦是相同的)，亦即相同的培养管试剂盒。两者的区别在于随后添加抑菌剂和是否含药。

在进行普通培养的培养管中，如果是从痰开始培养，需要添加抑菌剂和促结核分枝杆菌生长剂。因痰中含有较多的其他微生物，即使通过去污染的液化处理，仍会有一定量的杂菌存活下来，其生长速度大都比结核分枝杆菌快很多，因此，需要抑制其他微生物的生长，使生长缓慢的结核分枝杆菌在较长的生长时间后能被检测出来，而不是很快就被杂菌的生长信号所淹没。

在药敏试验中，由于是从纯的结核分枝杆菌分离培养物开始实验，因此不需要添加抑菌剂。在药敏的空白对照管中，仅需要添加促结核分枝杆菌生长的增菌剂，在含药培养管中，还需要添加药物，使之达到设定的关键浓度。

目前，BACTEC™MGIT™960 系统可以检测 5 种抗结核药物的药物敏感性，包括 SIRE 药敏试剂盒可用于快速检测结核分枝杆菌培养物对于链霉素（STR）、异烟肼（INH）、利福平（RIF）和乙胺丁醇（EMB）敏感性，以及 BACTEC™MGIT™960PZA 药敏试剂盒检测吡嗪酰胺的敏感性。此外，还有两个分别检测链霉素（BACTECTM-MGIT™STR 4.0）和异烟肼（BACTEC™MGIT™INH 0.4）较高浓度的试剂盒，其中链霉素的浓度是 4.0 μg/mL，异烟肼的浓度是 0.4 μg/mL。

在 BACTEC™MGIT™960SIRE 药敏试剂盒中，针对 SIRE 四种药物的关键浓度设定要比一般比例法推荐的关键浓度低，这是为了避免出现假阴性（结果报告为敏感，实为耐药）的结果。尤其是很多菌的链霉素最低抑菌浓度可能接近推荐的关键浓度。因此，如果在 BACTEC™MGIT™960SIRE 药敏检测中，一株菌结果报告为敏感，那么无须进行其他测定即可报告结果。但如果一株菌结果报告为链霉素、异烟肼和（或）乙胺丁醇耐药，就应该使用较高浓度的 BACTEC™MGIT™960 试剂盒或其他药敏检测方法进行进一步的确定。在进行进一步的确认结果仍为耐药的情况下，才能报告结果为耐药。

每个 BACTEC™MGIT™960SIRE 试剂盒含有冻干的链霉素药粉 332 μg、异烟肼 33.2 μg、利福平 332 μg 和乙胺丁醇 1660 μg。BACTEC™MGIT™960SIRE 药敏试剂盒有配套的增菌剂试剂盒，每瓶含有 20 mL OBDC，其主要成分是油酸（oleic acid，0.6 g/L）、牛白蛋白（bovine albumin，50.0 g/L）、葡萄糖（dextrose，20.0 g/L）和过氧化氢酶（catalase，0.03 g/L）。其中，油酸是分枝杆菌生长重要的营养成分，葡萄糖可以提供能量来源，牛白蛋白和过氧化氢酶起保护结核分枝杆菌活性的作用。

BACTEC™MGIT™960PZA 试剂盒与 SIRE 试剂盒相比，主要有两个不同：PZA 试剂盒中的培养基 pH 是 5.9，SIRE 接近中性；PZA 试剂盒的培养时间是 4～21 天，SIRE 试剂盒是 3～14 天。此外，PZA 试剂盒在 7H9 培养基中还添加了 1.25 g/L 酪蛋白胨，随药敏试剂盒配备的增菌剂中除了 OBDC 中含有的成分外，还添加了脂肪酸聚氧乙烯酯，1.1g/L。

（二）适用范围

BACTEC™MGIT™960 仅适用于结核分枝杆菌复合群分离培养物，包括固体或液体培养所得的分离培养物，不适用于从样本开始的直接药敏检测。

(三) 检测样品

由于 BACTEC™MGIT™960 系统是针对纯的结核分枝杆菌分离培养物进行操作，所以在进行药敏操作前，应使用合适的方法确认获得的培养物是纯的结核分枝杆菌。可以通过抗酸染色、生化实验或核酸序列测定进行，详细的步骤可参见菌种鉴定的相关章节。

为保证检测结果的可靠性和重复性，需要严格控制检测样品的药敏接种前的生长时间。一般是在接种到固体培养基上 1 个月之内需要完成药敏检测，或者按照液体培养法报告阳性后规定的时间内进行检测。如果接种到固体培养基上 1 个月之后仍未获得足够量的菌落，说明菌株的活性较低，需要转种增活后在进行检测。

(四) 仪器设备

Ⅱ级生物安全柜，漩涡振荡器，移液器（1 mL/5 mL，100 μL/200 μL）。

(五) 试剂耗材

试剂：BACTEC™MGIT™960 药敏试剂盒（SIRE，PZA，STR4.0，或 INH0.4）及配套的增菌剂，BACTEC™MGIT™7mL 培养管，MGIT PZA 培养管及配套增菌剂，灭菌 7H9 培养基，含 5% 羊血的胰水解酪蛋白胨琼脂培养基，灭菌生理盐水，灭菌蒸馏水，M.tuberculLosis ATCC 27294。

耗材：无菌接种环，无菌磨菌瓶，无菌玻璃珠，无菌移液器枪头，1 号麦氏浊度管，0.5 号麦氏比浊管。

(六) 操作步骤

1. 准备样本

（1）从固体培养物准备接种。

①在装有 8～10 颗无菌玻璃珠的无菌磨菌管中加入 4 mL 无菌 7H9 培养基。

②从固体培养基斜面用无菌接种环刮取尽量多的菌落（菌龄不要超过 14 天，从肉眼可见菌落生长时开始计时），避免刮到培养基表面。

③振荡磨菌 2～3 min，将大的团块打散，最后菌悬液的浊度应不小于 1 个麦氏浊度。

④静置 20 min。

⑤将上清转移到另一支无菌磨菌管中，避免吸取任何沉淀，再静置 15 min。

⑥将上清转移到第三支无菌磨菌管中。注意：此时菌悬液的浊度应大于0.5个麦氏浊度。

⑦比浊至0.5个麦氏浊度，不要超过0.5个浊度的下限。

⑧将比浊后的菌悬液用灭菌生理盐水按照1∶4稀释（1 mL菌悬液∶4 mL生理盐水）。

（2）从BACTEC™MGIT™阳性培养物准备接种。

①BACTEC™MGIT™960系统报告阳性的当天算作第0天。

②报告阳性之后的5天之内必须完成药敏接种。否则，应在一管新的BACTEC™MGIT™培养管中转种培养，待到重新报告阳性之后的5天之内进行药敏接种。

③如是在第1天或第2天进行药敏接种，直接跳至"接种"部分。

④如是在第3天、第4天或第5天进行药敏接种，先用生理盐水按照1∶4（1 mL菌悬液∶4 mL生理盐水）进行稀释，然后再按照"接种"部分的操作进行。

2. 接种

（1）BACTEC™MGIT™960SIRE药敏试剂盒。

①每株菌分别标记5管BACTEC™MGIT™培养管，其中一管标记为GC（空白对照），其余四管分别标记STR（链霉素）、INH（异烟肼）、RIF（利福平）和EMB（乙胺丁醇）。并按照GC、S、I、R、E的顺序在SIRE专用的药敏架上摆好；另增加一份H37Rv作为阳性质控（H37Rv也分别标记同样的5管）。

②通过无菌操作，每管添加0.8 mL的增菌剂。

③注意：一定要使用随药敏试剂盒配到的增菌剂。

④如是第一次使用药敏试剂盒，需要溶解冻干的药粉。每个药剂瓶用4 mL灭菌蒸馏水溶解。

⑤每个含药培养管添加100 μL相对应的药液；各含药培养管的终浓度见表6-3；空白对照管不添加任何抗生素。

表6-3　BACTEC™MGIT™960SIRE液体培养管药物类型及终浓度

药物	储液药物浓度 （μg/mL）	每管添加的药液体积 （μL）	培养管中药物终浓度 （μg/mL）
链霉素	83	100	1.0
异烟肼	8.3	100	0.1
利福平	83	100	1.0
乙胺丁醇	415	100	5.0

⑥将前面样本准备中制备的菌悬液用灭菌生理盐水按照1∶100（0.1 mL菌悬

液：10 mL 灭菌生理盐水）稀释 100 倍；吸取 0.5 mL 稀释液加入标记为 GC 的对照培养管中。

⑦将未稀释的菌悬液每个含药培养管各接种 0.5 mL。

⑧盖紧管盖，轻柔的上下颠倒混匀 3～4 次。

⑨打开 BACTEC™MGIT™960 培养仪的抽屉，在条形码扫描窗口扫描药敏架上的条码，系统会提示放入的位置（左下角的灯会闪烁），放入培养管后关闭抽屉。

（2）BACTEC™ MGIT™ STR 4.0 药敏试剂盒和 BACTEC™ MGIT™ INH 0.4 药敏试剂盒。

①每株菌标记相应数量的 BBL™MGIT™ 7 mL 培养管（药物数量 +1 管空白对照），按照 GC+ 含药培养管的顺序在专用的药敏架上摆好。

②通过无菌操作，每管添加 0.8 mL 的增菌剂。

③注意：一定要使用随药敏试剂盒配到的增菌剂。

④如是第一次使用药敏试剂盒，需要溶解冻干的药粉。每个药剂瓶用 2mL 灭菌蒸馏水溶解。

⑤每个含药培养管添加 100 μL 相对应的药液；各含药培养管的终浓度见表 6-4；空白对照管不添加任何抗生素。

表 6-4　BACTEC™ MGIT™ STR 4.0 和 BACTEC™ MGIT™ INH 0.4 液体培养管药物终浓度

药物	溶解后储液药物浓度 （μg/mL）	每管添加的药液体积 （μL）	培养管中药物终浓度 （μg/mL）
链霉素	332	100	4.0
异烟肼	33.2	100	0.4

⑥将前面样本准备中制备的菌悬液用灭菌生理盐水按照 1∶100（0.1 mL 菌悬液：10 mL 灭菌生理盐水）稀释 100 倍；吸取 0.5 mL 稀释液加入标记为 GC 的对照培养管中。

⑦将未稀释的菌悬液每个含药培养管各接种 0.5 mL。

⑧盖紧管盖，轻柔的上下颠倒混匀 3～4 次。

⑨打开 BACTEC™MGIT™960 培养仪的抽屉，在条形码扫描窗口扫描药敏架上的条码，系统会提示放入的位置（左下角的灯会闪烁），放入培养管后关闭抽屉。

（3）试剂盒。

①如是第一次使用药敏试剂盒，需要溶解冻干的药粉。每个药剂瓶用 2.5 mL 灭菌蒸馏水溶解。

②每株菌标记 2 管 BACTEC™MGIT™960PZA7 mL 培养管（GC+PZA），按照 GC+PZA 的顺序在专用的药敏架上摆好。

③通过无菌操作，每管添加 0.8 mL 的 BACTEC™MGIT™ 960 PZA 增菌剂。

④注意：一定要使用随药敏试剂盒配到的增菌剂。

⑤每个 PZA 管添加 100 μL 8000 μg/mL BACTEC™ MGIT™ 960 PZA 药液。含药培养管的终浓度见表 6-5，空白对照管不添加任何抗生素。

表 6-5　BACTEC™ MGIT™ 960PZA 液体培养管药物终浓度

药物	溶解后储液药物浓度（μg/mL）	每管添加的药液体积（μL）	培养管中药物终浓度（μg/mL）
吡嗪酰胺	8000	100	100

⑥将前面样本准备中制备的菌悬液用灭菌生理盐水按照 1∶9（0.5 mL 菌悬液∶4.5 mL 灭菌生理盐水）稀释 10 倍；吸取 0.5 mL 稀释液加入标记为 GC 的对照培养管中。

⑦注意：一定要使用 10 倍的稀释度以防止出现不准确的结果或机器报错。

⑧将未稀释的菌悬液接种 0.5 mL 到 PZA 培养管。

⑨盖紧管盖，轻柔的上下颠倒混匀 3~4 次。

⑩打开 BACTEC™MGIT™960 培养仪的抽屉，在条形码扫描窗口扫描药敏架上的条码，系统会提示放入的位置（左下角的灯会闪烁），放入培养管后关闭抽屉。

（七）结果报告

（1）接种后应每天观察培养结果，直到机器报告阳性、阴性或污染结束。

（2）报告阳性的培养管应进行抗酸染色确认。如果抗酸染色结果为阴性，应进一步确认是否是杂菌污染。

（3）有多种因素可能导致无法判读结果，此时机器给出的结果是 Error（X）。

（4）报告结果时将使用何种方法、药物名称和浓度、使用何种系统（BACTEC™-MGIT™960 或其他方法）也一同列出是非常重要的。

（5）如果出现意料之外的耐药结果，应该确定检测的是结核分枝杆菌的纯培养物（如排除混合存在的其他非结核分枝杆菌）。对乙胺丁醇的单耐药是罕见的，应特别进行证实。

（6）如果某株菌对其他药物均为敏感，仅对吡嗪酰胺的药敏结果为耐药，应确认检测的结核分枝杆菌纯分离培养物。

（八）质量控制

（1）药敏试剂盒的保存需严格按照试剂盒上表明的温度、避光、保质期进行。BBL™MGIT™ 培养管和 PZA 空白培养管只能在 2~25℃保存，一定不能冷冻，且需避光保存。在药粉溶解之前，可在4℃保存至有效期。一旦溶解后需分装在-20℃或更低的温度保存，最长不超过6个月。每次使用时取出相应量的分装管，如果有部分解冻的药水没有用完，应丢弃不再使用，避免反复冻融。

（2）每次接种完后，剩余的稀释液接种到含5%羊血的胰蛋白胨大豆琼脂培养基上，放入密封的塑料袋，在35～37℃培养48 h，观察是否有杂菌生长；如有杂菌生长，此次的药敏接种即应废弃不再继续；如血平板无杂菌生长，才可继续药敏培养。

（3）注意：废弃、生长阴性或阳性报告结果的培养管、血平板均应按照相关生物安全处理后再丢弃。

（4）收到每批药敏试剂盒后，应该使用表6-6所列的质控菌株先进行质控；质控物的准备参考"样本准备"部分。

（5）如果质控物在3～14天内报告的结果如表6-6所示，则表示此批药敏试剂盒质量是合格的。

表6-6 标准菌株BBL™MGIT™培养管药敏试验结果

菌株	空白对照	链霉素	异烟肼	利福平	乙胺丁醇	链霉素	异烟肼	吡嗪酰胺
M. tuberculLosisATCC 27294	阳性	敏感	敏感	敏感	敏感	敏感	敏感	敏感

（九）注意事项

（1）根据世界卫生组织的专家意见和中国国家传染病法的相关规定，结核分枝杆菌的大量活菌操作应在生物安全Ⅱ级以上的实验室中进行，即实验室需要配备有Ⅱ级生物安全柜、定向负压气流系统等基本设施，实验室详细的技术参数要求请参见相关文件。

（2）进行药敏操作前，需要先检查所有培养管是否完好且没有污染。管液应澄清透明。如果发现有污染，此管就应废弃不用。

（3）BACTEC™MGIT™960只能使用BACTEC™MGIT™960系统判读结果，无法人工判读。

（4）只能使用结核分枝杆菌纯的分离培养物进行检测。混合其他杂菌和分枝杆菌的样本无法检测；对临床标本不能进行直接检测。

（5）从固体培养物准备样本时，必须按照要求的时间沉淀和浊度比浊，否则给出的结果将不准确。

（6）如不能按照1∶4的比例稀释，结果可能不准确。

（7）如不能按要求接种稀释的菌悬液到空白对照管中，可能导致不准确的结果或机器报错。

（8）溶解药粉时体积不精确可能导致结果不准确。

（9）充分混匀接种后的培养管很重要，否则可能导致假阳性结果（假耐药）。

（10）选择错误的药敏架或含药培养管放入顺序错误，会导致错误的结果。

（11）不使用药敏试剂盒配套的增菌剂，而使用培养所使用的，可能导致不准确的结果。

（十）临床意义

（1）液体药敏比传统固体药敏报告结果的时间缩短很多，由 4 周缩短到 10 ~ 14 d，减少了诊断延误。

（2）液体培养可以提高培养的阳性率，比传统的固体培养要提高 20% 左右。

（3）BACTEC™MGIT™960 无法判断菌株对药物的耐药程度。结果报告是定性的"耐药"或"敏感"。

（4）BACTEC™MGIT™960 使用的关键浓度低于一般比例法推荐的关键浓度。使用较高浓度的试剂盒，可以增加检测"低耐"菌株的能力。

三、分子药敏试验

目前，对于结核分枝杆菌耐药机制的研究很多，但主要有以下三种观点：细胞壁结构与组成发生变化，使细胞壁通透性改变，药物通透性降低，产生降解或灭活酶类，改变了药物作用靶位；结核分枝杆菌中存在活跃的药物外排泵系统，外排泵将菌体内药物泵出，使得胞内药物浓度不能有效抑制或杀死结核分枝杆菌，从而产生耐药性；结核分枝杆菌基因组上编码药物靶标的基因或药物活性有关的酶基因突变，使药物失效从而产生耐药性，这是结核分枝杆菌产生耐药性的主要分子机制。

结核分枝杆菌的细胞壁和其他细菌有着很大的差别，其肽聚糖主要由 N- 乙酰葡萄糖胺和 N- 乙酰胞壁酸组成，类脂质含量超过 60%，而革兰阴性细菌类脂质含量仅占 20% 左右。类脂质是一类复杂的复合物，它赋予了结核分枝杆菌表面疏水性，含有分枝菌酸、索状因子、多糖类、磷脂和蜡质 D 等。分枝菌酸是结核分枝杆菌和棒状杆菌属独有的结构，主要由 22 ~ 24 碳短链和 40 ~ 64 长链分枝脂肪酸组成，分枝菌酸层能形成有效的屏障，使结核分枝杆菌免受溶菌酶、自由基等损伤，抵抗亲水性化合物或抗生素的攻击。阿拉伯半乳聚糖层又能阻止疏水性分子的进入。此外，分枝杆菌细胞壁上有选择性阳离子的孔蛋白，能有效控制或阻滞亲水性小分子的扩散，大大降低了化合物的渗透性，导致药物进入高疏水性细胞壁间隙比较慢，这构成了结核分枝杆菌对药物的第一道防线。

有些抗结核药是以细胞壁为靶点的，例如，异烟肼和乙硫异烟胺抑制合成分枝菌酸，乙胺丁醇则主要干扰阿拉伯糖的合成，结核分枝杆菌细胞壁的变化使得药物作用靶位改变，从而导致耐药的发生。用透射电子显微镜观察结核分枝杆菌的细胞壁发现，广泛耐药结核株和耐多药结核株的细胞壁厚度分别为（20.2±1.5）nm 和（17.1±1.03）nm，而敏感株的细胞壁厚度仅为（15.6±1.3）nm（P＜0.01），由此可见细胞壁与结核分枝杆菌耐药密切相关。

由于结核分枝杆菌有相对的耐干燥、耐碱等特性，使得它很难被清除，结核分枝杆菌的抵抗力和耐药性也得益于它的细胞壁结构。这种非常特殊的细胞壁同样破坏了巨噬细胞的吞噬作用，也使得结核分枝杆菌能在巨噬细胞内得以存活。正是由于细胞壁在耐药和抵抗力中独特的作用，科学家希望能通过找到潜在药物作用的新位点或改变细胞壁的结构而增强结核分枝杆菌对药物的敏感性。

（一）基因突变介导的耐药分子机制

1. 耐利福平分子机制

利福平（Rifampicin，INN）自 1971 年发明以来，一直是结核病化疗方案中的一个关键药物，它是一种快速杀菌药，可缩短结核病的疗程。结核分枝杆菌对利福平耐药就意味着患者的疗程将延长，若同时合并其他抗结核药物耐药，患者的预后就较差。

利福平的作用机制为通过与 RNA 聚合酶的 β 亚单位结合，干扰转录的开始和RNA 延伸。编码 RNA 聚合酶的 β 亚单位的基因被命名为 rpoB 基因，它在结核分枝杆菌中只有一个拷贝，含有 3546bp 的可读框，编码 1178 个氨基酸，57% 与大肠埃希氏菌的 rpoB 同源。

结核分枝杆菌耐利福平的机制理论上有两种可能，一是药物作用靶分子 RNA 聚合酶 β 亚单位的编码基因突变所致。一般认为是 rpoB 一步突变所致，每 $10^{-7} \sim 10^{-8}$ 个菌株就会自发地发生一个突变，使 RNA 聚合酶高度保守的氨基酸发生置换，空间构象发生变化，阻止了利福平的结合，而导致耐利福平。由于对 RNA 聚合酶的三维结构缺乏详细的了解，无法根据该酶的活性位点、底物和结合位点进行定点诱变研究其结构与功能的关系，只能根据突变的效果进行推测，目前已获得 rpoB 突变耐利福平的证据。二是细胞壁渗透性改变导致药物摄入减少，目前的研究结果还不能排除这种可能性，因为细胞内分枝杆菌复合群耐利福平就是由于细胞壁的渗透屏障所致，并不存在 rpoB 基因突变的因素。

在结核分枝杆菌耐 RFP 分离株中，90% 以上在所分析的 rpoB 序列的不同部位存在多种突变，突变一般发生在 rpoB 507～533 位（为了便于比较，均根据大肠埃希氏菌 RNA 聚合酶 β 亚单位相应氨基酸的编号）27 个氨基酸密码子（81bp）组成的区域内，该区域一般称为利福平耐药决定区（Rifampicin-resistance Determining Region, RRDR）。其中，最常见的突变位点是 531 位的丝氨酸（Ser）（40%～60%）、526 位的组氨酰（His）（30%～36%）、516 位的天冬氨酸（Asp）（7%～9%）。531 位和 526 位密码子突变一般导致高水平耐药。511 位、516 位、522 位和 533 位密码子突变一般导致低水平耐药。但也有学者认为，rpoB 基因 RRDR 区域除 531 位和 526 位点之外还有多个位点与利福平高水平耐药有关，只有 522 位点与利福平低水平耐药有关。应用定点诱变技术，将结核分枝杆菌 β 亚单位 531 位 Ser 密码子（TCG）突变成亮氨酰（Leu）密码子（TTG），而后电穿孔入耻垢分枝杆菌 RFP 敏感株中，其转化子对 RFP 产生耐药，证实了结核分枝杆菌这种特异的突变确实能导致耐 RFP；将耐 RFP 的等位基因转化耻垢分枝杆菌 RFP 敏感株，也会影响其染色体上 RFP 敏感的等位基因，使其呈现 RFP 耐药表型。此外，在某些结核分枝杆菌利福平敏感株中，也发现 533 位 Leu-Pro、515 位 Met-Val 置换及 513 位 Gln（CCA-CAG）和 521 位 Leu（CTG-TTG）同义突变，而 508 位和 509 位氨基酸置换已证实与耐 RFP 无关。因此，rpoB 不同位点突变与耐 RFP 表型之间的关系还需进一步研究。

通过对结核患者在出现耐利福平表型前后的一系列分离株进行药敏试验、IS6110 DNA 指纹图谱特征分析和 rpoB 突变分析，证明了结核分枝杆菌耐利福平的产生并不是利福平耐药株的再次感染，而是在化疗过程中原始感染的敏感株逐渐演变成耐药株，主要是患者不规律化疗所致。

5%～10% 的耐利福平分离株在所检测的 rpoB 区域未发现突变，这不排除在 rpoB 其他部位突变的可能，因为大肠埃希氏菌就存在 687 位和 146 位氨基酸置换引起的利福平耐药性，在结核分枝杆菌耐利福平菌株中也检测到 146 位密码子 Val-279-Phe 的突变。由于不同细菌、植物和一些真核细胞的 RNA 聚合酶 β 亚单位的氨基酸序列是高度保守的，利福平对其具有相似的作用机制，其耐 RFP 的机制也是相似的，这也许提示某些结核分枝杆菌的耐利福平机制与 β 亚单位无关，可能是与利福平渗透或代谢有关的基因产物变化所致。

2. 耐异烟肼分子机制

异烟肼（isoniazid, INH）是一种酰胺类化学合成药，结核分枝杆菌对其高度敏感，试管内 MIC 小于 0.1 μg/mL，自 1952 年用于抗结核治疗以来，作为预防用药及结核病治疗方案的一线抗结核药已有 50 多年了，但在单药化疗和不适当化疗期间很容易产生耐药性，其作用的靶分子、作用机制以及结核分枝杆菌耐异烟肼的机制还不是十分清楚。最近研究表明结核分枝杆菌耐异烟肼可能与过氧化氢酶-过氧化物酶（catalase-peroxidase）编码基因 katG（Genbank number X68081）、烯酰基还原酶（the enoyl-acyl carrier protein reductase）编码基因 inhA（Genbank number U02492）、烷基过氧化氢酶还原酶（the alkyl hydroperoxide reductase subunit C）编码基因 ahpC（Genbank number U16243）或 β-酮酰基运载蛋白合成酶（beta-ketoacyl-acyl carrier protein synthase）编码基因 kasA 改变有关，但 5%～10% 的耐异烟肼分离株未发现上述耐药性突变。

katG 基因在结核分枝杆菌中只有一个拷贝，含 2223 个核苷酸，G+C 含量为 64.45%，其表达的过氧化氢酶-过氧化物酶是一种既有过氧化氢活性又有过氧化物酶活性的热稳定的酶，分子量为 80kD，在异烟肼作用中起关键作用，但它们之间的关系仍不是很清楚。过氧化氢酶-过氧化物酶可能在细胞内将异烟肼氧化成异烟酸，成为烟酸的类似物，参与辅酶Ⅰ（NAD）的合成，使其不能起同工酶的作用，而抑制细胞壁分枝菌酸的生物合成，使保护分枝杆菌抵抗氧化和侵袭的屏障受到损害。若 katG 缺失或突变，使过氧化氢酶-过氧化物酶活性丧失或降低，阻止 INH 转换为活性形式，就会导致耐 INH。

在结核分枝杆菌耐异烟肼分离株中，有 2%～10% 的分离株发生 katG 基因完全缺失，过氧化氢酶阴性，而且主要出现在高度耐异烟肼菌株中。结核分枝杆菌 katG 基因可恢复耻垢分枝杆菌耐 INH 突变株对异烟肼的敏感性，表明 katG 完全缺失是结核分枝杆菌耐异烟肼产生的一种机制。50%～70% 的结核分枝杆菌耐异烟肼分离株 katG 有突变（点突变、缺失或插入突变），突变随机分布，但趋向分布于 katG 的中心部位。用功能性 katG 基因转化与 katG 探针杂交阳性但不表达过氧化氢酶-过氧化物酶活性的耐异烟肼结核分枝杆菌分离株后，其异烟肼敏感性恢复，证明 katG 突变是耐异烟肼产生的主要分子机制。katG 突变降低酶活性可能是通过以下两种机制：一是某些氨基酸残基在酶活性方面起关键作用，基因突变导致这些氨基酸残基改变，而直接影响酶功能；二是某些氨基酸置换使分枝杆菌细胞内 KatG 蛋白结构不稳定，浓度下降。但某些非关键氨基酸残基突变并不影响酶的活性或 KatG 蛋白的浓度，与酶活性有关的关键氨基酸似乎都靠近 KatG 蛋白的 N- 末端，位于 C- 末端的氨基酸可能不是重要的功能基团。在 katG 基因中常见的突变率位点是 315 位 Ser（AGC）-Thr（ACC）(S315T，发生率约 60%)，Asn（AAC）、Ile（ATC）或 Arg（CGC）置换；约 54% 非洲分枝杆菌耐 INH 分离株也有 315 位氨基酸置换。已证实 S315T 突变株的过氧化氢酶和过氧化物酶活性分别比野生株 katG 降低了 6 倍和 2 倍，高压液相分层分析显示它将 INH 转换为异烟酸的效率也降低，但 katG 表达水平只下降了 10%，MIC 低度或中度增高，临床继续用药仍具有一定的疗效。其他已经报道与异烟肼耐药有关的突变位点还有 104、108、138、148、270、275、321、381 等位点。

katG463 位 Arg（CGG）–Leu（CTG）置换是结核分枝杆菌中常见的突变位点，现已证明 R463L 置换并不影响 katG 的表达水平、酶活性及热稳定性，它既存在于耐异烟肼菌株中（通常合并其他 katG 位点突变），也存在于药物敏感株中，与耐 INH 无关。来自美国和欧洲的结核分枝杆菌分离株只有 15%～20% 在该位点是 Leu，而来自中国和东南亚国家的结核分枝杆菌分离株却大多数在该位点是 Leu；来自墨西哥、洪都拉斯和危地马拉等几个拉丁美洲国家和南非的结核分枝杆菌 85%～93% 在该位点是 Arg。此外，来自乌干达和塞拉利昂的非洲分枝杆菌中，乌干达的分离株 463 位均为 Arg，塞拉利昂的分离株 95% 是 Leu。说明 R463L 置换是结核分枝杆菌复合群一种常见的多态性，这种多态性的发生率有明显的地理差别，反映了菌群结构进化的历史。

inhA 操纵子：分枝菌酸是分枝杆菌细胞壁的长链脂肪酸，异烟肼可抑制分枝杆菌分枝菌酸生化合成途径中的烯酰基还原酶而阻断其合成，但烯酰基还原酶似乎不是异烟肼作用的主要靶标。从结核分枝杆菌、牛分枝杆菌和耻垢分枝杆菌中克隆 inhA，其产物为 32kD 的蛋白质，该蛋白质上有一个与烟酰胺或黄素核苷结合的位点，它可能是以 NAD 为底物或辅助因子。

在结核分枝杆菌耐异烟肼分离株中，10%～35% 的分离株在 inhA 启动子区域发生突变，最常见的突变位点是 15 位；inhA 编码基因突变率较低。

oxyR–ahpC 调节子：细菌的 oxyR 调节子是一种复杂的氧化 – 应激调节路径，它在对环境刺激反应时被激活。oxyR 调节单位在功能上是作为氧化 – 应激的感受器和基因转录的激活剂，它控制解毒酶基因的表达，如过氧化氢酶 – 过氧化物酶的编码基因 katG 和烷基过氧化氢还原酶的编码基因 ahpC 的表达。oxyR 调节子突变对大肠埃希氏菌、鼠伤寒沙门菌的异烟肼敏感性有影响，然而结核分枝杆菌 oxyR 基因有许多移码突变、缺失，其本质上并无活性，不表达调节蛋白，是一个假基因，与结核分枝杆菌异烟肼敏感性无关。

某些 katG 突变的耐异烟肼分离株存在 ahpC 启动子上升突变，使其转录效率增高，以增强 ahpC 表达，这是因为 katG 表达显著减少，过氧化氢酶 – 过氧化物酶缺乏而产生的代偿性变化，以抵抗宿主巨噬细胞的氧化作用。目前，已发现 ahpC 启动子 6、9、10、12、30、42、54 和 88 位（相对于转录起始点）突变可导致 ahpC 表达增高，但它是否直接参与异烟肼耐药性的产生尚有争议。有 13%～18% 的异烟肼耐药菌株同时存在 katG 突变和 ahpC 启动子突变，两者突变之间并无直接联系，ahpC 突变可能是因为 katG 表达显著减少而产生的代偿性变化，ahpC 启动子是否突变可能是依据残留的 katG 蛋白是否足以维持细菌存活。katG315 位密码子突变的分离株很少有 ahpC 启动子突变，可能是因为残留的过氧化氢酶和过氧化物酶活性足以维持细菌存活，而无须 ahpC 启动子突变以代偿性增加 ahpC 蛋白。ahpC 表达增加是否直接参与某些结核分枝杆菌分离株耐异烟肼的产生尚有争议，还需进一步研究。ahpC 编码基因突变较少，似乎与耐异烟肼无关，可能是细菌进化过程中产生的新菌株。

kasA 基因 Cole 等于 1998 年报道了结核分枝杆菌的基因组序列，并认为 KasA 和 KasB 蛋白很可能属于一个丙二酰 CoA 和 ACP 依赖的脂肪酸生物合成系统，可能是 FAS Ⅱ 延长循环的第一步。1998 年 MdluLi 等从低浓度（1 μg/mL）异烟肼诱导的结核分枝杆菌中提纯了一个 80×1^{03} 的蛋白，发现它是由异烟肼、AcpM 和 β–酮酰基酰载体蛋白合成酶 –KasA 共价结合的复合物组成，其中 KasA 是一个 43.3×10^3 的多肽。近年来，在无 katG、inhA 和 ahpC 等基因突变的结核分枝杆菌耐异烟肼分离株中，约 10% 发现 kasA 基因有下列突变，如 D66N、R121K、G269S、G312S、G387D 和 F413L。还有部分菌株 kasA 和 katG 同时突变，但合并突变的菌株 MIC 较高，提示 2 种突变的相加效应。但也有部分的异烟肼敏感株发现存在 269 位、312 位密码子突变，可能这两个位点存在基因多态性。kasA 基因与耐异烟肼之间的关系有待进一步研究。

ndh 基因：异烟肼是一种药物前体，对细菌没有直接的杀伤作用，而是在进入 MTB 以后可能由过氧化氢酶 – 过氧化物酶催化形成具有杀菌作用的活性形式。异烟肼的一种活化形式（异烟酰基）通过与 NAD 辅助因子结合形成共价化合物异烟酰乙酸 NADH，此复合物能特异性地结合并抑制 InhA 酶。ndh 基因编码 NADH 脱氢酶，该基因突变时 NADH 的氧化受到抑制，使 NADH 含量增加，NAD+ 减少。NADH/NAD+ 比例改变抑制 INH 的过氧化，也阻止异烟酰乙酸 NADH 与 InhA 酶的结合，从而使细菌产生耐药。约 8% 的异烟肼耐药株存在 ndh 突变，但部分菌株还同时存在 katG 基因突变，ndh 基因突变与耐异烟肼之间的关系待进一步研究。

3. 耐链霉素分子机制

链霉素（Streptomycin，SM）是 1945 年发明的一种氨基环醇糖苷类抗生素，是第一种有效的抗结核药物，目前仍是结核病治疗的一线药物，主要用于复治结核病的治疗。它主要作用于结核分枝杆菌的核糖体，诱导遗传密码的错误，抑制 mRNA 翻译的开始，干扰翻译过程中的校对，从而抑制蛋白质合成。但结核分枝杆菌耐链霉素的机制尚未完全清楚，主要认为大多数菌株耐链霉素的产生是由于核糖体蛋白 S12 编码基因 rpsL 和（或）16SrRNA 编码基因 rrs 突变所致。

核糖体蛋白 S12 的正常作用可能是维持读码过程中的一些小的不准确性，而突变的 S12 蛋白却严格要求核糖体只使用与每一密码对应的氨酰 –tRNA，更准确的 mRNA 上的每一个密码，从而抑制了链霉素诱导的遗传密码错误而产生耐药性。

16SrRNA 编码基因 rrs 的 530 环是整个 rrs 上最保守的序列，它参与 A- 位 tRNA 核糖体的译码过程，在 RNA 转移中起重要作用，它的这种作用与 530 区域发夹环上的 514～516 位碱基和毗邻 510 区域凸出环上的 495～497 位碱基配对所产生的假结构有关。结核分枝杆菌链霉素敏感株 16SrRNA 495～497 位的碱基序列为 5'-GGC，514～516 位为 5'-GCC，该结构位于 RNA 的重要功能区，是许多功能的辅助信号，如内含子的自动连接、mRNA 表达的自动调节、移码译读和终止密码的阅读通过等。化学保护实验表明核糖体蛋白 S12 保护 530 环和环上的特异碱基，并使假结构稳定。因此，当 S12 蛋白突变、假结构改变、在碱基 514/497 和 515/496 之间产生 G-U 变偶配对时均会导致耐链霉素。此外，链霉素是与结核分枝杆菌 rrs 基因 905 位碱基周围的区域结合的，并保护该区域免受烷化剂和核酸酶的作用，该区域若发生突变就会破坏链霉素的结合而导致耐药。

在结核分枝杆菌耐链霉素分离株中，70%～80% 有 rpsL 和（或）rrs 基因突变。rpsL 的突变率高于 rrs 突变率；rpsL 突变主要位于 43 位和 88 位密码子，其中 43 位密码子突变的发生率最高，该位点有限制性内切酶 Mbo Ⅱ 的识别序列 GAAGGA（8/7），发生 A-G 突变后，使 Lys 密码子（AAG）突变成精氨酸（Arg）密码子，酶切位点消失；少数分离株在 88 位密码子发生类似突变，但该部位无酶切位点；rpsL 其他突变位点还有 9 位、33 位和 93 位。rrs 突变常发生于 513 位碱基，还常见于 905 位、491 位、512 位、516 位和 904 位碱基。

4. 耐乙胺丁醇分子机制

乙胺丁醇（Ehambutol，EMB）是 1961 年发现的一种具有抗结核分枝杆菌活性的合成药物，也是治疗 AIDS 合并鸟分枝杆菌复合群机会感染的药物之一。EMB 的作用机制和结核分枝杆菌耐 EMB 的机制还不十分清楚。EMB 是一种阿拉伯糖类似物，作用于靶分子阿拉伯糖基转移酶，抑制了阿拉伯糖基聚合入阿拉伯半乳聚糖，从而影响细胞壁分枝杆菌 - 阿拉伯半乳聚糖 - 肽聚糖复合物的形成，使靶分子在细胞内的药物（如利福平）更容易进入细胞，因为 EMB 和利福平联合用于抗结合治疗时具有协同作用。大部分研究认为结核分枝杆菌耐 EMB 与阿拉伯糖基转移酶的编码基因 embABC 操纵子表达增高或突变有关，表达增高导致低度耐药，基因突变导致高度耐药。该操纵子约 10201kb，由 embC、embA 和 embB 三个基因组成，47%～83% 的结核分枝杆菌耐 EMB 菌株是存在 embB 基因突变，其中 90% 以上发生于 306 位密码子。因此，embB 基因（尤其是 306 位密码子）突变是耐 EMB 产生的主要原因。

embB 基因约 3246bp，编码一个糖基转移酶，embB 突变导致糖基转移酶结构改变，而影响了 EMB 和糖基转移酶的相互作用。通过基因转化实验已证实 embB 306 位不同氨基酸置换可导致耐 EMB，而且 embB 306 位不同氨基酸置换与 EMB 耐药水平有关，306 位 Met（ATG）–Lle（ATA）或（ATC）或（ATT）置换的分离株 MIC 通常为 20 μg/mL，而 306 位 Met（ATG）–Leu（CTG）或（ATC）或 Val（GTG）置换的分离株 MIC 却为 40 μg/mL，说明 306 位氨基酸含有关键的结构和功能信息。embB 基因其他的突变位点有 285 位、328 位、330 位、348 位基因突变。此外，还有 embC 981 和 294 位，embA 5 位氨基酸置换也可引起少数结核分枝杆菌耐 EMB。

最近研究发现虽然结核分枝杆菌药物敏感株无 embB 306 突变，但在 21.1% 的 EMB 敏感而对其他药物耐药的结核分枝杆菌分离株中有 embB 306 突变，embB 306 基因型与 MIC 之间并无关联。Hazbon 等认为 embB 306 突变与 EMB 耐受并无直接的联系，只是 embB 基因生物学活性方面的一种变化，这种变化常出现是由于耐药菌株是因为传播所致。这个观点和前期结果不一致。因此，结核分枝杆菌 embB 306 突变与 EMB 耐药之间的关系还需要进一步研究。

5. 耐吡嗪酰胺分子机制

吡嗪酰胺（Dyrazinamide，PZA）是一种烟酰胺类似物，于 1952 年发现具有抗结核活性并用于抗结核治疗，但直到 1981 年其与异烟肼和利福平联合治疗结核病可显著缩短化疗时间的作用才被广泛使用。PZA 是半休眠分枝杆菌的杀菌剂，可杀灭酸性环境中缓慢生长的吞噬细胞内的结核分枝杆菌，因而可缩短抗结核疗程。经过长期研究，张颖等研究者发现了 PZA 的工作机制，他们认为 PZA 进入患者体内后，在结核分枝杆菌吡嗪酰胺酶的作用下转化成具有强大杀伤力的吡嗪酸，它可以绑定人体内对结核分枝杆菌起至关重要作用的核糖体蛋白 S1，并把核糖体蛋白 S1 作为靶标，不让其发挥作用。研究还发现，核糖体蛋白 S1 参与了蛋白质的反式翻译过程，这种反式翻译过程对细菌在饥饿、酸性 pH 值和缺氧等应激状态下处理菌内受损信使核糖核酸上停止运作的核糖体至关重要。张颖认为，吡嗪酰胺能够抑制这一翻译过程，阻止核糖体蛋白 S1 的负面作用，进而阻止结核分枝杆菌产生维系其生存的其他蛋白。正是通过这种方式，吡嗪酰胺可以将通常持续 9 ~ 12 个月的抗结核病疗程缩短数个月。

众多的研究结果表明结核分枝杆菌耐 PZA 是由于其吡嗪酰胺酶编码基因 pncA 突变，使吡嗪酰胺酶活性丧失或降低，而不能将 PZA 转变成活性型所致。72% ~ 95% 的结核分枝杆菌耐 PZA 分离株含有 pncA 突变，pncA 突变广泛分布于编码基因和启动子，大多数为点突变，少数为插入或缺失突变，目前，已经证实的突变形式至少有 175 种，相对集中的突变区域有位点 132 ~ 142、69 ~ 85 和 5 ~ 12 等。pncA 基因（Genebank number U59967）序列较短，只有 561 个核苷酸，编码的吡嗪酰胺酶只有 186 个氨基酸，对于这样小的一个蛋白酶，任何一个氨基酸的改变都极有可能影响到酶的空间构象，所以，这些分散的位点的突变很可能使吡嗪酰胺的空间构象发生改变从而影响酶与吡嗪酰胺的结合，使酶不能将吡嗪酰胺转变为具有活性的吡嗪酸，所以结核分枝杆菌表现出对吡嗪酰胺耐药。此外，在这些突变位点中约40%的 pncA 突变使氨基酸置换为脯氨酸，可能脯氨酸显著改变了蛋白结构，而严重影响酶功能。但28%的耐 PZA 分离株在 pncA 基因及其上游85bp 区域内未发现突变，说明还存在其他耐药机制。耻垢和鸟分枝杆菌尽管具有吡嗪酰胺酶活性，却仍耐 PZA 证明了这一点。

6. 耐喹诺酮类药物的分子机制

FQs 是喹诺酮类药物的第三代，包括环丙沙星、氧氟沙星、诺氟沙星、左氧氟沙星、莫西沙星、加替沙星等药物，由于其抗菌谱广、吸收迅速、疗效显著和使用方便等，在临床上被广泛应用，但是由于对其特性缺乏深刻的认识以及日益突出的滥用现象、耐药问题越来越严重。对 FQs 的耐药包括三个方面的原因：靶蛋白的突变、药物主动外排泵的过度表达以及孔蛋白的减少。FQs 的作用靶标为细菌 DNA 旋转酶、拓扑异构酶Ⅳ。而 MTB 中缺乏拓扑异构酶Ⅳ，只有 DNA 旋转酶，该酶由2个 A 和2个 B 亚单位组成，分别由 gyrA 和 gyrB 编码。在临床 MTB 耐 FQs 分离株中，gyrA 的突变可以占到42%～85%，未发现 gyrB 突变。

7. 耐卡那霉素、卷曲霉素和阿米卡星的分子机制

卡那霉素（kanamycin, KM）、卷曲霉素（capreomycin, CPM）和阿米卡星（amikacin, AK）是用于治疗 MDR-TB 重要的三种二线抗结核注射药，它们均抑制翻译，关于它们之间的交叉耐药性目前尚有争议，有报道称 KM 和 CPM 之间、KM 和 AK 之间存在交叉耐药性，也有文献报道它们之间不存在交叉耐药性。

CPM 是由卷曲链霉菌（streptomyces capreolus）、变异孢指孢囊菌（dactylosporangium variesporum）或变异糖发菌卷曲亚种（saccharathris mutabilis subsp.capreolus）产生的环状多肽类抗生素，由四个结构相似的活性化合物ⅠA、ⅠB、ⅡA、ⅡB 组成，其中ⅠA 和ⅠB 的含量占80%～90%，是发挥疗效的主要成分。CPM 于1979年应用到抗结核领域，通过抑制结核分枝杆菌的生长起到抗结核作用，因其在抑制耐多药及持留期结核分枝杆菌的特殊疗效，CPM 有取代链霉素的趋势。

CPM 耐药性的产生一般基于以下三种原因：一是编码 16SrRNA 或 23SrRNA 的基因发生突变；二是编码 rRNA 修饰酶 tlyA 基因突变；三是结核分枝杆菌本身存在的药物作用靶标发生改变。其中，编码 rRNA 修饰酶 -2'-O- 甲基转移酶（2'-O-methyltransferase）的 tlyA 基因突变是耐药性产生的重要原因。该基因编码的甲基转移酶修饰 16SrRNA 上的核苷 C1409 和 23SrRNA 的核苷 C1920。有研究发现，对 CPM 耐药的结核分枝杆菌，其 tlyA 基因失活。研究者将失活的 tlyA 基因互补后，又恢复了该菌株对 CPM 的敏感性。

结核分枝杆菌耐 KM 和 AK 是由于 rrs 基因突变所致，rrs 基因突变率为 67.4%，最常见的突变是 A1410G，突变率为 60.5%，少数分离株为 C1402T 或 A、G1484T，这些突变主要发生在高水平耐药株，32.6% 的耐 KM 菌株未发现 rrs 基因突变，可能还存在其他耐药机制。

8. 耐多药和广泛耐药的分子机制

耐多药指结核分枝杆菌分离株同时对异烟肼和利福平这两种及两种以上的抗结核药物耐药。广泛耐药指分离株除了对异烟肼和利福平耐药，还同时对任何一种氟喹诺酮类以及三种注射类药物（卡那霉素、卷曲霉素和阿米卡星）中的一种耐药。结核分枝杆菌染色体多个独立基因自发突变逐渐累加是产生耐多药和广泛耐药的分子基础。

（二）药物外排泵介导的耐药分子机制

近年来，研究发现部分耐药结核分枝杆菌在耐药相关基因未发生突变，即使菌株的耐药水平相同，耐药相关突变位点也不一致，或者菌株的基因突变位点相同，但耐药水平也不一定一致。这提示结核分枝杆菌中还存在其他的耐药分子机制。1978 年，Levy 和 McMurry 等人第一次提到药物外排泵是细菌排除药物的一种方式，是革兰阴性细菌细胞膜上的一种转运蛋白并在大肠埃希氏菌（E.coli）中证实该蛋白可排出四环素。原核和真核细胞中药物外排泵的一个基本功能是排出细胞内的有毒分子，这种保护机制可以使细菌在恶性环境中生存，包括抗感染治疗用的抗生素。通过物理诱导或突变的方法可以上调药物外排泵系统以减少细胞内的药物浓度，降低药物的疗效。因此，目前有很多研究项目都试图寻找能够革兰阴性和阳性细菌的外排泵系统抑制剂，希望与抗生素联用以提高药效或降低耐药性。

根据结核分枝杆菌 H37Rv 全基因组信息，结核分枝杆菌药物外排泵主要分为四个家族。

1. 主要易化因子超家族

主要易化因子超家族（Major Facilitator Superfamily，MFS 家族）是成员最多的膜转运蛋白之一，含有 20 种假设的或是已经确认的成员，可以转运单糖、低聚糖、肌醇、氨基酸、核苷、有机磷酸酯类、三羧酸循环代谢产物、药物等多种成分。经研究发现部分家族成员可能与结核分枝杆菌的耐药性有关，先将部分药物外排泵介绍如下所述。

（1）Rv1634。研究发现，将 Rv1634 基因于耻垢分枝杆菌和卡介苗中过度表达时，重组菌对氟喹诺酮类药物环丙沙星的敏感性均降低。

（2）p55。p55 基因最早于牛结核分枝杆菌中发现，存在于 MTB、牛结核分枝杆菌、鸟分枝杆菌和麻风分枝杆菌等多种分枝杆菌中。p55 和 p27 组成一个操纵子，编码免疫原性膜脂蛋白。将携带 p55 编码基因的质粒转染耻垢分枝杆菌后，重组细菌对氨基糖苷类和四环素表现出低水平耐药且耐药性在泵抑制剂碳酰氰基－对－氯苯腙（CCCP）、维拉帕米和利血平作用下降低，胞内的四环素蓄积量明显大于对照株。

（3）Rv1258c。MTB 的 Rv1258c 基因与偶发分枝杆菌 tap 基因同源，均对四环素和包括链霉素在内的氨基糖苷类药物耐药。Siddiqi 等研究一株临床分离耐多药 MTB 菌株（利福平 MIC=40 μg/mL；氧氟沙星 MIC=4 μg/mL；异烟肼 MIC=2 μg/mL）的耐药性和 Rv1258c 的转录水平时，RT-PCR 数据显示该菌株在含利福平培养基中生长时转录水平增加 10 倍，在氧氟沙星培养基中增长 6 倍。有学者研究一株临床耐多药株（利福平 MIC=6.4 μg/mL；异烟肼 MIC=102.4 μg/mL）也发现，该菌株在含亚抑菌浓度的利福平或异烟肼 7H9 液体培养基中生长时，与不含药的培养基中生长的同一菌株及 H37Rv 相比其转录水平明显升高。对 Rv1258c 的进一步研究将有助于了解 MTB 对抗结核药异烟肼、利福平、氟喹诺酮类药物耐药的分子机制。

（4）Rv2333c。MTB 的 Rv2333c 基因在 MTB 复合群各成员中存在同源基因，在牛分枝杆菌中称为 Mb2361c 基因。研究发现 Rv2333c 基因与 MTB 对大观霉素、四环素的先天性耐药有关，而此类药物均可以由环境中的细菌产生，因此，推测药泵转运此类抗生素有助于 MTB 在环境中生存。

（5）efpA。efpA 基因存在于结核分枝杆菌、麻风分枝杆菌、牛结核分枝杆菌等慢速生长分枝杆菌以及鸟分枝杆菌、胞内分枝杆菌等机会性致病菌中。目前，efpA 在耐药中的作用及底物专一性尚未清楚。研究者发现耻垢分枝杆菌 efpA 缺失株与野生株相比，对溴化乙啶、庆大霉素、氟喹诺酮敏感性增加 2 倍，对吖啶黄敏感性增加 8 倍，但对利福平霉素、氯霉素敏感性降低 4 倍，对异烟肼和红霉素敏感性降低 2～4 倍。此外，还有研究显示结核患者服用异烟肼时可诱导 MTB 的 efpA 表达量增加。由于异烟肼主要通过破坏分枝菌酸的合成而发挥抗菌作用，如果 efpA 与分枝菌酸的生物合成有关，那么该基因可以考虑作为药物设计的一个靶标。

2. 耐受－生节－分裂家族

耐受－生节－分裂家族（Resistance-noduLation-cell Division Family，RND 家族）存在于大多数微生物中，但只在革兰阴性菌中发现与药物耐药有关，这是由于该类菌中存在 RND 家族发挥药物外排泵作用所需要的两种物质：膜融合蛋白和一种特殊的外膜蛋白，两种蛋白和 RND 家族组成的三重结构可利于底物更好地穿过细胞内膜和外膜到达培养基当中。分枝杆菌虽属于革兰阳性菌，但由于其由分枝菌酸和脂质与糖脂的共价结合物形成的脂质双层细胞壁结构，与革兰阴性菌很相似。

结核分枝杆菌 H37Rv 基因组序列包含编码 RND 家族转运体蛋白的 16 个基因，其中 13 个基因只在分枝杆菌中存在，因此被命名为 MmpL（Mycobacterial membrane protein Large）。MmpL 中 11 种蛋白分子量在 100kD（MmpL3）到 122kD（MmpL12）之间，拥有 12 个跨膜区以及分别由第一和第二、第七和第八跨膜区间的 300 个氨基酸组成的 2 个胞质外环区。MmpL6 的分子量为 42KD，拥有 5 个跨膜区，与 MmpL2 的羧基端具有 70% 的相似性。编码 MmpL13 蛋白的 MmpL13 基因由两个开放阅读框 MmpL13a 和 MmpL13b 组成，因此被分成 32 和 50KD 的两部分。Domenech 等人利用插入失活突变技术研究发现 MmpL3 蛋白对结核分枝杆菌的存活起重要作用，MmpL4、MmpL7、MmpL8、MmpL11 基因的突变重组菌株致病力减弱，未发现 MmpL1、MmpL2、MmpL4~12 等 11 种蛋白与结核分枝杆菌的先天耐药性有关。但是 MmpL7 基因在耻垢分枝杆菌表达时对异烟肼高度耐药（MIC 值是亲代菌株的 32 倍），该耐药水平在利血平和 CCCP 存在时有所减弱。在结核分枝杆菌中，MmpL7 主要催化分枝杆菌的毒力因子结核菌醇二分枝菌酸（Phthiocerol Dimycocerosate，PDIM）的转运。MmpL8 则通过转运硫脂的前体分子参与硫脂的合成。最近的研究显示硫脂在 MTB 感染人体过程中作为一种抗原刺激人体的 CD1- 限制性 T 细胞，引发人体的免疫反应。

MmpL 蛋白家族不仅存在于结核分枝杆菌复合群中，而且还存在于其他快速生长（如耻垢分枝杆菌）或者慢速生长（如鸟分枝杆菌副结核亚种 K10）分枝杆菌中。结核分枝杆菌 CDC1551 中含有一个 H37Rv 没有的 MmpL 基因，该基因被命名为 MmpL14，该基因位于 H37Rv 的 RvD2 缺失区域内。牛分枝杆菌编码 14 种假定的 MmpL 基因，其中 MmpL1 和 MmpL9 基因与 H37Rv 的 MmpL13 基因类似，都是由两个开放阅读框基因组成，MmpL1 为 Mb0408c 和 Mb0409c，MmpL9 为 Mb2367 和 Mb2368。麻风分枝杆菌只有两种假定的 MmpL 基因，即 MmpL7 和 MmpL10。

3. 三磷酸腺苷结合盒转运蛋白家族

三磷酸腺苷结合盒转运蛋白家族（ATP-binding Cassette Transporter Family，ABC 转运蛋白家族）可以转运多种分子，如离子、氨基酸、肽段、药物、抗生素、脂类、多糖、蛋白等，在转运分子时，需要消耗 ATP 能。由于该蛋白家族参与了营养素的摄取、毒素和抗生素的分泌等，因此，是细菌的一种毒力因子。ABC 转运蛋白家族包含四个结构域：两个跨膜结构域（Membrane-spanning Domains，MSDs），两个核苷酸结合域（Nucleotide-binding Domains，NBDs），每个高度疏水性的 MSDs 由 6 个跨膜片段组成，进而形成底物进出细菌的通路。结核分枝杆菌中编码 ABC 转运体的基因约占基因组的 2.5%。利用生物信息学的方法目前在 MTB 中已发现 80 个编码 ABC 转运蛋白的基因，研究发现其中 24 个与药物转运有关，其作用底物非常广泛，包括喹诺酮类、利福平、四环素、红霉素等。

（1）DrrABC。结核分枝杆菌基因组中有阿霉素耐药操纵子 drrABC。麻风分枝杆菌和鸟分枝杆菌中也存在同源基因。drrA 和 drrB 共同转录时才可编码 ABC 转运体。drrA 编码核苷酸结合区域，drrB 编码细胞膜上蛋白亚基。DrrA 结合于细胞膜依赖于 DrrB 的同时表达。当缺乏 DrrA 时，DrrB 很容易被蛋白水解酶水解，两者同时表达，才能形成具有功能的药物外排泵。具有泵功能的结构是 DrrA2B2。Choudhuri 等研究发现，drrAB 在耻垢分枝杆菌中表达时，表现出对四环素、红霉素、乙胺丁醇、诺氟沙星、链霉素和氯霉素等一系列临床常用抗生素耐药，用泵抑制剂利血平和维拉帕米处理后，耐药明显受到抑制，说明 DrrAB 在 MTB 耐药中存在作用。研究还表明 drr 操纵子与 MTB 脂质的转运有关，其中 DrrC 与 PDIM 的转运有关，是一种毒力因子。

（2）磷酸盐转运体（Phosphate Specific Transporter，Pst）。无机磷酸盐是微生物的一种重要但是有限制的营养素，主要通过 ABC 家族转运系统 Pst 转运体转运。现有多项研究证实 Pst 可能与胞内氟喹诺酮类药物外排有关。研究发现耻垢分枝杆菌 Pst 高表达导致环丙沙星耐药，而用外排泵抑制剂维拉帕米可逆转此耐药性；耻垢分枝杆菌耐环丙沙星株在灭活 Pst 操纵子后对环丙沙星非常敏感。

（3）Rv2686c-Rv2687c-Rv2688c。ABC 转运蛋白家族成员常以多个独立的亚单位相互结合形成操纵子的形成存在。结核分枝杆菌 H37Rv 株基因组中 Rv2686c、Rv2687c、Rv2688c 共同表达形成一个操纵子，其中 Rv2687c 的 5' 端和 3' 端分别与 Rv2686c 和 Rv2688c 的终止密码子和起始密码子相互重合，Rv2686c 和 Rv2687c 具有 6 个假定的跨膜片段，Rv2688c 具有一个可能与 ATP 水解有关的 NBDs。该操纵子过度表达的耻垢分枝杆菌，对环丙沙星高度耐药，对诺氟沙星、莫西沙星、司帕沙星低度耐药；而仅 Rv2686c 过度表达时，对环丙沙星高度耐药；对诺氟沙星则不管是表达完整的操纵子还是仅为 Rv2686c，突变株低水平耐药；用利血平和维拉帕米处理后，环丙沙星 MIC 降至与野生株一致的水平，表明该转运体发挥有主动外排药物的作用。Rv2686c-Rv2687c-Rv2688c 是结核分枝杆菌 ABC 转运蛋白家族中第一个发现的仅仅调节氟喹诺酮类药物耐药性的操纵子。

（4）Rv1819c。结核分枝杆菌的 Rv1819c 基因又命名为 BacA 基因，其表达产物 BacA 是一种内膜蛋白，可维持病原体对人体的慢性感染过程。Domenech 研究发现结核分枝杆菌 BacA 基因插入失活突变株对去污剂、酸性 pH 值、锌的敏感性并没有改变，但是对博来霉素耐药性增加。有学者研究发现一株临床耐多药株（利福平 MIC=6.4 μg/mL；异烟肼 MIC=102.4 μg/mL）在含亚抑菌浓度的异烟肼 7H9 液体培养基中生长与在无药培养基中生长相比 Rv1819c 转录水平明显升高。Rv1819c 蛋白与异烟肼耐药之间的关系有待进一步研究。

（5）Rv0194。Rv0194蛋白含有2个MSDs，每一个MSDs含有6个预测的跨膜螺旋和2个细胞质NBDs，因此是一个完整的多重药物外排泵。Rv0194是结核分枝杆菌也是革兰阳性菌中发现的第一个与β-内酰胺类药物耐药有关的药物外排泵。Danilchanka等人为了研究结核分枝杆菌对β-内酰胺类药物的耐药性，以卡介苗为模型构建了含7500种转座子突变体的DNA文库，最后发现转座子插入Bcg0231基因后可以使将卡介苗对氨苄西林、氯霉素和链霉素耐药水平增加32～64倍，对万古霉素和四环素耐药水平增加4～8倍。而Bcg0231和Rv0194都是几乎一样的ABC转运蛋白家族成员，将结核分枝杆菌的Rv0194基因在耻垢分枝杆菌中表达后，发现对多种抗生素如氨苄西林、氯霉素、链霉素、四环素、万古霉素、红霉素和新生霉素以及溴化乙啶耐药性增加，在药泵抑制剂利血平存在时下降。这些结果显示Rv0194是结核分枝杆菌的一个多重药物外排泵。

4. 小多重耐药家族

小多重耐药家族（Small Multidrug Resistance Family，SMR家族）成员多为一些小的蛋白质分子，由100～120个氨基酸残基组成。每个SMR蛋白形成四个跨膜螺旋。最早发现的SMR家族转运蛋白是大肠埃希氏菌的EmrE，随后在枯草芽孢杆菌中发现了EbrAB，以及在葡萄球菌、铜绿假单胞菌中也发现了SMR家族转运蛋白。

在分枝杆菌的SMR家族中，目前仅找到mmr基因。将含结核分枝杆菌mmr基因的多拷贝质粒在耻垢分枝杆菌上表达后可以使后者对红霉素、吖啶黄、溴化乙啶等敏感性降低。然而，在耻垢分枝杆菌中去除与mmr同源的基因后菌株对红霉素的敏感性没有增加。牛分枝杆菌、海洋分枝杆菌、戈登分枝杆菌以及猿分枝杆菌等基因组也存在mmr的同源基因。对分枝杆菌进行的生物信息学分析还显示对大环内酯类敏感的菌株（如鸟分枝杆菌、耻垢分枝杆菌、麻风分枝杆菌）中也存在mmr基因的同源物质。mmr基因与分枝杆菌抗生素耐药的关系有待进一步研究。

第七章　结核病治疗药物监测

第一节　尿中抗结核药物的定性测定

一、异烟肼

异烟肼（INH）为含氨基的化合物，对 MTB 具有选择性高、抗菌力强、疗效高、毒性小、口服方便、价格低廉等优点而成为主要抗结核药物之一。其口服吸收快而完全，且吸收后广泛分布于全身体液和组织中，1~2 h 后血药浓度达到高峰。在体内，INH 大部分在肝中被代谢为乙酰 INH、异烟酸等，最后与少量原型药物一起经肾从尿中排泄，且尿中浓度高低基本与其血药浓度相平行，但其高峰浓度出现时间较血药浓度稍晚。

测定尿中 INH 及其代谢产物的方法很多，现介绍两种简便实用的测定方法，即乙萘醋磺酸钠法和硝普钠法。

（一）乙萘醋磺酸钠法

1. 原理

乙萘醋磺酸钠在碱溶液中能与 INH 反应生成砖红色化合物。

2. 试剂

（1）饱和乙萘醋磺酸钠水溶液。

（2）碱溶液，即 0.4 mol/L NaOH 溶液，加入等体积的甲醛溶液，混匀后加入过量硼砂，使之成为饱和硼砂溶液。

3. 方法

取尿液 1 mL，加 1 滴乙萘醋磺酸钠溶液；混匀后加 2 滴碱溶液。

4. 结果判读

1 min 内尿液变红色者为测定阳性。

5. 注意事项

（1）乙萘醋磺酸钠溶液应临用前配制，当天使用。

（2）本法最适合 pH 为 10 左右，1 min 内完成显色反应。若尿液酸性过强，则可多加 1～2 滴碱溶液继续观察，此时显红色者仍应判读为阳性。因此，对于阴性标本必要时应用 pH 试纸检测标本的 pH 而后再进行测定。

（3）结果判读时间应在 1 min 之内，时间太长则会因乙萘醋磺酸钠可能与尿中吲哚类物质反应而使尿液变红，进而干扰结果观察甚至产生假阳性结果。

（4）PAS 亦能与该反应中的试剂作用，但其在中性溶液中也能进行鉴别。

（5）对短程化疗患者，尿液留取时间以服药后 6 h 以内为宜。

（6）为提高该法检测的灵敏度或排除深色尿液的干扰，可取 2 份尿液标本，第 1 份尿液标本操作同上，第 2 份标本则先加碱溶液，混匀后再加乙萘醋磺酸钠溶液，如第 1 份标本的显色深于第 2 份标本，则可判读为检测阳性。其原因可能是在碱性条件下，INH 容易与甲醛反应生成甲醛异烟肼，而干扰其与乙萘醋磺酸钠的反应，因而显色较浅。

6. 临床意义

（1）有助于了解不住院患者在家的服药情况。

（2）有助于了解患者短程化疗结束后是否继续用药。

（3）为调整治疗用药剂量和给药间歇时间提供参考。

（二）硝普钠法

1. 原理

在酸性条件下，INH 及其一些代谢产物能与硝普钠即亚硝基铁氰化钠作用生成橙至棕色化合物。

2. 试剂

（1）碱性硝普钠溶液，即称取 50 mg 硝普钠溶于 5 mL 的 0.4 mol/L NaOH 溶液中。

（2）乙酸溶液，即取 1 体积冰乙酸与 2 体积蒸馏水混合即成。

3. 方法

（1）置 6 滴尿液于小坩埚内，加 2 滴碱性硝普钠溶液，轻轻摇匀使其显鲜黄色。

（2）再加 2 滴乙酸溶液摇匀。

4. 结果判读

在 1～5 min 尿液由鲜黄色变为橙至棕色者，视为检测结果阳性。如果在 5 min 内只使鲜黄色消退而不变为橙至棕色，即为阴性。

5. 注意事项

（1）碱性硝普钠溶液宜新鲜配制，在夏天应在配制后 1～2 h 应用，冬天则可在室温下保持稳定数小时。

（2）吡嗪酰胺、环丝氨酸等对本法有呈色干扰，应予注意。

（3）尿标本时间同前。

（4）本法的试剂用量与化学试剂质量很有关系，因此在不同的实验室或换用其他药厂生产的试剂时，宜先摸索最佳试剂用量方能进行正式临床检验。

6. 临床意义

同乙萘醋磺酸钠法。

二、利福平

利福平（RFP）是一种由 Maggi 于 1965 年合成的对细胞内外的 MTB 都有明显杀菌作用的药物，不溶于水，易溶于三氯甲烷等有机溶剂。其口服吸收率高，易渗入机体组织和体液，于 1～2 h 后可达血药高峰浓度，口服常用剂量后有效血药浓度可维持 8～12 h，在肝内代谢为去乙酰基 RFP，其仍具抗菌活性。但反复用药后，因可诱导肝药酶活性而加快其自身在体内的代谢。其主要从胆汁排泄，形成肝肠循环，30% 左右经尿液排出。

1. 原理

RFP 易溶于有机溶剂，不易溶于水。因此，可利用有机溶剂将尿液中的 RFP 及其代谢产物浓缩提取出来，再观察有机相是否呈红色来进行判断。

2. 试剂

三氯甲烷。

3. 方法

取尿液 1～2 mL 于试管中，加 5～6 滴三氯甲烷，摇动试管，观察沉于试管底部的三氯甲烷层的颜色。

4. 结果判读

若三氯甲烷层呈现红色，则视为 RFP 检测阳性。

5. 注意事项

（1）尿中脂溶性胆红素、抗结核药物乙硫异烟胺的存在可能影响结果判读。

（2）标本取样时间最好在服药后 3～12 h。

（3）送检标本最好即行检验，放置时间不宜过长。

6. 临床意义

同异烟肼。

三、吡嗪酰胺

吡嗪酰胺（PZA）是烟酰胺的衍生物，其在酸性条件下抗菌作用最强，为细胞内有效杀菌药，在现代结核病短程化疗中为基本抗结核药物。其口服吸收迅速，广泛分布予各种组织和体液，2 h 后血药浓度达到峰值。在体内，其经过肝脏的生物转化，代谢为 POA，约 70% 经肾由尿液排出，排出形式主要是 POA 和 PZA。因而可以通过检测尿中的 POA 和 PZA 来判断其血药浓度。

(一) POA 的测定

1. 原理

POA 与 Mohr 盐结晶起反应，在 pH 4~7 时产生橙红，最大吸收峰波长在 460 nm。

2. 试剂

(1) 50% H_2SO_4 溶液。

(2) Mohr 盐（硫酸亚铁铵结晶）。

(3) 饱和乙酸铅。

3. 方法

(1) 取 10 mL 尿液加入 1 mL 饱和乙酸铅，摇匀，经每分钟 2000 转离心 2 min。

(2) 取上清液 8 mL，加 50% H_2SO_4 溶液 0.1 mL，同离心。

(3) 取上清液 3 mL 于试管，再用 pH 试纸调 pH 至 4~7 后，加入少许 Mohr 盐。

4. 结果判读

若溶液呈现橙红色，则尿液中有 POA 存在，视为阳性结果。

5. 注意事项

(1) 加入饱和乙酸铅是为了去除尿液色素干扰，故一定要混合均匀。

(2) 加 50% H_2SO_4 溶液是为了除去反应体系中过多的铅。

(3) 若标本中 POA 为微量，则可取方法中步骤 (2) 的上清液 3 mL 再加入 1 滴 50% KOH，100℃ 加热 1 h，再按方法中的步骤 (3) 进行检验。这时尿中的 POA 可分解为吡嗪酸。

(4) 标本留取时间最好在服药后 3~6 h。

6. 临床意义

同异烟肼。

(二) PZA 测定

1. 斑点法

(1) 原理：硝普钠（又称亚硝基铁氰化钠）在碱性溶液中与 PZA 反应生成红色化合物。

(2) 试剂：SNP (Sodium Nitrito Pentacyanoferroate) 试剂 2 g $Na_2[Fe(CN)_5NO]\cdot2H_2O$ 溶于 100 mL 2 mol/L NaOH 溶液中。

（3）方法：于白色半圆形凹形瓷盘孔内加尿液 3 滴，再加 SNP 试剂 1 滴，轻轻摇匀，于 3 min 内观察结果。

（4）结果判读：尿液颜色由黄色变为橙色者为 PZA 阳性。

（5）注意事项：SNP 试剂应 4℃避光保存于棕色瓶中。每次配制可用 2 周，逾期应重新配制。

（6）临床意义：同异烟肼。

2. 滤纸法

（1）原理：同斑点法。

（2）试剂：称取 4g $Na_2[Fe(CN)_5NO]\cdot2H_2O$ 溶于 16% 的 NaOH 溶液中即成。

（3）方法：

①将滤纸浸入上述试剂溶液中并立刻取出在室温下吹干。

②将上述含试剂的干燥滤纸浸入尿液中，立即取出，观察结果。

（4）结果判读：若滤纸在 2 min 内由黄变红，则表示尿中 PZA 阳性。若不变色则为阴性。

3. Acetest 片剂法

（1）原理：该片剂含有硝普钠、乙酸铵和磷酸二氢钠，其与 PZA 反应生成红棕色化合物。

尿液颜色由黄色变为橙色者为 PZA 阳性。

（2）试剂：Acetest 片剂。

（3）方法：在清洁干净的白板上放一片 Acetest 片剂，加尿液 1 滴于片剂表面，待尿液吸干后 2 min 内观察结果。

（4）结果判读：若 2 min 内呈现红棕色则尿中存有 PZA。

（5）注意事项：若尿液存放时间过长，则需结果观察时间延长至 10 min 左右。

（6）临床意义：同异烟肼。

四、乙胺丁醇

乙胺丁醇（EMB）于 1959 年合成，1961 年证实其对 MTB 有抑菌作用，长时间都被列为抑菌药。近年来，发现其对细胞内外的 MTB 都有较强的杀菌作用，且对耐 SM 和耐 INH 的 MTB 仍然有效而被列为结核病化疗的一线药物。EMB 经口服后能迅速从胃肠道吸收，经机体生物转化后 70% 左右以原型从尿中排出，因此，可从尿中检测 EMB。

(一) 溴百里香酚蓝法

1. 原理

在中性溶液中, 溴百里香酚蓝能与 EMB 反应生成黄色化合物。

2. 试剂

（1）5 mol/L PBS 液（pH7.0）。

（2）1% 溴百里香酚蓝 100 mg 溴百里香酚蓝溶于 100 mL 0.5 mol/LPBS 液（pH7.0）中。

（3）苯。

（4）EMB 标准液 50 μg/mL。

3. 方法

取患者尿液 1.0 mL 加 0.1% 溴百里香酚蓝 1 mL, 随后加苯 4 mL 振荡数分钟,同时用 EMB 标准液做对照。

4. 结果判读

标准对照与苯层同呈深黄色者为阳性, 苯层呈绿色者则为阴性。

5. 注意事项

（1）RFP、利福定等红色或黄色药物也能被苯萃取而影响鉴定, 可用三氯甲烷或异戊醇将其他药物抽提后再进行 EMB 鉴定。

（2）溴百里香酚蓝也是 pH 指示剂, 在与 EMB 反应的同时, 本身颜色也随溶液 pH 的变化而变化。在做检测时应将尿液 pH 调至中性方可得到可靠结果。

(二) 荧光检测法

1. 原理

尿中 EMB 经三氯甲烷提取后, 在紫外光下产生荧光。

2. 试剂

（1）4 mol/L PBS 液（pH7.2）。

（2）三氯甲烷。

（3）2% 铁氰化钾水溶液。

（4）0.1 mol/L NaOH 溶液。

（5）冰乙酸。

3. 方法

（1）于试管中加入尿液 5 mL, PBS 缓冲液 0.5 mL 和三氯甲烷 5 mL, 用力摇匀后,经每分钟 2000 转离心 5 min。

（2）将三氯甲烷层移入另一试管, 于该试管中加入 1 mL 铁氰化钾水溶液和 1 mL

0.1 mol/L NaOH 溶液，用力摇匀后，再用移液管加冰醋酸 1 mL，混匀。

（3）在暗室中以棕色纸为背景用紫外光直射试管。

4. 结果判读

产生蓝色荧光者表示尿中 EMB 阳性。

5. 注意事项

2% 铁氰化钾水溶液应临用时前新鲜配制。

6. 临床意义

同异烟肼。

五、对氨基水杨酸

对氨基水杨酸（PAS）为浅黄色或白色结晶性粉末，易溶于水但在水中不稳定，其因能抑制 MTB 中对氨基苯甲酸的合成而对 MTB 有抑菌作用，与其他抗结核药物联用可增强疗效并延缓耐药性的产生，因而亦常被现代化疗方案所采用。其口服吸收良好，在体内约有 50% 的药物乙酰化，80% 的药物（包括其代谢物）在 10 h 内从尿中排出。

（一）对二甲氨基苯甲醛显色法

1. 原理

PAS 与对二甲氨基苯甲醛在酸性水溶液中反应生成黄色化合物，若含量太高，还可能有沉淀析出。

2. 试剂

3% 对甲二氨基苯甲醛溶液。

3. 方法

取尿液 1～2 mL，加 1 滴 3% 对甲二氨基苯甲醛溶液，观察尿液的颜色变化。

4. 结果判读

尿液立即变黄甚至出现黄色沉淀者为 PAS 阳性，呈浅黄色者为 PAS 阴性。

5. 注意事项

（1）尿中胆红素可与此试剂发生反应但呈色很淡，有时需要区别。

（2）本取样最好在服药后 2～6 h 进行。

（二）Ehrlich 试纸法

1. 原理

同对二甲氨基苯甲醛显色法。

2. 试剂

Ehrlich 试纸，即取对甲二氨基苯甲醛 2 g 溶于 100 mL 10% 草酸溶液中，再将试纸浸入湿透，取出烘干，切成小条即成。

3. 方法

取尿液 5 mL 于试管中，加 6 mol/L HCl 1.0 mL，水浴中加热 10 min 后投放试纸，观察试纸的颜色变化。

4. 结果判读

试纸变橘红色或橙色者为 PAS 阳性。

5. 注意事项

INH 可干扰此反应而导致试纸呈现淡粉红色或暗褐色，需要鉴别。

6. 临床意义

同异烟肼。

六、环丝氨酸

环丝氨酸（CS）易溶于水，口服吸收良好，可广泛分布于全身体液和组织中。大部分以原型从尿中排出。

(一) 硝普钠法

1. 原理

CS 在酸性条件下能与硝普钠反应生成蓝色化合物。

2. 试剂

(1) 4% 硝普钠水溶液。

(2) 4 mol/L NaOH 溶液。

(3) 3 mol/L 乙酸溶液。

3. 方法

于试管中加入 3 mL 尿液及 1 mL 试剂（1）和试剂（2）的等体积混合液混匀。

4. 结果判读

若溶液呈现蓝色，则视为尿中 CS 阳性。

5. 注意事项

（1）若尿液不足 3 mL，应加水至相应体积。

（2）若尿液颜色较深或 CS 含量太少，可加少量活性炭脱色。此法还可吸附尿中的 PZA 以消除干扰。

6. 临床意义

同异烟肼。

(二) 斑点法

1. 原理

同硝普钠法。

2. 试剂

（1）SNP 试剂（同 PZA 斑点法）。

（2）1 mol/L HCl 溶液。

3. 方法

滴加 3 滴尿液于凹形白色瓷盘的孔内，随后加 1 滴 SNP 试剂，混匀后再加 2 滴 1 mol/L HCl 溶液混匀。

4. 结果判读

出现蓝色者为尿液 CS 阳性。

七、乙硫异烟胺

乙硫异烟胺（TH-1314）为黄色结晶粉末，几乎不溶于水，口服易吸收，并分布于全身，在体内大部分失活后由尿中排出。其主要用 Eidus 法检定。

Eidus 法，即取尿液 8 mL，加入枸橼酸钠 3 滴，三氯甲烷 10 滴，振荡后离心，取三氯甲烷层加 0.1 mol/L HCl 0.8 mL，再振荡，然后取酸层液 10 滴于白瓷皿上，呈黄色者为阳性。

八、利福定（RFD）

1. 原理

同利福平（RFP）。

2. 方法及结果判读

与 RFP 相同，但尿液底层的氯仿层呈黄色即为阳性，反之（无色或白色）即为阴性。

3. 注意事项

（1）尿中若有 TH-1321 存在，可能出现假阳性。因 TH-1321 及其代谢产物（亚砜）也是黄色，同样可被氯仿提取。

（2）未服药者，尿液即使很黄，因不能被氯仿所提取，则不会产生假阳性。尿中脂溶性胆红素增高者除外。

（3）尿液收集后，应及时鉴别，否则时间过久 RFD 不稳定，容易自发氧化，生成利福定酰，其颜色变为暗绿色。此时，可在尿液中加入少许（几毫克）维生素 C，使之还原为 RFD 后再进行鉴定，仍可得到可靠的结果。

（4）RFP 在尿中比 RFD 稳定，难以氧化，且尿液中含量较多，故尿液存放时间稍长一点影响不大。

第二节 体液中抗结核药物的化学定量法测定

一、异烟肼

1. 原理

异烟肼（INH）与萘醌磺酸钠反应生成砖红色化合物，其在 540 nm 处有最大吸收峰波长。根据其颜色的深浅，通过比色测定可计算 INH 的含量。

2. 试剂

（1）9% 硫酸锌溶液。

（2）0.1 mol/L NaOH 溶液。

（3）0.1% 萘醌磺酸钠溶液称取 1，2- 萘醌 -4- 磺酸钠 0.1 g，加蒸馏水 60 mL 使其溶解，再加蒸馏水至 100 mL。

（4）INH 标准储存液（1 mg/mL）精确称取 INH 标准品 100 mg，置于 100 mL 容量瓶中，加蒸馏水使其溶解，并稀释至刻度，4℃冰箱保存。

（5）INH 标准应用液精确吸取 INH 标准贮存液 10 mL，置于 100 mL 容量瓶中，加蒸馏水稀释至刻度。

3. 方法

（1）按表 7-1 操作。

表 7-1　血清 INH 比色法测定操作方法

	测定（mL）	标准管（mL）	空白管（mL）
正常人血清	2.0	—	—
INH 标准应用液	—	2.0	2.0
蒸馏水	—	1.0	—
9% 硫酸锌溶液	2.5	1.5	2.5
0.1mol/L NaOH 溶液	2.0	2.0	2.0

（2）混匀后置沸水中煮沸 5 min，冷却后离心，分别吸取空白管、标准管及测定

管上清液 4.5 mL，各加入 0.1% 萘醌磺酸钠溶液 0.5 mL，于暗处放置 1 h。

（3）用空白管调零，于 540 nm 处测量标准管及测定管的吸光度（A）。

4. 计算

INH（mg/mL）＝（A$_测$ ÷ A$_标$）× 0.05 × 1000

5. 注意事项

0.1% 萘醌磺酸钠溶液应临用前新鲜配制。

二、对氨基水杨酸（PAS）

（一）三氯乙酸测定法

1. 原理

PAS 分子中芳香伯氨基可与芳醛如对二甲氨基苯甲醛在碱性溶液中生成橘黄色化合物，其在 470 nm 处有最大吸收峰波长。在一定浓度范围内，其黄色深浅与 PAS 的含量呈线性关系，可测定其在 470 nm 处的吸光度值确定其含量。

2. 试剂

（1）10% 三氯乙酸溶液。

（2）0.25 mol/L NaOH 溶液。

（3）对二甲氨基苯甲醛溶液：称取对二甲氨基苯甲醛 3 g，加入蒸馏水 50 mL，逐渐加入浓硫酸 7 mL，溶解后加蒸馏水至 100 mL。

（4）PAS 标准储存液（0.2 mg/mL）：精确称取 PAS 标准品 20 mg，置于 100 mL 容量瓶中，以 10% 三氯乙酸溶液溶解并稀释至刻度。

（5）PAS 标准应用液（0.01 mg/mL）：精确吸取 PAS 标准储存液 5.0 mL，置于 100 mL 容量瓶中，以 10% 三氯乙酸溶液溶解并稀释至刻度。

3. 方法

在离心管中加入全血 0.3 mL，滴入 10% 三氯乙酸 4.2 mL 充分混匀，静置 5 min 后离心沉淀，得无蛋白滤液。

（1）取试管 3 支，按表 7-2 操作。

表 7-2 血液中 PAS 含量测定方法

	测定（mL）	标准管（mL）	空白管（mL）
无蛋白滤液	—	—	3.0
PAS 标准应用液	—	2.0	—
10% 三氯乙酸溶液	3.0	1.0	—

	测定（mL）	标准管（mL）	空白管（mL）
0.25 mol/L NaOH 溶液	4.0	4.0	4.0
对二甲氨基苯甲醛溶液	2.0	2.0	2.0

（2）各管混匀后以空白管调零，在 470 nm 处测定各管吸光度。

4. 计算

$$PAS（mg/L）=（A_{测} \div A_{标}）\times 200$$

5. 注意事项

（1）磺胺类药物及其他氨基化合物可与对二甲氨基苯甲醛反应而影响结果。

（2）本法亦可用于尿中 PAS 的含量测定。

（二）荧光测定法

1. 原理

PAS 在碱性溶液中经 310 nm 激发光激发后可产生荧光，在一定浓度范围内其荧光强度与含量呈线性关系，经荧光比色计测定可求出其含量。

2. 试剂

（1）10% 三氯醋酸溶液。

（2）硼酸盐缓冲液（pH11）：取 1 mol/L NaOH 145 mL，加硫酸钠 8.58 g，使其溶解后，再加蒸馏水至 1.0 L。

（3）PAS 标准储存液（0.1 mg/mL）：精确称取 PAS 标准品 100 mg，用蒸馏水溶解并稀释至 1.0 L。

（4）PAS 标准应用液（0.1 g/mL）：精确吸取 PAS 标准储存液 1.0 mL，用蒸馏水稀释至 1.0 L。

3. 方法

取血清 0.1 mL，加蒸馏水 1.0 mL，加 10% 三氯醋酸溶液 0.25 mL，置 20 min 后，经每分钟 3000 转离心 15 min。取上清液 1.0 mL，置入盛硫酸盐缓冲液 1.2 mL 的试管中，于 310 nm 激发后，以荧光比色计于 400 nm 波长处进行测定。同时以 PAS 标准应用液及蒸馏水 1.0 mL 经同样处理后，以试剂空白进行荧光测定。

4. 计算

$$血清 PAS（mg/L）=（Fl_{测} \div Fl_{标}）\times 0.1（Fl 为荧光强度值）$$

第三节 体液内抗结核药物的生物学测定法

一、体液内链霉素浓度的测定

链霉素（SM）是美国瓦克斯曼（Waksman）于1944年从灰色链霉菌的培养液中提取出来的。链霉素体液内浓度测定方法，常用的是圆筒平板法，亦称牛津小杯法，是1941年牛津大学亚伯拉罕（Abraham）等所创用于测定青霉素，随后沿用此法测定体液内抗生素浓度。测定方法的原理系根据抗生素可以从圆筒内渗入其周围的琼脂培养基内，而在圆筒周围的培养基上出现抑制细菌生长的圆形圈。当抗生素在一定浓度范围内，抑菌圈大小与圆筒内液体所含抗生素的浓度多少成比例。与已知浓度的标准抗生素液体测得的抑菌圈大小相比较，求出测定液体内抗生素的含量。

1. 原理

抗生素如SM等可从圆筒内渗入周围的琼脂培养基内，而抑制圆筒周围培养基上敏感细菌株的生长而形成抑菌圈；而且在一定的药物浓度范围内，抑菌圈的大小与圆筒内液体中所含抗生素的含水量成正比。其与已知浓度的标准抗生素测得的抑菌圈大小柱比较，即可求得待测液体内抗生素的浓度。

2. 材料

（1）玻璃平皿：直径9 cm。

（2）圆筒：不锈钢材料制作，内径0.6 cm，高1.0 cm。

（3）实验菌液：取标准金黄色溶血性葡萄球菌接种于血液琼脂培养基，37℃孵育16～24 h，挑取生长良好的菌落-接种环，转种于10 mL普通肉汤培养管内，混匀后，再37℃孵育16～18 h，取此培养液0.1 mL，再接种于10 mL普通肉汤培养管内，37℃孵育16～24 h，即为试验菌液。

（4）培养基：牛肉膏1.5g、酵母浸膏3.0 g、蛋白陈6.0 g、氯化钠3.0 g和琼脂20.0 g溶于1000 mL蒸馏水中，以10%的NaOH溶液调pH至7.8～8.0，分装后102.9 kPa灭菌25 min，取出待凝固后置冰箱4℃保存。

（5）1%菌液培养基：取上述培基熔化后冷却至50～60℃按1∶100的体积比向培基中加入实验菌液，混匀待用。

（6）实验用琼脂平皿：取4℃保存培基熔化，加8 mL平铺于平皿内，待凝固后，在此培基上加入1%菌液培养基5 mL迅速均匀平铺于其上，取无菌干燥圆筒放于培养基上，每一平皿可放置6个圆筒。

3. 方法

（1）制作标准曲线：用分析天平称取硫酸链霉素128 mg（相当于SM 100 mg），

以无菌生理盐水稀释为 0.5 μg/mL、1.0 μg/mL、2.0 μg/mL、5.0 μg/mL、10.0 μg/mL、20.0 μg/mL 和 30.0 μg/mL 药液，由低到高浓度依次加入 0.3 mL 于上述实验用平皿的圆筒内置 37℃ 培养 16～18 h，每一浓度药液做 2 次测定，然后以 SM 含量为横坐标，以 2 次测定的抑菌瞬直径（mm）的平均值为纵坐标绘制标准曲线。

（2）无菌操作取标本：血标本应无菌操作分离血清、尿液标本应用无菌蒸馏水稀释 100 倍、痰液应用木瓜蛋白酶消化，其他诸如脑脊液、胸腔积液、腹水、脓液和支气管灌洗液等则无须进一步处理。

（3）按标准曲线制作的测定方法测定标本的抑菌圈直径大小，而后查标准曲线即可得出待测标本中的 SM 浓度。

4. 注意事项

（1）实验用琼脂平皿制作时培养基厚度一定要均匀且不能有气泡。

（2）测试标本时最好在每一平皿内同时做一标准药物浓度的质控液，可资校正。

（3）标本的测定条件应尽可能与标准曲线的制作条件保持一致。

（4）标本留取时间宜在服药后 2～12 h。

二、体液内异烟肼浓度的测定

1. 原理

INH 浓度的生物学测定常用直立扩散法。直立扩散法是利用药物沿培养基渗透扩散作用在与细菌接触之间，形成抑菌带，抑菌带大小与测定标本内药物含量（药物浓度在一定范围内）成正比。测定得的抑菌带高度与已知标准异烟肼浓度抑菌带高度相比较，求出测定标本内异烟肼含量。

直立扩散法测定药物浓度原理与链霉素浓度测定的小杯法基本相同。小杯法是平板扩散，测定抑菌圈直径大小，而直立扩散法是由下向上扩散，测定抑菌带的高度。

2. 材料

（1）18 mm × 180 mm 试管。

（2）改良 L–J 培养基。

（3）实验用菌株 H37Rv、BCG、AFBH₇ 菌株均可。

（4）实验菌液接种实验菌液于改良罗氏培养基上，菌落长出后用毛细吸管吸取菌落少许置于含有 0.5% 吐温 -80 生理盐水的试管内壁上用细玻璃棒研磨，直至菌落呈乳状液体，再用毛细吸管轻轻吸入 0.5% 吐温 -80 生理盐水内，用标准比浊管作对照，再用灭菌生理盐水稀释成 1 mg/mL 的菌液，而后继续稀释至 0.01 mg/mL 的菌液备用。

（5）实验用培养基取实验菌液 0.2 mL 接种于改良罗氏培养基斜面平放于实验台上，静置 30 ~ 40 min，使菌液均匀分布于培养基斜面，而后以毛细吸管从试管底部吸取多于菌液，直立于试管架上供实验用。

3. 方法

（1）制作标准曲线：①取纯品 INH40 mg 加灭菌蒸馏水 5 mL 溶解，而后用无药物血清稀释成 4.00 μg/mL、2.00 μg/mL、1.00 μg/mL、0.50 μg/mL、0.25 μg/m、0.125 μg/mL 及 0.0625 μg/mL 的 INH 标准液。②取 INH 标准液 1.0 mL，从低浓度到高浓度依次加入实验用培养基的试管底部，直立试管放置 37℃培养 3 d 后观察结果，测定抑菌带高度，以 INH 含量为横坐标、抑菌带高度为纵坐标绘制标准曲线。

（2）标本测定：空腹口服 INH 0.3 g 后，于 1 h、2 h、4 h 和 8 h 静脉取血 3.0 mL，无菌条件下分离血清。取血清 1.0 mL，接种实验用培养基，如同标准曲线操作，测定其抑菌带的高度，查找标准曲线便可得标本中 INH 的含量。同时应以标准液和蒸馏水作为对照。

4. 注意事项

（1）培养基厚度应尽量一致且厚度适宜。在试管大小和培养基的量一定时，培养基斜面厚者抑菌带短，斜面薄者抑菌带长。从方法的灵敏度考虑，抑菌带长者为好，但斜面过薄又会因营养不足而影响菌株的生长。现一般用 18 mm × 180 mm 管，培养基装量 4 ~ 5 mL，斜面长度 110 mm 左右。

（2）接种菌液时不要把样品滴在培养基表面或试管壁上，一定要滴加到试管底部。

（3）接种后的试管要立刻直立，不能斜倒。

（4）标本采集后最好立即接种。若不能即时接种，可冰箱 4℃保存，但不要超过 1 周。

（5）因为 H37Rv、BCG 生长太慢，为加快检测，临床检测最好用 $AFBH_7$ 菌株。

三、体液内利福平浓度的测定

利福平（RFP）的体液浓度与最低抑菌浓度的比例中说明它仅次于异烟肼而优于链霉素。

利福平体液内浓度测定方法比异烟肼浓度测定方法广泛得多。由于 RFP 不仅有良好的抗结核作用，而且对革兰阳性菌有强大的抗菌活性，因而可用 K–B 法应用其他细菌（如八叠球菌、金黄色葡萄球菌等菌株）做 RFP 的含量测定。

随着口服利福平剂量的增加，血液内的浓度也按比例增加。利福平口服后迅速地被吸收入血液内。口服后 1h 的血浓度最高，4h 后逐渐降低，在 6h 后明显降低，至 24h 血液内利福平浓度几乎降低到零。随着利福平剂量的增加，血液内浓度也增加。

1. 原理

将含有一定量的 RFP 药物纸片平贴在已经接种有关细菌的培养基上，纸片中的 RFP 即向琼脂周围扩散，敏感菌株在纸片周围的生长则受到抑制而形成抑菌圈。抑菌圈的直径大小则与药物纸片上 RFP 的浓度成正比。

2. 材料

（1）载药纸片：6 mm 直径灭菌滤纸片。

（2）培养基：称取蛋白胨 10.0 g、牛肉膏 3.0 g、氯化钠 5.0 g、酵母浸膏 2.0 g 和琼脂 20.0 g，溶于 1000 mL 蒸馏水中，待全部溶解后调 pH 至 7.4，分装后 102.9 kPa 灭菌 20 min，凝固后冰箱 4℃保存备用。

（3）实验用培养基平皿将上述培养基熔化后，约取 25 mL 倾注于 9 cm 平皿中，使培养基深度达 4～6 mm。制成的平皿可在冰箱内 4℃保存约 1 周。

3. 方法

（1）制作标准曲线：①取 RFP 30 mg，加入 1.0 mL 溶解后，加灭菌生理盐水 2.0 mL，而后继续稀释至每毫升含 RFP 0.1mg。然后用 pH 7.3 的 1/15 mol/L 的 PBS 液（pH7.3）稀释至 0.03 μg/mL、0.05 μg/mL、0.10 μg/mL、0.50 μg/mL、1.00 μg/mL、5.00 μg/mL 和 10.00 μg/mL。②用无菌滤纸浸湿标准液，35℃晾干后贴于实验用培养基平皿的琼脂上，37℃培养 10～16 h，测定抑菌圈直径的大小，然后以 RFP 浓度为横坐标，抑菌圈直径（mm）为纵坐标绘制标准曲线。

（2）标本收集及处理：①血液标本。口服 450 mg 利福平或按体重（kg）计算重量后，按规定时间留取标本。静脉采血后无菌操作分离血清。若不能立即测定则应冰箱内保存。测定时血清应用 1/15 mol/L（pH7.3）的 PBS 缓冲液稀释，稀释倍数则根据血清内 RFP 的含量而定。一般第一、二次采血的血清标本 2 倍稀释即可。②尿液标本。留取标本时应准确量取尿量，混匀后部分尿液送实验室测定。尿液稀释用 1/15 mol/L 的 PBS 缓冲液（pH7.3）稀释 8 倍。如果尿液中药物含量较低，则可降低稀释倍数或不稀释。③痰标本。加 2 倍体积的 1% 木瓜蛋白酶，振荡摇匀后，37℃温箱内消化 30 min，离心取上清液进行测定。

（3）标本测试：取准备好的标本按标准曲线制作实验步骤进行测定。根据测量的抑菌圈的大小从标准曲线上求得标本中 RFP 的含量。同时在每一测定标本的平皿内设置标准液对照。

4. 注意事项

（1）实验培养基平皿在从冰箱取出使用前须在 35℃温箱内放置约 30 min，以除

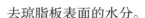

去琼脂板表面的水分。

（2）滤纸片在浸标准药液或检测标本后一定要在35℃左右的室温下晾干，否则纸片上的含药量很难一致。

（3）每一个标本测试培养皿一定要同时做一个标准液以资对照，便于校正。

四、体液内乙胺丁醇含量的测定

乙胺丁醇（EMB）是一种化合物，极易溶于水。口服后吸收良好，有75%～80%的口服剂量从肠道吸收，进食后对其吸收和血液浓度的影响不大。乙胺丁醇口服后2～4 h血液的浓度可以达到高峰，例如，口服剂量为15 mg/kg、25 mg/kg、50 mg/kg时，2 h后的血液浓度分别为3 μg/mL、5 μg/mL、10 μg/mL，8 h后的血液浓度为高峰浓度的50%，而24 h后的血液浓度为高峰浓度的10%。红细胞是乙胺丁醇的储藏所，其中，含药浓度可以达到血液浓度的3倍以上，并且能够缓慢地释放进入血液循环。但是，乙胺丁醇和某些抗结核药物同样不容易透入正常人的脑脊液中，而在脑膜发生炎症时，口服25 mg/kg后，3 h脑脊液内乙胺丁醇含量可以达0.5～2 μg/mL，平均为1 μg/mL，只相当于同时间血液浓度的15%～25%。

乙胺丁醇吸收后，排泄比较缓慢，主要从尿液和粪便中排出。口服乙胺丁醇后血液浓度，以2～4 h为最高，口服后24 h，乙胺丁醇口服剂量的50%从尿液排出，20%从粪便排出。从尿液排出的乙胺丁醇有90%为原型药物，其余10%为已在体内被代谢成酸或醛类的衍生物。

1. 原理

关于乙胺丁醇血液浓度的测定方法，在1963年Schmidt应用比色方法测定血液浓度报道后，虽然经过研究者们的应用和改进，但是由于乙胺丁醇代谢产物等的影响，致使化学方法的技术比较复杂，而所测定的结果不够敏感。所以，乙胺丁醇体液内浓度的测定方法，仍然以生物学测定法为常用。EMB浓度的生物学测定常用直立扩散法和圆筒平板法。下面以圆筒平板法为例进行介绍。

2. 材料

（1）Kirchner琼脂培养基：称取磷酸二氢钾1.4 g、磷酸氢二钾0.3 g、枸橼酸钠0.25 g、硫酸镁0.06 g、天冬酰胺0.50 g和琼脂2.0 g溶于100 mL蒸馏水中，并向其中加入1.5 mL甘油和0.25 mL 0.1%的孔雀绿，充分混合溶解后调pH至7.0，而后102.9 kPa间歇灭菌20 min，间歇灭菌连续3 d，待冷却至50℃～55℃时，加入马血清100 mL混匀于冰箱4℃保存备用。

（2）实验用菌液：取AFBH$_7$菌落接种于Dubos液体培养基内，在试管壁上磨成碎菌块，37℃温箱培养16～24 h，取上层菌液稀释成0.5%备用。

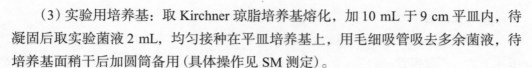

（3）实验用培养基：取 Kirchner 琼脂培养基熔化，加 10 mL 于 9 cm 平皿内，待凝固后取实验菌液 2 mL，均匀接种在平皿培养基上，用毛细吸管吸去多余菌液，待培养基面稍干后加圆筒备用（具体操作见 SM 测定）。

3. 方法

（1）制作标准曲线：①取 EMB 纯品 20 mg，加灭菌蒸馏水稀释至 0.1 mg/mL，再以血清稀释成 40 μg/mL、20 μg/mL、10 μg/mL、5 μg/mL、2.5 μg/mL 和 1.5 μg/mL 的药物标准液。②无菌操作吸取 EMB 标准液 0.3mL，按不同浓度分别加入制备好的圆筒内，放入 37℃培养。③培养 2d 后测定每圆筒周围抑菌圈的直径，而后以 EMB 标准液的浓度为横坐标，抑菌圈直径（mm）为纵坐标绘制标准曲线。

（2）标本收集。处理叮嘱患者早晨按 25 mg/kg 体重口服 EMB 后，于 1 h、2 h、4 h、8h 取血液标本，之后无菌操作分离血清；痰标本则于上述剂量服药后 1 h、3 h、5 h、7 h、9 h 和 11 h 留取，之后用 1/10 痰体积的 5% 木瓜蛋白酶在 42℃水浴内消化痰液 30 min，再加热 10 min，而后离心 15 min 取上清液测定。

（3）标本测定。测定方法同标准曲线制作，之后查标准曲线即可求得标本中 EMB 的含量。不过每一标本测定的平皿内均须用 EMB 标准液做对照。

4. 注意事项

同链霉素测定。

五、体液内卷曲霉素浓度的测定

由于卷曲霉素（CPM）容易被胃酸所水解，并且口服后吸收极少，所以口服无效。因此，卷曲霉素的用药方法为肌内注射。卷曲霉素肌内注射后吸收较快，血液浓度高峰出现在 1~2 h 后。说明卷曲霉素肌内注射后，吸收迅速而且血液浓度也比较高。在同样用药情况下，尿内卷曲霉素浓度高峰，与血液浓度高峰时间基本相同，排出量最多是在 1~2 h 后。说明卷曲霉素吸收比较快，而由尿液内排出量也比较快。卷曲霉素肌内注射后 2 h 排出量占 24 h 总排出量的 44% 左右。在给药后 24 h 内从尿液内排出卷曲霉素量占给药量的 60% 左右。痰液内卷曲霉素测定，在用药后 1 h 即可测出痰内含药浓度，但是大部分痰标本内卷曲霉素含量甚微。

1. 原理

用生物学方法测定 CPM 血液内的浓度。应用非病原性枯草杆菌菌株 B.Subtilis PCL 测定 CPM 血液浓度，也有用枯草杆菌 ATCC 6633 株测定体液内 CPM 的浓度。扩散法包括直立扩散法和小杯法。卷曲霉素体液内浓度的测定，以直立扩散法为优，也可采用小杯法。

2. 材料

（1）磷酸盐缓冲液（pH7.8～8.0）：取磷酸二氢钾 0.523 g，磷酸氢二钾 16.713 g，加蒸馏水 1000 mL 即可。

（2）培养基：①直立扩散法用培养基，见异烟肼体液内浓度测定方法。②小杯法，ATCC 6633 菌株用培养基。

（3）菌液配制：取 ATCC 6633 菌株接种于普通琼脂斜面，在 37℃培养 24 h 后，转种于克氏瓶培养基（每一克氏瓶内加入琼脂培养基 40～50 mL），接种要均匀，以便获取比较多量菌落，在 37℃温箱培养 7d 后，用 15 mL 灭菌生理盐水洗下菌苔，把各克氏瓶内菌液均集中于一个容器内，记下菌液量。而后用灭菌生理盐水洗涤菌液 1～2 次，每次洗后以每分钟 3000 转离心 20～30 min，最后一次离心后去上清液，加灭菌生理盐水至原菌液量。在 65℃保温 30 min 后，放冰箱内 4℃保存备用。

（4）实验用培养基的制备：在制备培养基前，实验台上应放一块大玻璃板，用水平尺校正水平后供制作培养基用。挑选平底平皿，放于校正水平后的实验台上。琼脂培养基溶解后，取 10 mL 加入平皿内，迅速均匀流满平皿。待凝固后，另取已溶解的琼脂培养基冷却至 65℃左右，取制备的菌悬液按照 0.5% 菌量加入培养基内混匀，立即迅速取此含菌液培养基 5 mL，加入上述平皿内培养基上层，使加入的培养基均匀散布平铺在底层培养基面上。勿发生气泡或不均匀现象。凝固后为实验用培养基。

3. 方法

（1）标准曲线绘制：准确称取卷曲霉素 15 mg（因 1.5 g CPM 硫酸盐 =1.0 g CPM），加磷酸盐缓冲液 10 mL，即得每毫升含 CPM 1 mg。再依次稀释配制成 100 μg/mL、50 μg/mL、30 μg/mL、20 μg/mL、10 μg/mL 及 5 μg/mL 的标准液，用小杯法测定。

取实验用琼脂培养基平皿，每一平皿内放小杯 6 个，于每个小杯内加标准液 5～6 滴（约 0.3 mL），至平杯口为宜。在 37℃温箱培养 14～16 h 取出，测定抑菌圈直径大小，以毫米表示。绘制成标准曲线图，编制标准液浓度表。

（2）标本采集和测定：血液标本需要在无菌操作下分离血清，不须稀释直接测定。尿液标本，第 1 h、2 h 的标本按 1：80，第 8 h 的标本按 1：10，第 24 h 的标本按 1：2 用磷酸盐缓冲液稀释后测定。测定方法及步骤均同标准液测定法。在每个平皿内均须有标准液对照。根据实验需要选用适宜的标准液浓度，选用 10 μg/mL 的标准液为对照。留取痰标本后用 1% 木瓜蛋白酶稀释。在 37℃温箱消化 30 min，用上清液测定。测定方法同血液标本。

4. 注意事项

（1）放小杯时应通过火焰，但小杯不应过热，防止琼脂熔化。

（2）在无菌操作下采取血液、尿液标本，放入消毒容器内。留取尿液标本后混匀，取 5 mL 送实验室测定。

六、体液内乙硫异烟胺浓度的测定

1. 原理

乙硫异烟胺体液内浓度测定方法，1958 年 Rist 等报道后，不少研究者进行了探讨和改进。但是，到目前为止，仍然用生物学测定法。

2. 材料

（1）18 mm × 180 mm 试管，或直立扩散试管，详见异烟胺体液内浓度测定。

（2）培养基：①改良罗氏培养基。② Kirchner 琼脂培养基。

（3）菌液制备：取 H37Rv 菌株，在鸡卵培养基于 37℃温箱培养 2～3 周，用灭菌生理盐水配制成 1 mg/mL 的菌悬液。再用灭菌生理盐水稀释至 0.01 mg/mL，取此浓度菌悬液为应用菌液。

（4）实验用培养基制备：取上述浓度菌液 0.2 mL，均匀地接种于上述培养基斜面上。平放于室内实验台上（使培养基斜面呈水平位置），静置 1 h 左右，用灭菌毛细吸管吸去多余菌液，直立试管架上备用。

3. 方法

（1）菌液比浊管配比：取 0.25% 氯化钡水溶液 0.4 mL，加 2 mol/L 硫酸溶液 9.6 mL 混匀，其混浊度相当于结核菌湿重 1 mg/mL 的浊度。

（2）标准曲线绘制：由于乙硫异烟胺不溶于水，可溶于二甲亚碱等有机溶剂。称取乙硫异烟胺 30 mg，加二甲亚碱 0.5～1.0 mL，待完全溶解后，以蒸馏水稀释至 1 mg/mL。再以血清稀释配成 0.3 μg/mL、0.6 μg/mL、1.2 μg/mL、2.5 μg/mL、5 μg/mL、10 μg/mL、20 μg/mL、40 μg/mL。

取上述乙硫异烟胺各浓度 1 mL，直接加入已接种菌液培养基试管底部。每个标准液浓度需要接种 3 支培养基试管。另取 1 mL 生理盐水作为对照管。加完标准液后，把试管直立在试管架上，在 37℃温箱培养 2 周后，测定抑菌带高度，绘制标准曲线图。编制乙硫异烟胺标准液浓度含量表，供临床试验用。

（3）临床试验：取乙硫异烟胺（片剂）0.5 g，于早晨空腹口服后，分别于 2 h、4 h、6 h、8 h 静脉采血，测定乙硫异烟胺含量。实验室收到血液标本后，应立即在无菌操作下分离血清，取血清 10 mL 加入已接种菌液培养基试管底部。

4. 注意事项

（1）如果用小杯法测定时，待培养基中加入血清后，立即吸取 10 mL，加入平皿内，使培养基均匀扩散。琼脂平面应光滑，不发生气泡。在室温内静置 1～2h 后应用。

（2）在接种菌液前，应当全部吸出培养基管内的液体。

（3）在加血清过程中一定不要把血清滴在培养基面上。

（4）在每批试验时均需加标准液测定管为对照，以资比较。

七、体液内卡那霉素浓度的测定

1. 原理

卡那霉素不溶解于乙醇，而溶解于水。在室温无菌情况下，pH 2 ~ 11 时相当稳定。在 pH 6 ~ 8 加热煮沸时，其活力可维持 30 min。常用者为其硫酸盐，呈白色结晶性粉末状。卡那霉素硫酸盐水溶液在 120℃高压蒸汽灭菌 1 h，其耗损量不超过 10%。

卡那霉素肌内注射后，吸收迅速，在肌内注射 1 h 血液内浓度达到最高峰。不同剂量血液内的浓度也不相同。如肌内注射卡那霉素 0.25 g 时，1 h 的血液浓度为 5 ~ 22 μg/mL，平均值为 10 μg/mL；肌内注射 0.5 g 时，1h 的血液浓度为 19 ~ 50 μg/mL，平均值为 25 μg/mL；肌内注射 1 g 时，1h 的血液内浓度为 9 ~ 54 μg/mL，平均值为 30 μg/mL。而在 24 h 的血液内卡那霉素浓度，肌内注射 0.25 g 时血液内浓度为 0；肌内注射 0.5 g 时血液内浓度为 0.75 μg/mL；而肌内注射 1 g 时血液内浓度为 1 μg/mL。

肌内注射卡那霉素后，胸腔积液、腹水内的药物浓度比较高，而胆汁（一般约为血液浓度的 1/4）与粪便（50 μg/mL）内的浓度比较低。由此可见，卡那霉素的肝胆循环很少。卡那霉素很少渗入唾液、支气管分泌物或无炎症性变化的脑脊液中。当按 7.5 mg/kg 剂量一次肌内注射后，脑脊液内的含药浓度为血液浓度的 1/10 ~ 1/5，其药物的高峰浓度在肌内注射后 3 ~ 5h 出现。在脑脊液发生炎变时，其中药物浓度可比正常人高一倍左右。

卡那霉素口服后不易吸收。肌内注射卡那霉素后 15 ~ 30 min 即可测出血液内药物浓度，血液内药物浓度在 1 ~ 2 h 可以达到高峰。一次肌内注射卡那霉素 1 g 后的高峰浓度可达 30 μg/mL 以上，6 h 后血液浓度在 5 ~ 15 μg/mL，12 h 后下降至 1 ~ 2 μg/mL，在 24 h 后即测不出药物含量。肌内注射 0.5 g 时血液平均高峰浓度为 20 μg/mL，肌内注射 0.25 g 时血液高峰浓度为 10 ~ 15 μg/mL。

2. 材料

（1）培养基：pH 7.8 琼脂培养基，见链霉素体液内浓度测定方法。

（2）菌液制备：挑选对卡那霉素敏感的金黄色葡萄球菌，常用者为金黄色葡萄球菌 209P 株。制备方法，见利福平体液内浓度测定方法。

（3）实验用琼脂平皿：取上述 pH 7.8 琼脂培养基，加热溶解后，取 10 mL 加入平皿内，为底层。另取此溶解琼脂培养基 100 mL，放入 55℃水浴内，待培养基冷却至 50℃左右，加入菌液 1 mL，充分混匀。取此含菌培养基 5 mL，加入上述平皿内底层培养基之上，迅速散开，为上层或菌层。凝固后，即实验用琼脂平皿。或于底层培养基上，直接加入 1∶5 稀释的菌液 2 mL，均匀散布在培养基面上。吸去多余菌液，为实验用琼脂平皿。其余方法按小杯法放入钢杯。

3. 方法

（1）标准曲线绘制：取卡那霉素注射液，每个安瓿含量 0.5 g/2 mL。用 pH7.4 磷酸盐缓冲液稀释，最后用血清稀释至 1 μg/mL、5 μg/mL、10 μg/mL、20 μg/mL、30 μg/mL、40 μg/mL、50 μg/mL。

取实验用琼脂平皿，每个平皿内放 6 个小杯。取标准液依次加入小杯内，每一小杯加入标准液 5～6 滴至杯口。加完测定液后，平放于 37℃温箱内，培养 16～18 h，测定抑菌圈直径，绘制标准液曲线图。编制标准液含量表，供临床试验用。

（2）临床试验：于早晨取卡那霉素硫酸盐注射液 0.5 g，肌内注射后，于不同时间采取静脉血液。在无菌操作下分离血清放入灭菌试管内。用灭菌毛细吸管吸取血清，加入实验用琼脂培养基平皿内小杯中，每个小杯内加 5～6 滴血清至杯口，每一平皿内应有标准液为对照。加完测定样品后，平放于 37℃温箱内，培养 16～18 h，取出观察试验结果。测定抑菌圈直径。从标准液含量表中求出血清内卡那霉素含量。

4. 注意事项

小杯间距离应相等或根据测定标本浓度高低调整。

第四节　高效液相色谱测定

高效液相色谱测定是色谱分析法的一个分支，具有分离效能高、选择性好、检测灵敏度高、分析速度快等特点。

一、INH

制剂或生物样品中 INH 的测定通常可采用反相高效液相色谱方法（RP-HPLC）。通常使用 ODS 柱，以甲醇 – 甲酸盐或醋酸盐作为流动相。若使用 C_{18}-CN 或 C_{18}-phenyl 柱，则分离效果更为理想。流动相中加入磷酸四丁基铵则可增加其容量因子和与内源性干扰物的分离度。

生物样品中 INH 的检测最好使用电化学检测器。

1. 色谱条件

（1）色谱柱：LC–CN 柱（250 mm × 4.6 mm，5 pm）。

（2）流动相：异丙醇 – 水（5∶95，内含 5 g/L 甲酸铵）。

（3）流速：1.0 mL/min。

（4）检测：电化学，工作电位 0.8V。

2. 样品测定

取血清 25 μL，加 10% 硫酸锌溶液 150 μL，涡旋混合，离心 1 min，取上清液 350 μL，加甲醇 100 μL，混合，离心，取上清液 5 μL 进样，电化学检测。保留时间 4.4 min。

3. 线性范围

2 ~ 10 g/mL，检测限 0.1 μg/mL。

二、RFP

血清中 RFP 可以采用较为简便的蛋白沉淀反相 HPLC 分析。

1. 色谱条件

（1）色谱柱：Radial–pakC18 柱。

（2）保护柱：Quard–pakC18 柱。

（3）流动相：已氰 /0.01 mol/L 乙酸钠缓冲液（pH7.0）(320∶620)。

（4）流速：2.0 mL/min。

（5）检测：紫外，340 nm。

2. 样品测定

取血清 25 μL，加内标溶液（1 μg/mL 对硝基酚甲醇溶液)125 μL，混匀，沉淀蛋白。静置 5 min，经每分钟 10000 转离心 5 min，取上清液 90 μL 进样。保留时间内标物为 3.5 min，RFP 为 6 min。

3. 线性范围

40 g/mL。

三、PZA

采用 RP-HPLC，通常以缓冲液为流动相或在缓冲溶液中加入少量的有机试剂甲醇或已氰。生物样品可采用蛋白沉淀后溶剂提取，血浆样品测定的洗脱常采用梯度洗脱。

1. 色谱条件

（1）色谱柱：LiChroCart RP-8 柱（250 mm × 4.6 mm，5 pm）。

(2) 保护柱：RP-8(50 mm × 4.6 mm，10 μm)。

(3) 流动相：己氰 /10 mmol/L 磷酸盐缓冲液 (pH3.5)(1：9)。

(4) 流速：1.5 mL/min。

(5) 柱温：(25 ± 1)℃。

(6) 检测：紫外，215 nm。

2. 样品测定

取血清 0.2 mL，加内标溶液 (12.5 μg/mL 对乙酰氨基酚甲醇溶液)8 μL，甲醇 200 μL，0.2% 维生素 C 溶液 (含 1 mol/L 磷酸二氢钾)1 mL。调 pH 至 4.2，加二氯甲烷 – 乙酰 (2：3) 提取两次，每次 7 mL，振荡 15 min，离心 10 min，合并提取液，45℃水浴蒸干，残渣加甲醇 50 μL，涡旋溶解 30s，取 60 μL 进样。保留时间内标物为 3.9 min，PZA 为 2.9 min。

四、PAS

对氨基水杨酸（PAS）HPLC 分析的文献报道较少，大多与其他药物同时测定。一般采用梯度洗脱 RP-HPLC 测定血中的对氨基水杨酸钠。

1. 色谱条件

(1) 色谱柱：LiChrosorb RP-8 柱 (250 mm × 4.6 mm，5 pm)。

(2) 保护柱：LiChrosorb RP-8 柱 (50 mm × 4.6 mm，30 pm)。

(3) 流动相：① 10 mmol/L 磷酸盐缓冲液 (pH3.5)；②乙腈 /10 mmol/L 磷酸盐缓冲液 (pH3.5)(60：40)。

(4) 梯度：① 0 ~ 5 min，10% ~ 80%；15 ~ 25 min，80%。

(5) 柱温：25℃。

(6) 流速：1.5 mL/min。

(7) 检测：紫外，215 nm。

2. 样品测定

取血清 0.5 mL，加内标溶液 (1 mg/mL 对乙酰氨基苯甲酸甲醇溶液)10 μL、甲醇 220 μL，1 mol/L 磷酸盐缓冲液 (含 2% 维生素 C)1 mL，混匀，用 1 mol/L 盐酸溶液 pH 调至 4.2，用二氯甲烷 – 乙酰 (3：2) 提取两次，每次 7 mL，振荡混合 10 min。离心，分取上层有机相，于 45℃水浴中氮气流下吹干，残渣加甲醇 75 μL，涡旋溶解 30s，置冰浴中，取 25 μL 进样。保留时间 5 min。

3. 线性范围

5 ~ 100 g/L。

第八章　实验室方法在结核病诊断中的临床应用

第一节　实验室方法在肺结核诊断中的临床应用

一、细菌学诊断

对肺结核病的诊断以及化疗效果考核方式主要是对患者进行 X 线检查和对其痰标本进行细菌学检验，其中，细菌学检验主要方法有痰液涂片检查、痰液标本培养，以上方法各有其特点。本节将对细菌学检验在诊断肺结核病和考核肺结核病患者化疗效果中的作用进行分析。

(一) 细菌学检验方法

对疑似肺结核病的初诊患者采集患者其即时痰液、清晨痰液、夜间痰液作为标本，复诊和考核化疗效果患者采其清晨与夜间痰液，每份标本的痰液量为 5 mL，并对标本进行检查，具体方法如下：

1. 痰液涂片检查

将痰液涂于玻片，制成涂片标本，用姜 – 尼氏抗酸对其进行染色。将涂片置于 100 倍的油镜下观察。若 300 个不同视野内能发现抗酸杆菌，则评定为阳性；若对其进行 5 min 观察后，在 300 个不同视野内未发现抗酸杆菌，则评定为阴性。

2. 痰液标本培养

先对痰液标本做碱处理，再置于酸性改良罗氏培养基上培养。根据其黏稠程度，适量增加 4% 的氢氧化钠溶液，通过旋涡振荡器震荡标本将其混均匀，静置于温室内。20 min 后取出痰液标本 0.1 mL，在无菌状态下将其分别接种于 2 个培养基的斜面上，培养基置于 37℃ 的温室孵育。观察培养基情况，8 周内出现菌落并经过抗酸染色确认其为抗酸杆菌的，则评定为阳性；8 周后未出现菌落，则评定为阴性。

(二) 细菌学检验的作用与特点

1. 痰液涂片检查作用与特点

痰液涂片检查具有诸多优点。第一，所用的设备和药物较简单，花费较低，有利于在基层普遍推广；第二，对医院与医护人员的技术水平要求不高，操作便捷；第三，检验过程短，能很快得出检验结果。另外，肺结核患者虽然是肺结核病的重要传染源，但涂片阳性者也具有很强传染性，因此，该法能及时检验出感染源并采取有效措施降低传染概率。但此法只对肺结核病的一般患者具有 90%～95% 的诊断特异性，对于免疫缺陷病毒感染者的诊断特异性较低。因此，痰液涂片检查的敏感度相对较低。

2. 痰液标本培养作用与特点

痰液标本培养的特异性和敏感度高于痰液涂片检查，一般而言，其检查结果的阳性率会比涂片检查高 20% 左右，能更准确地诊断肺结核病。培养所得菌落能为后续治疗和耐药性检验提供有效参考。化疗效果考核中，培养所得菌落的种类、数量能对下一疗程的考核有对比意义。但它也具有一些劣势：如标本培养的时间较长，一般需要 4 周以上才能检查出明显的菌落群，8 周以后才能将无菌落群者确认为阴性，不利于患者的尽早确诊和治疗，也不利于控制传染源；在化疗效果考核中，检验时间过长，则失去了对上一疗程疗效即时考核的意义。

(三) 细菌学检验之外的辅助手段

细菌学检验无疑是最为直接的肺结核病诊断、化疗效果考核方法，它能直接反映患者肺部病菌感染情况。但由于其客观存在的缺陷，在临床诊断与考核中，往往还需要结合其他辅助手段。目前，临床常用的辅助手段是影像学检查。作为一种物理检查手段，影像学检查难以反映病变部位的病变性质和原因，由于引起肺部病变的疾病类型众多，其病灶影像效果相似，因此，影像学检查也不能准确区分不同疾病。但它能直观反映患者病脏的病变位置、范围大小、形状和动态变化。因此，在细菌学检验已经确认为阳性的情况下，结合使用影像学检查，能对结核的位置、病变程度进行准确判断，进一步对肺结核病进行确诊并为其治疗提供参考依据。在肺结核病化疗效果考核中，细菌学检验可以得到患者的病菌感染情况，X 线检查则能直观反映患者结核病变部位的变化情况，进一步观察炎症细菌学检验结果。在经过一段时间治疗后，细菌学检验会转为阴性，而患者病灶依然存在一个自我修复过程，该过程不再能被细菌学检查所反映，就需要借助 X 线来观察。

二、分子生物学诊断

目前，分子生物学已在我国结核病专科医疗机构广泛应用。MTB 分子生物学诊断主要靶标为 MTB 基因组中特有保守的靶标基因，常用的包括 IS6110、16S 核糖体 RNA（16SrRNA）、gyrB、rpoB 等靶标基因。有学者研究提出，县区级具备分子

MTB 生物学核酸检测能力，其病原学阳性率（40.5%）较不具备 MTB 分子生物学核酸检测能力高（37.4%），且检测时间仅需 2～3 h，在提高对患者确诊率的同时能够大大缩短诊断时间。

分子生物学检测 MTB 包括 MTB-DNA 和 MTB-RNA 检测两种。各种 MTB 分子生物学诊断技术比较见表 8-1。表 8-1 中前 5 项均为检测 MTB-DNA，而后 1 项是检测 MTB-RNA。有学者对疑似肺结核 347 例患者及确诊肺结核 172 例患者同时采用 MTB 培养和 Gene Xpert MTB/RIF、实时荧光 PCR 等温扩增技术进行比较分析[①]。在疑似肺结核病患者和确诊肺结核病患者中，其 MTB 培养阳性率为 21.6% 和 45.4%，而联合分子生物学检测后其阳性率达到 28.5%～33.1% 和 57.6%～62.2%。然而，由于该研究的是 MTB-DNA，不能鉴别是活菌或死菌，特别在复治肺结核患者诊断上，要注意排除肺结核是否复发。MTB-RNA 实时荧光核酸恒温扩增检测技术可快速检测标本中的 MTB，并且可判断是否为活 MTB。

表 8-1 各种结核分子生物学诊断技术比较（培养为金标准）

诊断方法	检测原理	检测限（CFU/mL）	靶基因	报告时间（h）	诊断敏感度（%）	诊断特异度（%）
Gene Xpert MTB/RIF	实时荧光 PCR 技术	131	rpoB	2	94.4	90.2
实时荧光 PCR	实时荧光 PCR 技术	100	IS6110	2	64.0～81.0	95.0～96.0
交叉引物扩增技术	等温扩增技术	100	IS6110	2	84.1	97.8
恒温扩增法	等温扩增技术	100	IS6110	1.5	74.9	86.5
MTB-LAMP	等温扩增技术	100	IS6110 和 gyrB	2	90.2	96.9
MTB-RNA 检测	等温扩增技术	100	16SrRNA	2	88.9	79.4

全基因组测序（WGS）方法是利用 DNA 测序平台重新构建生物体基因组的完整 DNA 序列。国内有学者对 105 例疑似结核病患者采用分枝杆菌培养、WGS 和 Gene X pert 检测并与临床最终诊断相比，WGS 对所有活动性结核病病例的敏感性为 44%，与 Gene Xpert（42%）相似。中国宏基因组学第二代测序技术检测感染病原体的临床应用专家共识明确：对于结核分枝杆菌等胞内菌，第二代测序的检测效能会相对降

① 陈振华，张小萍，余艳艳，等. 结核分枝杆菌固体培养结合不同分子生物学检测的应用分析 [J]. 临床检验杂志，2020，38（4）：273-275.

低，应对上述菌群设置特定的序列数阈值。

因而，在临床上对于疑似肺结核患者除应进行抗酸涂片镜检及分枝杆菌培养外，应采用 MTB 分子生物学检测。(1) 若细菌学检查阳性和分子生物学检测阳性，即可诊断肺结核。(2) 若细菌学检查阳性和分子生物学检测（MTB-DNA）阴性，注意排除 NTM 感染，可再次收集标本重复检测，或用敏感度更高的分子生物学方法进行检测。(3) 若细菌学检查阴性和分子生物学检测阳性，无肺结核病治疗史患者，可再次收集标本重复检测；如有肺结核治疗史患者应了解患者既往临床和影像学资料及与近期的临床和影像学资料关联性，进行综合诊断。(4) 不推荐常规使用全基因组测序。

三、免疫学诊断

(一) TST

TST 将结核菌素纯蛋白衍生物（Purified Protein Derivative Tuberculin，PPD）注射到受试者体内，通过人体的免疫反应，观察其是否出现迟发型超敏反应，以判断是否感染过 MTB。我国人群普遍接种了卡介苗（Bacille Calmette-Guérin，BCG）。PPD 与 BCG 和 NTM 之间存在交叉反应，检测特异度较低，假阳性率高；对免疫受损人群的检测敏感度不足，其结果通过人为观察得到，主观性强。因此，TST 阳性结果仅能提示 MTB 感染，对于临床判断活动性肺结核意义不大。

(二) IGRA

IGRA 是一种以细胞免疫反应为基础的免疫学诊断方法，临床应用较广泛。MTB 基因组学的发展促进了此检测方法的发展。BCG 菌株及大多数非致病性分枝杆菌基因组中均缺乏 MTB 的 RD1 区；RD1 区仅存在于结核分枝杆菌复合群及少数致病性分枝杆菌基因组中。MTB 的 RD1 区上 Rv3874 编码的培养滤液蛋白 10（Culture Filtrate Protein10，CFP-10）和早期分泌抗原靶蛋白 6（Early Secretory Antigen Tic target-6，ESAT-6）是 MTB 的 RD1 区基因片段编码的两种主要抗原，与机体内 TH1 细胞结合，可引起强烈的、特异性的 T 细胞反应，导致 T 细胞分泌大量 γ - 干扰素（IFN-γ）。基于该原理开展的结核感染 T 细胞斑点试验（T Cells Spot Test of Tuberculosis Infection，T-SPOT.TB），对 MTB 抗原敏感的效应 T 细胞进行定量检测，具有较高的敏感度和特异度，但检测结果阳性仅表示体内存在针对 MTB 的效应 T 细胞，无法有效鉴别活动性肺结核与 LTBI。国内研究显示，IGRA 检测活动性结核病的敏感度为 53% ~ 98%，特异度为 60% ~ 90%（或以上），差异较大。但多数报道中

IGRA 检测的敏感度和特异度均超过 70%；在病原学阴性的活动性结核病中，IGRA 检测的总体敏感度为 80%，总体特异度为 79%，均高于 TST，可作为缺乏病原学依据的肺结核活动性判断的辅助手段。

(三) 细胞因子检测

结核病患者体内免疫机制以细胞免疫为主，对于控制、杀灭 MTB，巨噬细胞发挥了重要作用。巨噬细胞吞噬 MTB 后，产生白细胞介素 IL-1、IL-2、IL-4、IL-6、IL-10、IL-12、IFN-γ、肿瘤坏死因子 TNF-α 和转化生长因子 TGF-β 等一系列的细胞因子，各细胞因子又可反向调节巨噬细胞抗菌活性。目前认为，TH1 型细胞因子（IFN-γ、IL-12 等）促进免疫应答；TH2 型细胞因子（IL-4、IL-10）抑制免疫应答。血浆中一些特异性的细胞因子和趋化因子能够作为诊断活动性结核病的免疫学标志物，多种细胞因子的组合可以区分机体内 MTB 的不同感染状态。

IFN-γ 是其中最关键的细胞因子，目前临床上应用广泛。对于活动性结核病患者，结核病初诊时及抗结核治疗期间和治疗后的 IFN-γ 水平的变化存在争议。有研究认为，无明显差异，也有研究显示可出现下降或阴转，亦有部分患者呈现持续上升的趋势。随着 IL-2、单核细胞趋化蛋白 2（MCP-2）、干扰素诱导蛋白 10（IP-10）等细胞因子的发现，一些 IFN-γ 水平较低、T-SPOT.TB 阴性的活动性结核病患者得到早期诊断和治疗。一项 Meta 分析表明，IP-10 诊断活动性结核病的 AUC 为 0.88，诊断 LTBI 的敏感度和特异度分别为 73% 和 83%。IFN-γ 和 IL-2 分泌量与结核病的临床疾病状态有关，活动性肺结核患者 T 细胞以分泌 IFN-γ 和 IL-2 为主，IL-2 可作为鉴别活动性结核病和 LTBI 的潜在生物标志物。随着技术不断进步，未来研究应关注多种细胞因子联合检测，以提高诊断的准确率。这可能是鉴别活动性肺结核和 LTBI 及判断结核病治疗疗效的关键。

第二节　实验室方法在结核性脑膜炎诊断中的临床应用

一、脑脊液细菌学检测

(一) 抗酸杆菌涂片镜检

抗酸杆菌涂片镜检是诊断结核病的常用方法，具有方便、快捷、可靠等特点。但有研究表明，使用改良后的齐尔 - 尼尔森染色法对脑脊液进行分析，其诊断结核性脑膜炎的敏感性仅为 10%～20%[1]。刘亚娟等[2] 对 1314 例患者的脑脊液进行齐尔 – 尼尔森染色法分析，其中，抗酸阳性 330 例，其敏感性仅为 25%，难以满足临床诊断需求。

(二) 结核杆菌培养

金慧芳等[3] 使用 BACTEC™ MGIT™ 960 全自动分枝杆菌培养 / 药敏系统进行培养，其敏感性仅为 36.2%，特异性为 90.6%。由于结核分枝杆菌生长比较缓慢，约 18h 分裂 1 次，所以其检测时间相对较长 (需 1.5 个月)，而且器械较贵，很难在常规实验室大量开展。

Wilson 等[4] 应用分枝杆菌噬菌体感染结核分枝杆菌，于 1997 年建立了检测结核分枝杆菌的噬菌体生物扩增法。该方法检测结核分枝杆菌具有较高的敏感性，菌液浓度达到 10^2cfu/mL 即可检测出。冯爽等[5] 对确诊结核病患者痰标本、肺泡灌洗液、胸腔积液、脑脊液行噬菌体生物扩增法检测，结果提示痰标本、肺泡灌洗夜、胸腔积液等标本中噬菌体生物扩增法阳性率均高于抗酸染色涂片法及培养法。国内有学者对 45 份临床诊断为结核性脑膜炎患者的脑脊液标本进行噬菌体生物扩增法检测，结果发现，其与离心涂片法、BACTEC™MGIT™960 培养法的检测结果相比，噬菌体生物扩增法阳性率最高，其阳性率为 37.8%，而离心涂片法阳性率为 2.2%，BAC-TEC™MGIT™960 培养法阳性率为 17.8%[6]。

Caviedes L 等[7] 在 2000 年提出显微镜观察药物敏感性技术 (Microscopic Observation Drug Susceptibility, MODS)，即使用显微镜观察结核分枝杆菌在液体培养基中生长时所形成的特征性索状结构，以便更加快速检测出结核杆菌。付佑辉等[8] 通过检测 150 例痰标本评价 MODS 的诊断价值，结果表明，以罗氏培养法结果为金标准，

① Mécha F, Bouchaud O.TubercuLous meningitis: challenges in diagnosis andmanagement[J].Rev Neurol (Paris), 2019, 175(7–8): 451–457.

② 刘亚娟, 何俊瑛, 卜晖, 等. 改良抗酸染色阳性的 170 例结核性脑膜炎脑脊液分析 [J]. 中国神经精神疾病杂志, 2017, 43(4): 215–219.

③ 金慧芳, 刘鑫. 脑脊液 Gene Xpert MTB/RIF 检测和结核杆菌快速培养辅助诊断结核性脑膜炎的价值比较 [J]. 临床内科杂志, 2018, 35(8): 529–530.

④ Wilson SM, al–Suwaidi Z, McNerney R, et al.Evaluation of a new rapid bacteriophage–based method for the drug susceptibility testing of Mycobacterium tuberculosis[J].Nat Med, 1997, 3(4): 465–468.

⑤ 冯爽, 刘树业, 张立, 等. 噬菌体生物扩增法与常规方法在结核分枝杆菌检测中的比较 [J]. 实用预防医学, 2011, 18(5): 920–922.

⑥ 高建超, 柳晓金, 齐海亮, 等. 噬菌体生物扩增法与常规方法对结核性脑膜炎诊断意义对比分析 [J]. 现代预防医学, 2014, 41(22): 4112–4113+4123.

⑦ Caviedes L, Lee TS, Gilman RH, et al.Rapid efficient detection and drug susceptibility testing of Mycobacterium tuberculosis in sputum by microscopic observation of broth cultures.The Tuberculosis Working Group in Peru[J].Journal of Clinical Microbiology, 2000, 38(3): 1203–1208.

⑧ 付佑辉, 张舒, 王海涛, 等. 显微镜观察药物敏感性技术快速检测痰标本中结核分枝杆菌的研究 [J]. 国际检验医学杂志, 2016, 37(6): 728–730.

MODS 检测痰标本中结核分枝杆菌的敏感性为 93.3%，特异性为 70.7%。杨丽霞等[1]随机选择 50 例临床诊断结核性脑膜炎患者并使用 MODS 进行检测，以罗氏培养结果为判断标准，MODS 法检测结核性脑膜炎的敏感度为 92.6%，特异度为 82.6%，阳性预测值为 86.2%，阴性预测值为 90.5%，准确性为 88%；而且，相对于罗氏培养法培养阳性平均时间为 26d，MODS 培养阳性平均时间仅需 8d。但非结核分枝杆菌在 MODS 的液体培养基中也可以呈索状结构生长，在显微镜下难以与结核分枝杆菌相区分，易出现假阳性。

二、免疫学诊断

(一) 腺苷脱氨酶检测

腺苷脱氨酶（Adenosine Deaminase，ADA）是细胞免疫和慢性炎症（如肺结核）的标志物之一，在感染过程中主要由 T 淋巴细胞和巨噬细胞分泌。Jai PB 等[2]发现，与对照组相比，结核性脑膜炎患者脑脊液和血清 ADA 均显著升高，当脑脊液 ADA 的临界值为 9 U/L 时，诊断结核性脑膜炎患者的敏感性为 91.3%。李雪莲等[3]回顾性分析 139 例可疑结核性脑膜炎患者，结果显示，结核性脑膜炎组脑脊液中 ADA 中位数为 5.6 U/L，较非结核性脑膜炎组 2.3 U/L 明显升高。当脑脊液 ADA 检测的临界值为 3.8 U/L 时，其诊断结核性脑膜炎的敏感度和特异度分别为 60.6% 和 87.5%。Pormohammad A 等[4]对近年来 ADA 诊断结核性脑膜炎的研究进行荟萃分析，纳入 20 个相关研究，得出 ADA 诊断结脑的合并敏感性为 89%，特异性为 91%，阳性似然比为 9.4，阴性似然比为 0.1。由于 ADA 临界值缺乏标准化，各研究中采用的 ADA 截断值均不同，尚未确定用于诊断结核性脑膜炎的标准 ADA 临界值，限制了 ADA 在临床中的应用。

(二) γ-干扰素释放试验

结核分枝杆菌感染后，淋巴细胞尤其是 CD4+T 淋巴细胞聚集至感染部位，在结核杆菌抗原刺激下，部分淋巴细胞释放 γ-干扰素，利用抗原刺激全血或纯化的外

[1] 杨丽霞，胡国信，方铭，等.显微镜观察药物敏感性检测技术在结核性脑膜炎诊断及其耐药性检测中的应用[J].江西医药，2012，47(6)：488-491.
[2] Jai PB, Rakhee Y.Diagnostic significance of adenosine deaminase in cerebrospinal fluid and blood of tubercular meningitis patients[J].JBAMR, 2015, 4(4)：208-214.
[3] 李雪莲，马丽萍，陈红梅，等.脑脊液中腺苷脱氨酶水平对结核性脑膜炎的诊断价值[J].中华结核和呼吸杂志，2017，40(5)：339-342.
[4] Pormohammad A, Riahi SM, Nasiri MJ, et al.Diagnostic test accuracy of adenosine deaminase for tuberc ulous meningitis: A systematic review and meta-analysis[J].J Infect, 2017, 74(6)：545-554.

周血淋巴细胞，进而通过检测 γ－干扰素的量来判断是否有结核分枝杆菌感染即为 γ－干扰素释放试验（Interferon–Gamma Release Assays，IGRA）。Yu J 等 [1] 在一项评估 IGRA 对结核性脑膜炎诊断价值的荟萃分析表明，血液 IGRA 阳性诊断结核性脑膜炎的敏感性为 78%，特异性为 61%，而脑脊液分别为 77% 和 88%，二者诊断价值相当。石利民等 [2] 对 60 例结核患者血清进行结核感染 T 淋巴细胞斑点试验（T Cells Spot test of Tuberculosis Infection，T–SPOT.TB），发现诊断结核感染的敏感性和特异性分别为 90.0% 和 94.7%。而崔中锋等 [3] 对 T–SPOT.TB 在结核性脑膜炎的早期诊断研究显示其对结核性脑膜炎诊断的敏感度在脑脊液标本中达 95%，在外周血标本中达到 72.5%，均高于脑脊液抗酸染色涂片、结核菌培养、荧光定量 PCR、结核抗体检测等方法。由于 T–SPOT.TB 的高敏感性，单一的检测来诊断结核性脑膜炎可能导致假阳性的出现。李雪莲等 [4] 研究发现，脑脊液 T–SPOT.TB 诊断结核性脑膜炎的特异性较高，而外周血 T–SPOT.TB 检测的敏感性较高，当两者联合检测时可提高阳性率。

三、分子生物学诊断

(一) 基于实时荧光定量聚合酶链式反应技术的分子诊断

实时荧光定量聚合酶链式反应（qPCR）技术通过使用特异性引物扩增带有荧光基团的特异性序列 IS6110，IS6110 只存在于 MTB 复合群，对于结核病诊断的敏感度和特异度较高，可用于鉴别诊断 MTB 与非结核分枝杆菌（Non–tuberculosis Mycobacteria，NTM）。通过对 MTB 的相关耐药基因片段扩增（利福平 ropB、异烟肼 HA、hpC、inhA、KatG、乙胺丁醇 embB、链霉素 rpsL、rrs、氟喹诺酮 gyrA、二线注射类药物 eis），利用熔解曲线及多色半巢式技术检测耐药基因的突变情况，快速获得与抗结核药物耐药性相关的结核分枝杆菌基因组突变信息，为确定结核病患者临床治疗决策提供可靠的依据。

1. 常规 qPCR 技术

常规 qPCR 技术通过对 CSF 标本中可能存在的 MTB 进行核酸提取，扩增特异

① Yu J，Wang ZJ，Chen LH，et al.Diagnostic accuracy of interferon–γrelease assays for tuberculous meningitis: a meta–analysis[J].Int J Tub erc Lung Dis，2016，20(4)：494–499.
② 石利民，王燕，崔红莲，等 .Epidot– 酶联免疫斑点检测方法应用于结核诊断的初步评价 [J]. 江苏大学学报（医学版），2012，22(5)：444–447.
③ 崔中锋，刘春礼，李格，等 .T–SPOT.TB 在结核性脑膜炎早期诊断中的价值 [J]. 中国实用神经疾病杂志，2016，19(16)：97–98.
④ 李雪莲，陈红梅，张立群，等 . 脑脊液 γ－ 干扰素检测对结核性脑膜炎的诊断价值 [J]. 结核病与胸部肿瘤，2016，51(11)：35–38.

性序列 IS6110，该方法对于 MTB 的诊断效能较高。有文献报道，以临床诊断为金标准，qPCR 敏感度（91%）要高于培养（63%）、MPB64 蛋白（34%）及 hsp65Kda（46%）等检测方法，同时 qPCR 中核酸的提取方法导致核酸质量的差异也是影响其敏感性的重要因素。常规 qPCR 技术具有大通量的优势，检测时间 3 ~ 6 h，但其使用对于试验场地具有严苛要求，使得该类方法仅能在具有资质的核酸实验室进行，限制了该类方法在基层医院的推广。

2. Gene Xpert MTB/RIF 技术

Gene Xpert MTB/RIF（以下简称 Xpert）是一种快速、半定量、操作简便的检测方法，实验场地要求不高，整个检测流程仅需 1 ~ 2 h，2010 年被世界卫生组织批准用为推荐的 MTB 检测分子学方法。Hernandez 等对 30 项研究进行 Meta 分析（包括 5 项队列研究和 25 项横断面研究），系统回顾 Xpert 对结核性脑膜炎的诊断准确性，对于明确的 MTB 病例经过 QUADAS-2 工具分析，Xpert 敏感性为 8。WHO 在 2017 年 3 月推荐使用 Xpert uLtra 代替 Xpert。在肺外结核检测应用中，Xpert uLtra 具有更高的敏感性、特异性。有研究显示，培养阳性的病例中 Xpert uLtra 与 Xpert 的敏感性分别为 83.7%（95%CI：68.7 ~ 92.7）和 67.4%（95%CI：51.3 ~ 80.5），特异性分别为 92.0%（95%CI：72.5 ~ 98.6）和 96.0%（95%CI：77.7~99.8），Xpert uLtra 具有明显的优势，对于 MTB 的诊断，相比较于其他传统方法同样具有更高的敏感性。Gene Xpert 平台用于 MTB 检测的优势十分明显，一次腰椎穿刺获得标本量有限，但需检测项目较多（常规、生化、微生物、病理等）。Gene Xpert 平台使用 1.5 mL 标本直接上样检测，2h 内报告结果，样本间检测可单独进行，高敏感度、特异度及利福平分子药敏结果，试验场地无特殊要求等，这些技术特点使得 Gene Xpert 平台成为目前为止各级别医院首选检测手段。

3. 恒温扩增技术

因 PCR 技术需要反复的热变性，无法摆脱精良仪器设备的依赖，从而限制了其在临床现场检测中的应用，无须热变性的核酸恒温扩增技术则克服了这一困难。目前，应用于结核分枝杆菌检测较成熟的恒温扩增技术包括环介导等温扩增反应（Loop-mediated Isothermal Amplification，LAMP）、以 RNA 为模板的实时荧光核酸恒温扩增检测技术（Simultaneous Amplification and Testing，SAT）。在 MTB 诊断中，高漫等、欧维正等、张海晴等研究表明，SAT 技术的敏感性低于 Xpert 及 qPCR 技术，但高于传统的培养及涂片，这与 SAT 技术的 RNA 靶标有关，与传统的基于 DNA 模板的核酸扩增技术相比，其优点为：①对仪器的要求低，操作简便，稳定性和结果准确性高；②起始靶标为环境中极易降解的 RNA，可有效避免污染；③因 RNA 只在活菌中存在，SAT 还可监测疾病活动性及药物疗效；④ RNA 拷贝数比 DNA 的拷贝数高，并且荧光标记的 RNA 探针可同步检测扩增信号，提高检测敏感性。由于 RNA 降解快，如果患者的脑脊液含菌量不多，而 SAT 操作时间控制不当，如放在核酸提纯仪中超声处理留置时间过长，也可能会造成 SAT 对 MTB 的检出率下降。另外，若样本中或容器内存在核酸扩增抑制剂，检测出现假阴性的可能性会增加。LAMP 技术使用六个特异性引物用于识别结核分枝杆菌 IS6110 基因组序列，包括一个正向外引物、一个反向外引物、两个相应的内引物和两个环引物，反应温度和时间分别为 63℃ 和 60 min（反应温度和时间在不同引物组合间存在差异），使用商业试剂盒针对结核分枝杆菌的 IS6110 区域进行巢式聚合酶链反应可以在任何实验室、基层医疗机构中进行。有研究表明，172 例诊断为结核性脑膜炎病例中抗酸染色（AFB 染色）、BACTEC™ MGIT™960 培养、LAMP 和聚合酶链反应（RTFQ）对结核分枝杆菌诊断的敏感性分别为 2.91%（5/172），12.79%（22/172），43.02%（74/172）和 34.30%（59/172）。LAMP 对 MTB 的敏感性明显高于 AFB 染色 和 BACTEC™MGIT™960 培 养（x2=75.11，P ＜ 0.001；x2=43.88，P=0.002），而 LAMP 与 RTFQ 差异无统计学意义（x2=2.08，P=0.130）。LAMP 诊断 MTB 的特异性为 92.86%（26/28），阳性预测值为 97.37%（74/76），阴性预测值为 20.97%（26/124）。LAMP 和 RTFQ 诊断结核性脑膜炎的总体一致性为 88.5%，Kappa 值为 0.870，LAMP 与 BACTEC™ MGIT™960 培养的一致性为 71%，Kappa 值为 0.730。在所有方法中，LAMP 具有较高的敏感性、特异性和阳性预测值，与 BACTEC™ MGIT™ 960 培养和 RTFQ 具有高度一致性。多靶点 LAMP 的应用对 MTB 病例的诊断更具有优势。除了上述两种临床常用恒温检测技术外，目前商品化试剂还有结核分枝杆菌 DNA 实时荧光恒温扩增检测、恒温扩增微流控芯片技术、交叉引物恒温扩增技术等。恒温扩增技术是高扩增效率酶发现带来的产物，高扩增效率酶配合引物设计的合理性，使得 DNA 扩增效率要高于 PCR 技术，也使得检测敏感度更高、扩增仪器不受限，可在基层医疗机构筛查中推广使用。

4. 高分辨熔解曲线技术

荧光 PCR 探针高分辨熔解曲线法（High Resolution Melt，HRM），一方面可以对抗结核分枝杆菌一线、二线药物耐药基因进行熔点变化分析，判定相应基因是否发生突变；另一方面可通过对 gyrB 基因进行熔点变化进行分类及鉴别细菌。耐药基因进行熔点变化分析，判定相应基因是否发生突变；还可通过对 gyrB 基因进行熔点变化进行分类及鉴别细菌，国内外的研究表明 HRM 技术相比较传统的涂片、培养来说提高了脑脊液病原体检出的阳性率（1.8% 涂片、10.9% 培养和 83.63%HRM），同样提高了结核分枝杆菌的耐药筛查率。HRM 分析是一项对技术人员水平要求较高的技术，熔解温度不同带来荧光信号曲线变化，专业技术人员可以从不同类型的曲线形式获得更多的信息，如不均一耐药所占比例。抑或是在失败的扩增中，如何调整整个体系构建（主要是核酸的纯度及浓度的调整），从而获得精确的分子耐药信息，确定是无法获得准确耐药位点突变类型。

(二) 基于杂交技术的分子诊断

利用碱基配对原则，将待检分子与已知序列分子探针进行杂交，通过对杂交产物的检测，获得待检标本中存在的核酸分子的信息。其优势在于多靶标的分析，随着载体材料的不断发展，靶标高度集成，优势也越发显著，尤其是突变分子或 SNP 的检测与分析。主要应用于结核分枝杆菌病原学检测，以及耐药基因突变检测及分枝杆菌菌种鉴定。杂交技术的优势在于能够获得特定位点的突变信息，但这也成了缺点，除了特定位点外无法获得更多的信息。

1. 线性探针法

将生物素标记 PCR 产物变性后与固定在膜上的特异寡核苷酸探针杂交，通过杂交信号而获得序列信息，酶免疫显色法显示结果，但受膜上探针的限制，不能检测出所有的突变类型。研究显示，其对 MTB 检测的敏感性＞95%，特异度为 100%，且可用于，快速检测抗结核一线药物（敏感度和特异度方面：RFP 为 100%、50%；INH 为 86.11%、47.06%）、氟喹诺酮类（87.5%、94.7%）及二线注射药物（88.9%、98.9%）耐药相关的分子诊断。线性探针法同样属于杂交技术的一种，仪器的特殊需求限制了临床实验室的应用，但其较高的敏感度、特异度具有一定的价值。

2. 基因芯片技术

将样品 DNA 或 RNA 通过 PCR 反应扩增并进行荧光标记，然后与芯片探针杂交再用扫描仪扫描杂交信号，通过软件分析得到基因表达或突变的相关信息，主要应用于耐药筛查及菌种鉴定。其对利福平、异烟肼、卡那霉素均具有高敏感度及特异度，但对阿米卡星及卷曲霉素、氟喹诺酮的敏感度较低，能够鉴定常见十几种 NTM 菌种。在 MTB 诊断中，基因芯片法具有阳性率高、准确性高等优势。以 BAC-TEC™ MGIT™ 960 药敏结果为金标准，Xpert MTB/RIF、荧光 PCR 熔解曲线和基因芯片技术检测利福平耐药的敏感度分别为 88.89%（16/18），94.44%（17/18），88.89%（16/18）；特异度分别为 96.21%（127/132），96.21%（127/132），95.45%（126/132），三种检测方法的敏感度和特异度比较差异均无统计学意义（P＞0.05）。与其他杂交技术相比较，基因芯片的特点是集成度更高，能够同时获得大量的信息。

(三) 基于基因测序技术的分子诊断

基因测序可获得完整和准确基因序列信息，被认为是基因检测和分子诊断的金标准。根据测序原理不同，可分为一代测序、二代测序及三代测序。一代测序技术的主要特点就是测序读长可达1000bp，准确性高达99.999%，但它的通量低、成本高。目前一代测序在验证序列以及验证基因组组装完整性方面都是金标准。二代测序（Next-generation Sequencing，NGS）又被称为高通量测序，具有测序速度快、敏感性好、分辨率高等特点，已被广泛应用于产前诊断、肿瘤和遗传性疾病诊断等领域，在感染性疾病的诊断和药敏分析领域也表现出良好的应用价值。利用NGS技术，研究者对TB的病原学筛查、耐药基因检测及分枝杆菌菌种鉴定已经进行了大量的研究，提高了TB、NTM的诊断效能及治疗效果。三代测序技术是指单分子测序技术，DNA测序时，不需要经过PCR扩增，实现了对每一条DNA分子的单独测序，三代测序具有更长的测序读取优势，对于MTB等微生物测序而言数据更加保真，具有读取高质量基因序列能力。在应用于MTB诊断中，4项研究（包含342个CSF样本）的Meta分析显示，宏基因组二代测序（Metagenomic next-generation Sequencing，mNGS）敏感性范围在27%～84%，平均61%，12值92%；特异性范围在96%～100%，平均98%，12值74%；ROC曲线下面积AUC=0.98。mNGS对MTB的诊断敏感性中等，特异性高，ROC曲线下面积越接近于1，表明诊断效果非常好。一项前瞻性多中心研究表明，mNGS在病毒性脑膜炎中AUC：0.659，95%CI：0.566～0.751，敏感性为42.6%；在结核性脑膜炎中AUC：0.619，95%CI：0.516～0.721，敏感性为27.3%；在细菌性脑膜炎中AUC：0.846，95%CI：0.711～0.981，敏感性为73.3%；在隐球菌性脑膜炎和脑曲菌病敏感性分别为76.92%和80%。研究显示脑脊液mNGS检测能够有效识别引起传染性中枢神经系统疾病的病原体。mNGS、抗酸染色、常规PCR和培养对MTB的诊断敏感性分别为66.67%、33.33%、25%、8.33%。基因组测序相对于其他技术对MTB的诊断更具有优势，且能够对不同的脑膜炎疾病进行鉴别诊断，高昂的测序成本使其不能够在临床中常规应用，但应用于疑难病例及危重症患者是一个不错的选择。基因组测序的敏感度较高，在无法保证CSF标本绝对清洁的前提下，结果分析也是需要生物学专家及临床医生的综合分析。

(四) 基于核酸质谱技术的分子诊断

基于PCR反应的电喷雾核酸质谱（PCR Coupled With Electrospray Ionization mass Spectrometry，PCR/ESI-MS）是一种新技术，最近被用于从临床标本或培养后6h后的标本中鉴定病原体，可用于评估耐多药结核病（MDR-TB），以及鉴定分枝杆菌属。有研究表明，以16SrRNA基因测序为标准，在对68株MTBC和97株NTM鉴定中，PCR/ESI-MS准确地鉴定了所有的MTBC分离株，对琼脂培养物和MGIT

肉汤培养物鉴定菌种水平的准确性分别为97.9%和95.8%。与琼脂比例法检测耐药性相比，PCR/ESI-MS鉴定MTB的敏感性和特异性分别为利福平100%和92.3%，异烟肼100%和93.8%，乙胺丁醇91.6%和94.4%，氟喹诺酮100%和100%。这种新技术是一种快速、准确的方法，在MTB的诊断中该方法优势明显，有限的CSF标本中获得菌种鉴定及耐药信息是临床治疗中迫切需求的，但其局限性在于劳动力成本过高、对专业人员的要求以及仪器成本过高，无法应用于小型临床微生物实验。

(五) 基于游离 DNA 技术的分子诊断

循环游离DNA（Circulatingcell Free DNA，cfDNA）是指从人体细胞或分枝杆菌(死亡或分泌等形式)释放出的DNA，主要存在于各种体液循环中，如血液、唾液、尿液、痰、脑脊液和组织等。cfMTB-DNA检测对胸膜结核的敏感性为50%～79.5%，对结核性脑膜炎诊断敏感性为56.5%～100%。且cfMTB-DNA检测明显优于Xpert试验，Xpert试验显示敏感度＜16.7%，特异性为100%（95%CI:89.7%～100%，P＜0.001）。cfMTB-DNA qPCR检测是一种准确的分子检测，可以提供结核分枝杆菌病原学的直接证据，并有望提高结核分枝杆菌的诊断水平。cfDNA在体内含量较少，无论qPCR技术或者测序技术，只有具有较高的检测深度，才能提高其在MTB检测中的诊断价值。

第三节　实验室方法在结核性浆膜炎诊断中的临床应用

WHO每年发布的《全球结核病控制报告》中指出，结核病仍然是全球十大死因之一，是高于艾滋病在内的单一传染病中的头号杀手。每年有数以百万的人口罹患结核病。结核病是全身性疾病，除了毛发、指甲、牙齿外，其他脏器均可发病。肺结核的诊断主要是痰或气管镜灌洗液中检到抗酸菌且为结核分枝杆菌即可确定诊断。但一些肺外结核如结核性浆膜炎的诊断就难以确诊。多发性浆膜炎是指一组以腹膜、胸膜及心包腔等浆膜腔积液，积液病因不清。多为结核性，此外也可见于风湿、结缔组织疾病。浆膜炎可同时出现，也可先后出现于腹、胸、心包及关节等处。

浆膜腔积液中结核分枝杆菌涂片阳性率为4%，培养阳性率25%，检出率低。胸膜活检物培养阳性及胸膜活检见典型结核改变或结核性肉芽肿改变可以明确诊断。而上述检查的创伤性大，费用高，患者难以接受。浆膜炎发生机制为以下几个方面：感染病原体直接扩散、侵犯到浆膜；机体变态反应性增高，而致浆液渗出；淋巴引领障碍；感染病原体通过淋巴或血行播散到浆膜。恶性肿瘤、结缔组织病、结核、肝硬化、心功能不全等均造成浆膜炎症、浆膜腔积液，因此，浆膜炎的诊断及鉴别诊断非常重要。结核性浆膜炎主要特点：发病年龄较轻；有全身中毒症状，如乏力、午后低热、消瘦、盗汗等，PPD 试验强阳性，积液 TB-PCR 阳性，抗结核治疗有效者。考虑以上特点外对患者进行必要的实验室检查。

一、细胞学诊断

(一) 细胞计数（RBC）

胸腔积液（或腹水）RBC 诊断一般意义不大。当胸腔积液（或腹水）RBC > 0.1×10^{12}/L，则首先可考虑肿瘤、结核、肺栓塞或创伤所致。

(二) 有核细胞计数及分类

胸腔积液（或腹水）有核细胞计数及分类对结核性胸（腹）膜炎的诊断有一定帮助，绝大多数结核性胸腔积液（或腹水）有核细胞计数超过 1×10^9/L，低于 10×10^9/L，其中以淋巴细胞占优势，高达 90% 以上，但病程早期也有以中性粒细胞为主，间皮细胞因胸膜受累情况而定，胸膜受累重者间皮细胞多，反之就少。嗜酸性粒细胞少见，首次胸穿或腹穿常低于 1%，随胸穿或腹穿次数增加而增多。因胸（腹）穿可形成小气胸。

(三) 细胞学现场快速评估

细胞学现场快速评估（Rapid On-Site Evaluation of cytology，ROSE）最早应用于支气管镜检查过程中。本研究采取了超声引导下胸（腹）膜活检联合 ROSE 方法诊断结核性浆膜炎。在超声引导下胸（腹）膜活检的同时进行现场快速评估（细胞病理学及微生物学评价）。取材方法分别为用 PTC 针抽出部分胸（腹）水、用半自动活检针切割胸（腹）膜组织、用 CL 型吸引活检针抽吸取材。采取一针两用（涂片和印片相结合）的方法现场制片，由细胞病理学和微生物学医师现场评价，做出初步诊断，同时指导穿刺方式、位置及穿刺针选择，然后对标本的后期处理提出科学建议（如 ZX pert、PCR、免疫组化及细菌培养等），目的就是保证穿刺取材的成功率，保证制片的质量，做到穿刺者与病理科医师最良好沟通，尽可能减少穿刺针数。ROSE 技术所需设备简单，仅需两台显微镜和快速 HE 染色套件。取材标本现场制作，不会出现污染、质量等问题，少量细胞即可诊断，同时结合现场微生物学评价，更能增强诊断信心，还能减少穿刺并发症的发生概率。若没有细胞病理学和微生物学专家在场，因为无法保证每一针都取到有诊断意义标本，常需要多针、多点、多角度穿刺，少数患者甚至需要二次活检，无疑会增加患者的负担及风险。综上所述，超声引导下胸（腹）膜活检联合细胞学、细胞学现场快速评估（ROSE）诊断结核性胸（腹）膜炎确诊率高，患者并发症发生率明显减低，优于常规超声引导下胸（腹）膜活检，值得临床推广应用。

二、生物化学诊断

（一）腺苷脱氨酶

腺苷脱氨酶（ADA）是一种与机体细胞免疫活性有重要关系的核酸代谢酶，测定血液、体液中的 ADA 及其同工酶水平对于某些疾病的诊断、鉴别诊断、治疗及免疫功能的研究日趋受到临床重视。腺苷脱氨酶是人体嘌呤类核苷代谢中的重要酶类，是前 T 淋巴细胞分化淋巴细胞过程中不可缺少的酶，体内分布广泛，ADA 活性与淋巴细胞的激活或分化有关，ADA 的增高考虑存在细胞免疫反应。因为 ADA 是淋巴细胞中活性最高，并且 T 淋巴细胞比 B 淋巴细胞活性更高，而结核病，以细胞免疫为主的疾病，淋巴细胞最高，吞噬细胞对结核菌的杀伤能力增强，正是由于这种细胞免疫功能增强是 ADA 活性明显增高，使 ADA 活性明显增高。

胸腔积液（或腹水）腺苷脱氨酶（ADA）活性测定是诊断结核性胸（腹）膜炎较有价值的试验的各种性质的胸腔积液（或腹水）以结核性胸腔积液（或腹水）ADA 活性最高，其次为恶性，再次为非炎性胸腔积液（或腹水）。以氨试剂比色法，当胸腔积液（或腹水）ADA 活性＞40 U/L 时，诊断为结核性胸（腹）膜炎的特异性和敏感性均在95% 以上。只有淋巴肉瘤、类风湿关节炎所致胸腔积液（或腹水）ADA 活性＞40 U/L，但此种情况临床上较少见。若同时胸腔积液（或腹水）/ 血清 ADA 比值＞1 时，且胸腔积液（或腹水）ADA 活性＞40 U/L，特异性可达100%。

（二）乳酸脱氢酶

乳酸脱氢酶（LDH）来自上皮细胞，胸腔积液（或腹水）中只要存在细胞残渣时LDH 都可升高，结核性胸腔积液中的 LDH 值约为136 U/L，比癌性胸腔积液（或腹水）明显低（396 U/L），一般认为，血清 LDH/ 胸腔积液（或腹水）LDH 小于1 者有利于结核病的诊断。LDH 有 5 种催化同一生化反应而一级结构及理化性质各异的同工酶。在结核性胸腔积液（或腹水）中，结核菌阳性的 LDH 升高是以 LDH_5 为主，而结核菌阴性的 LDH 升高是以 LDH_2 和 LDH_3 为主。

（三）铁蛋白

结核性胸（腹）膜炎患者胸腔积液（或腹水）铁蛋白（Ft）含量均 > 100 μg/L，一般多在 500 μg/L 左右，而漏出性胸腔积液（或腹水）Ft 含量均 < 100 μg/L，恶性肿瘤所致胸腔积液（或腹水）Ft 含量比结核性胸腔积液（或腹水）Ft 含量更高。

（四）葡萄糖

结核性胸（腹）膜炎患者胸腔积液（或腹水）血清葡萄糖（Glu）含量低于自身血清葡萄糖含量，常低于 4 mmol/L。其胸腔积液（或腹水）/ 血清葡萄糖比值 < 0.96，而肝硬化、恶性肿瘤所致胸腔积液（或腹水）该比值常 > 0.96。笔者曾发现胸腔积液（或腹水），当根据 Light 诊断胸腔积液（或腹水）标准诊断为渗出液时，该比值 > 0.96 时，即为恶性肿瘤所致。这一点还有待于积累更多的资料加以证实。

（五）总唾液酸

结核性胸（腹）膜炎血清总唾液酸（TSA）含量为 50% ~ 70%，超过正常值上限，其胸腔积液（或腹水）TSA 含量高于恶性肿瘤所致胸腔积液（或腹水）含量，因此，胸腔积液（或腹水）/ 血清 TSA 含量升高不如结核性胸腹水，血清 TSA 含量又高于结核性胸（腹）膜炎血清，因而，恶性肿瘤所致胸腔积液（或腹水）/ 血清 TSA 比值多在 0.3 ~ 0.54，漏出性胸腔积液（或腹水）TSA 含量较低，常低于 0.39 μg/L。

（六）β_2 微球蛋白

存在于有核细胞，特别是淋巴细胞和肿瘤细胞，结核性胸腔积液（或腹水）中以淋巴细胞为主，因而 β_2MG 含量明显升高，但明显低于结核性胸腔积液（或腹水）。结核性胸腔积液（或腹水）β_2MG 含量常高于 10 mg/L，而恶性胸腔积液（或腹水）β_2MG 含量常在 5 ~ 10 mg/L，其他性质胸腔积液（或腹水）β_2MG 含量很少高于 5 mg/L。

（七）pH

胸腔积液（或腹水）pH 降低者有肺炎后胸腔积液（或腹水）、脓胸和结核性胸腔积液（或腹水）。结核性胸腔积液（或腹水）pH < 7.4，脓胸 pH < 7.2，肺炎后胸腔积液（或腹水）pH 为 7.2 ~ 7.4，漏出性胸腔积液（或腹水）pH > 7.4。

三、免疫学诊断

(一)溶菌酶

溶菌酶（LZM）存在于中性粒细胞、单核细胞及巨噬细胞的溶酶体中，在炎症时由上述细胞释放，而肿瘤细胞及淋巴细胞不含此酶。因此，结核性和化脓性感染时的胸腔积液（或腹水）LZM 含量增高，有 90%～95% 的结核性胸腔积液（或腹水）LZM 含量高于 30 mg/L，充血性心力衰竭或肝硬化所致胸腔积液（或腹水）LZM 含量均低于 30 mg/L，且胸腔积液（或腹水）LZM 含量随疾病的治疗及病情的好转而逐渐降低。此外，测定胸腔积液（或腹水）LZM 与血清含量之比值，对结核性胸（腹）膜炎的诊断颇有价值，其比值＞1，阳性率可达 90%～100%，但脓胸该比值亦大于 1，此时，可根据葡萄糖含量区别之，因为脓胸葡萄糖含量很低。而其他原因所致胸腔积液（或腹水），除偶见极个别病例该比值大于 1 外，该比值均低于 1。

(二)纤维粘连蛋白

结核性胸腔积液（或腹水）和恶性胸腔积液（或腹水）纤维粘连蛋白（Fn）含量明显高于其他性质的胸腔积液（或腹水）。结核性胸腔积液（或腹水）Fn 含量一般高于 0.19mg/L，但低于恶性胸腔积液（或腹水）中的含量。

(三)γ-干扰素

结核性胸腔积液（或腹水）γ-干扰素（IFN-γ）含量升高，平均为 91.2 U/mL，几乎均超过 2 U/mL，且有肺部受损较无肺部受损者高，胸腔积液（或腹水）量多者较少者高，但 PPD 阳性者与 PPD 阴性者无差别。其他性质的胸腔积液（或腹水）IFN-γ 含量均低于 2 U/mL，由此看来，胸腔积液（或腹水）、IFN-γ 含量检测对结核性胸腔积液（或腹水）的鉴别诊断极为有用。

(四)肿瘤坏死因子

肿瘤坏死因子（TNF）是一种强有力的致热原，直接作用于丘脑下部体温调节中枢而引起发热，且能诱发 IL-1 的合成，通过调节酯酶活性致使患者消瘦、体重减轻。TNF 还能加强巨噬细胞吞噬能力，增强巨噬细胞对分枝杆菌的杀伤作用，Barnes 等以 RIA 法测试了结核性胸（膜）炎患者胸腔积液（或腹水）及血液中 TNF 含量，结果结核性胸腔积液（或腹水）TNF 均含量为 545 μg/mL[（210～1530）μg/mL]，其自身血清含量为 120 μg/mL（＜237 μg/mL）。TNF 含量与治疗无关，而非结核性胸腔积液（或腹水）TNF 含量为 62 μg/mL ，明显低于结核性胸腔积液（或腹水）中 TNF 含量。因此，测定 TNF 含量亦可用于结核性胸腔积液（或腹水）的鉴别诊断，不仅如此，还对了解 MTB 感染的免疫机制有一定作用。

（五）白细胞介素 2 受体

结核性胸（腹）膜炎患者血清白细胞介素 2 受体（IL-2R）含量 [（2612±536）U/mL] 明显高于健康人血清 IL-2R 含量 [（376±38）U/mL]。但肺癌患者血清 IL-2R 含量亦升高。因此，血清 IL-2R 含量检测不能用作结核性胸（腹）膜炎与肺癌的鉴别诊断，至于胸腔积液（或腹水）IL-2R 含量检测能否作为两者鉴别诊断指标，尚待进一步研究。

（六）结核菌素实验

凡有胸腔积液（或腹水）的病人都应做结核菌素实验。一般用旧结核菌素，浓度 1：2000，0.1 mL（5U）皮内注射。结核性胸（腹）膜炎患者结核菌素实验应为阳性，有些可呈强阳性反应，但在胸（腹）膜炎早期，特别是大量积液时，结核菌素实验可呈阴性反应，这是由于机体的反应性发生改变之故。这类患者过 2 周后重做实验，可出现阳性反应。若未经激素治疗且反复多次实验均为阴性，而又能排除技术和试剂的误差，则基本上可排除结核性胸（腹）膜炎。

（七）淋巴细胞亚群

结核性胸腔积液（或腹水）中以淋巴细胞为主（除早期可以中性粒细胞占优势外），其中主要是 T 细胞（T_3 占 86%±10%），T 细胞中以 T_4 为主（65%±10%）。T_4 细胞的绝对数与胸腔积液（或腹水）的量呈负相关，胸腔积液（或腹水）中 T_3、T_4 百分数及绝对数都高于其自身外周血。而恶性胸腔积液（或腹水）的 T 细胞 [T_3（80±9）%，T_4（59±12）%] 虽增加，但低于结核性胸腔积液（或腹水）中 T_3 和 T_4 细胞数，分别低于其自身外周血。故淋巴细胞亚群检测亦可用于鉴别诊断结核性与恶性胸腔积液（或腹水）。

（八）特异性抗体

结核性胸（腹）膜炎患者血清中特异性抗体与正常健康人无明显差异，但胸腔积液（或腹水）中特异性抗体明显升高，其特异性抗体主要是 IgG，亦有 IgA，因而，以 ELISA 法检测时，用 SPA 标记酶较酶标记羊抗人 IgG 为佳。实验表明，SPA 标记酶阳性率较高。总之，结核性胸（腹）膜炎的诊断，必须抽胸腔积液（或腹水）进行多项检查，综合分析来明确诊断，不要以血液检查代替胸腔积液（或腹水）检查，且结核性胸（腹）膜炎患者抽胸腔积液（或腹水）还可防止胸（腹）膜粘连。

第四节　实验室方法在泌尿系统结核诊断中的临床应用

泌尿系统结核在肺外结核中排第二位，仅次于淋巴结结核，好发于各种原因导致的肾损害患者。由于临床表现的非特异性和常规检查的准确性较低，其诊断很困难，而延迟诊断会严重影响患者的泌尿系统功能。

一、泌尿系统结核的诊断方法

（一）尿液检查

尿液常呈酸性，尿蛋白阴性，有较多的红细胞和白细胞。尿沉渣涂片抗酸染色50%~70% 的病例可找到抗酸杆菌，以清晨第一次尿液检查阳性率最高，至少连续检查三次。但是由于包皮垢杆菌、枯草杆菌等也是抗酸杆菌，容易与 MTB 混淆，故该检查阳性也不应作为诊断泌尿系统结核的唯一依据。尿 MTB 培养时间较长（4~8周），但是准确性高，阳性率可达90%，因此，对泌尿系统结核尤其肾结核的诊断具有决定性意义。

（二）影像学检查

包括 X 线检查、超声、CT 和 MRI 等。这些方法不仅对确诊泌尿系统结核及评估病变范围及程度具有重要意义，对治疗方案的选择和治疗预后的监测同样有着不可忽视的作用。

X 线检查包括泌尿系统平片（KUB）和静脉尿路造影（IVU）等。前者能够见到病肾局灶或斑点状钙化影或全肾广泛钙化，后者可以了解分侧肾功能、病变程度和范围，对肾结核治疗方案的选择必不可少。早期表现为肾盏边缘不光滑，如虫蛀状，随着病变进展，肾盏失去杯形，不规则扩大或模糊变形。当肾盏颈纤维化狭窄或完全闭塞时，可见空洞充盈不全或完全不显影。肾结核广泛破坏致使肾功能丧失时，病肾表现为"无功能"，不能显示出典型的结核破坏性病变。根据临床表现如果尿内找到结核菌，静脉尿路造影一侧肾正常，另一侧"无功能"未显影也可以确诊肾结核。逆行性尿路造影可以显示病肾空洞型破坏，输尿管僵硬，管腔节段性狭窄且边缘不规整。

超声对于中晚期病例可初步确定病变部位，常显示肾结构紊乱，有钙化则显示强回声，也较容易发现对侧肾积水及有无膀胱挛缩。

CT 对中晚期肾结核能清楚地显示扩大的肾盏肾盂、皮质空洞及钙化灶，三维成像还可以显示输尿管全长病变。而 MRI 水成像对诊断肾结核对侧肾积水有着重要作用。当双肾结核或结核对侧肾积水且静脉尿路造影显影欠佳时，这两种方法有助于确定诊断。

(三)膀胱镜检查

可见膀胱黏膜充血、水肿、浅黄色结核结节、结核性溃疡、肉芽肿及瘢痕等病变，以膀胱三角区和患侧输尿管口周围较为明显。结核性肉芽肿容易误诊为膀胱肿瘤，必要时须取活组织检查明确诊断。患侧输尿管口可呈"洞穴状"，有时可见混浊尿液喷出。但是当患者膀胱挛缩容量小于 50 mL 或有急性膀胱炎时，不宜进行该项检查，应选择其他方法以辅助诊断。

二、纳米技术和微流体技术

伴随着纳米技术和微流体技术的飞速发展，很多检测 MTB 的生物传感器应运而生，这预示着在结核病诊断方面应用纳米技术和微流体技术将是不可避免的趋势。笼统地讲，一个生物传感器平台包含有一个分析装置，这个装置安装有一个生物传感器，此传感器在感官领域会对理化反应起改变。这些传感器的反应原理大致是基于检测整个菌体，免疫应答时抗原与抗体的反应或者分子生物学中的核酸杂交等。根据这些反应原理的分类，以下介绍若干种现有检测 MTB 的生物传感器以及分析其是否有潜力应用于泌尿系统结核病的诊断。

(一)基于检测抗原/抗体/整个菌体的生物传感器

这些传感器主要包括质量/电压检测技术、光学检测技术、芯片核磁共振（NMR）生物传感器、声传感器、酶联免疫传感器、共振镜免疫传感器等。这些方法的共同点是主要针对 MTB 进行直接或间接的整个菌体的检测，通过实时观察及监测 MTB 细胞的特征或测量因 MTB 生长引起的培养基电导率的改变以证实 MTB 的存在。虽然这些方法在实验室研究阶段显示了快速、简便、敏感性和特异性高、免标记等优点，但是昂贵而精密的仪器设备、复杂的操作甚至费力的菌培养过程使得这些方法仅适用于配有装备精良的实验室，为其研究提供依据，并不适合发展中国家甚至更为落后地区开展这些技术的普遍应用。泌尿系统结核患者就诊时往往病灶已蔓延至膀胱出现典型的临床症状，需要快速治疗以控制结核病灶的蔓延，但高成本而复杂的检测不利于患者的初诊及实验室的普及，因此，这些方法普遍应用于临床检验甚至泌尿系统结核的预后监测方面还有待于进一步优化及深入研究。

(二) 基于核酸杂交的生物传感器

除了检测整个菌体或抗 MTB 而产生的免疫反应，纳米技术也被用于 MTB 特异性的核酸检测，典型的例子就是基因芯片技术作为以 PCR 和核酸探针杂交技术为基础的分子学技术已应用于临床检测肺结核以及一种免 PCR 电化学生物传感器被用于检测 MTB 的基因组 DNA 等。它们的优势在于分析样本量大，敏感性和特异性高，但由于仍然需要复杂的菌培养过程，并且通过 PCR 对 MTB 的核酸进行扩增，因此其检测条件繁复，对仪器设备要求较高，增加了检测成本。不过对于泌尿系统结核而言不失为有潜力的检测方法，其精准的大样本量检测及对治疗预后的监测很适合临床大量疑似泌尿系统结核患者的初筛或接受了抗结核治疗患者的预后评估。

(三) 基于手机的荧光显微镜法

涂片镜检找到 MTB 是诊断结核病的金标准之一，可是由于这种检测需要运用体积庞大的光学显微镜系统从而使得人们希望可以简化光学显微镜等装置。基于涂片镜检带来的这种挑战，荧光检测 MTB 和便携式移动电话显微镜系统相统一的方法已经发展并证实具有可行性。相比非荧光的 Ziehl–Neelsen stain，这种方法可不使用传统的荧光显微镜就能进行荧光检测[1]。然而，这些方法虽不需要庞大的光学显微镜，却需要昂贵的滤光片和透镜，并且样本图像还需要被转换输入电脑中才能进行后续的分析。不过它已极大程度上地促进了现场检测 MTB 准确性的提高，未来有希望继续研究并广泛推行于临床，因此，如果这种便携的设备配合可接受的成本，对于泌尿系统结核患者在家中进行检测及治疗预后监测就能提供大致的临床就诊参考。

(四) 其他适用于现场检测的微流体方法

近年来，微流体技术已经被广泛应用于发展现场检测多种疾病的诊断和监测技术方面。这些技术平台能够有潜力地在野外使用于结核病的鉴定和追踪，其中的例子就有自供电的集成微流控血液分析系统和使用手机进行芯片上的 ELISA 检测。这些方法的优势在于简化了样本处理过程，降低了成本，仪器装置简单，与上述基于

[1] 何莎，周伟，张五星. 现行结核菌检测技术应用于泌尿系统结核诊断的研究进展 [J]. 中华临床医师杂志 (电子版),2015,9 (2)：320–324.

手机的荧光显微镜法有着相似的便携性。因此，这种检测平台使得应用于发展中国家结核病尤其是泌尿系统结核的检测很有希望，从医疗服务角度和家庭应用角度而言，为野外及家庭医疗服务提供了快速现场诊断鉴别与监测泌尿系统结核的无限可能。

参考文献

[1] 何莎，周伟，张五星. 现行结核菌检测技术应用于泌尿系统结核诊断的研究进展 [J]. 中华临床医师杂志 (电子版)，2015，9(2)：320-324.

[2] 代晓琦，王黎霞，李仁忠，等. 不同诊断流程诊断结核病效果分析 [J]. 中国公共卫生，2019，35(7)：384-389.

[3] 陈振华，张小萍，余艳艳，等. 结核分枝杆菌固体培养结合不同分子生物学检测的应用分析 [J]. 临床检验杂志，2020，38(4)：273-275.

[4] 江万航，卫安娜，庞慧敏，等. 实时荧光核酸恒温扩增检测技术在疑似肺结核早期诊断中的临床意义 [J]. 中国防痨杂志，2017，39(12)：1309-1312.

[5] 谭守勇. 分子生物学检测在肺结核病精准诊断中的应用 [J]. 广东医学，2021，42(4)：373-376.

[6] 王俊艳，靳岱玮. 细菌学检验在肺结核病诊断和化疗效果考核中的作用分析 [J]. 大家健康 (学术版)，2015，9(15)：61.

[7] 刘辉敏，田瑶，贝承丽，等. 活动性肺结核免疫学检测技术应用现状及展望 [J]. 结核与肺部疾病杂志，2022，3(1)：70-74.

[8] 杨翰，李爱芳，张永峰，等. 结核性脑膜炎分子诊断研究进展 [J]. 陕西医学杂志，2021，50(11)：1457-1461.

[9] 林铭佳，张鹏，蒋忠胜. 结核性脑膜炎诊断进展 [J]. 江苏大学学报 (医学版)，2021，31(2)：173-177.

[10] 赵雁林. 结核病实验室诊断技术培训教程 [M]. 北京：人民卫生出版社，2014.

[11] Mécha F, Bouchaud O.*Tuberculous meningitis: challenges in diagnosis and management*[J].*Rev Neurol*（Paris），2019，175(7-8)：451-457.

[12] 刘亚娟，何俊瑛，卜晖，等. 改良抗酸染色阳性的 170 例结核性脑膜炎脑脊液分析 [J]. 中国神经精神疾病杂志，2017，43(4)：215-219.

[13] 张贺秋，赵雁林. 现代结核病诊断技术 [M]. 北京：人民卫生出版社，2017.

[14] 金慧芳，刘鑫. 脑脊液 Gene Xpert MTB/RIF 检测和结核杆菌快速培养辅助诊断结核性脑膜炎的价值比较 [J]. 临床内科杂志，2018，35(8)：529-530.

[15] Wilson SM, al-Suwaidi Z, McNerney R, et al.*Evaluation of a new rapid bacteriophage-based method for the drug susceptibility testing of Mycobacterium tuberculosis*[J].*Nat Med*, 1997, 3(4): 465-468.

[16] Kalantri SP, Pai M, Pascopella L, et al.*Bacteriophagebased tests for the detection of Mycobacterium tuberculosis in clinical specimens: A systematic review and metaanalysis*[J].*BMC Infect Dis*, 2005, 5: 59.

[17] 冯爽，刘树业，张立，等.噬菌体生物扩增法与常规方法在结核分枝杆菌检测中的比较[J].实用预防医学，2011，18(5)：920-922.

[18] 高建超，柳晓金，齐海亮，等.噬菌体生物扩增法与常规方法对结核性脑膜炎诊断意义对比分析[J].现代预防医学，2014，41（22）：4112-4113+4123.

[19] Caviedes L, Lee TS, Gilman RH, et al.*Rapid efficient detection and drugsusceptibility testing of Mycobacterium tuberculosis in sputum by microscopic observation of broth cultures.The Tuber culosis Working Group in Peru*[J].*J Clin Microbiol*, 2000, 38(3): 1203-1208.

[20] 付佑辉，张舒，王海涛，等.显微镜观察药物敏感性技术快速检测疾标本中结核分枝杆菌的研究[J].国际检验医学杂志，2016，37(6)：728-730.

[21] 杨丽霞，胡国信，方铭，等.显微镜观察药物敏感性检测技术在结核性脑膜炎诊断及其耐药性检测中的应用[J].江西医药，2012，47(6)：488-491.

[22] Tuon FF, Higashino HR, Lopes MI, et al.*Adenosine deaminase and tuberc ulous meningitis-a systematic review with meta-analysis*[J].*Sc and J Infect Dis*, 2010, 42(3): 198-207.

[23] Jai PB, Rakhee Y.*Diagnostic significance of adenosine deaminase in cerebrospinal fluid and blood of tuber cular meningitis patients*[J].*JBAMR*, 2015, 4(4): 208-214.

[24] 李雪莲，马丽萍，陈红梅，等.脑脊液中腺苷脱氨酶水平对结核性脑膜炎的诊断价值[J].中华结核和呼吸杂志，2017，40(5)：339-342.

[25] Pormohammad A, Riahi SM, Nasiri MJ, et al.*Diagnostic test accuracy of adenosine deaminase for tuber culous meningitis: A systematic review and meta-analysis*[J].*J Infect*, 2017, 74(6): 545-554.

[26] Sakai S, Mayer-Barber KD, Barber DL.*Defining features of protective CD4 T cell responses to Mycobacterium tuber culosis*[J].*CurrOpin Immunol*, 2014, 29: 137-1421.

[27] Belknap R，Daley CL.*Interferon-γrelease assays*[J].*Clin Lab Med*，2014，34(2)：337–349.

[28] Yu J，Wang ZJ，Chen LH，et al.*Diagnostic accuracy of interferon-γrelease assays for tuberc ulous meningitis*：*a meta-analysis*[J].*Int J Tub erc Lung Dis*，2016，20(4)：494–499.

[29] 石利民，王燕，崔红莲，等 .Epidot– 酶联免疫斑点检测方法应用于结核诊断的初步评价 [J]. 江苏大学学报 (医学版)，2012，22(5)：444–447.

[30] 崔中锋，刘春礼，李格，等 .T–SPOT.TB 在结核性脑膜炎早期诊断中的价值 [J]. 中国实用神经疾病杂志，2016，19(16)：97–98.

[31] 李雪莲，陈红梅，张立群，等 . 脑脊液 γ– 干扰素检测对结核性脑膜炎的诊断价值 [J]. 结核病与胸部肿瘤，2016，51(11)：35–38.

[32] 孙赫璘 .2014—2019 年吉林省结核病时间序列分析及耐药结核病流行特征 [D]. 长春：吉林大学，2021.

[33] 赵雁林，逄宇 . 结核病实验室检验规程 [M]. 北京：人民卫生出版社，2015.

[34] 于霞，梁倩，马异峰，等 . 环介导等温扩增技术快速检测痰标本中结核分枝杆菌的初步评价 [J]. 中国实验诊断学，2013，17(5)：846–849.

[35] 綦迎成，李君莲，陈美娟 . 实用结核病实验室诊断 [M]. 北京：人民军医出版社，2012.

[36] 胡忠义 . 实验结核病学 [M]. 北京：军事医学科学出版社，2013.

[37] 何文英，黄新玲，郑丽英 . 结核病感染预防与控制 [M]. 武汉：华中科技大学出版社，2018.